내 사전에
'불치병은 없다' II!
고혈압 · 당뇨 · 치매완치법

이 부 경 저

태평양저널

■ 머리말

　지금 국내의 유명 서점에 가 보면 각종 건강 서적이 산더미 같이 쏟아져 나와 있다.
　왜 이렇게 건강 서적이 많이 나와 있을까? 병원에서 못 고치는 불치병 천지가 되어 있기 때문이다.
　우리가 병이 나면 누구나 병원에 찾아간다. 그러나 고쳐지는 병보다 못 고치는 병이 월등히 많다. 그래서 각종 건강론이 홍수같이 쏟아져 나와 있고 그 책마다 자기 것이 제일이라고 주장들이다.
　이것은 엉터리 건강론이 판을 치고 있다는 확실한 증거인 것이다. 즉, 우리는 엉터리 건강론에 속아 살고 있는 것이다. 어떤 당뇨병 환자가 시중에 나와 있는 당뇨병 책 20여 권을 사가지고 깊은 산속에 들어가 그들 책 내용대로 치료를 해보니 전혀 치료효과가 없고 오히려 더 악화되어 그 책을 몽땅 불살라 버리고 필자를 찾아 왔다.
　소문 난 건강 서적일수록 모두가 이렇게 엉터리 수준인 것이다. 사람의 건강은 생명과 직결되어 있기 때문에 속이거나 엉터리가 되어서는 안 된다. 그런 엉터리 건강 서적은 죄악이 된다는 사실을 알아야 한다.
　그런데 우리는 모두 그런 속임수 속에 묻혀 살고 있다. 일반인은 건강 상식이 전혀 없기 때문에 속이기도 쉽고 잘 속고 있다.
　세상에서 유명하다고 소문난 건강론들을 다음에 열거해 본다.

■머리말

*사람이 건강해지려면 채식 위주의 식사를 해야 한다.
*아니다. 우리 국민은 아직도 영양 부족이니 고기를 더 많이 먹어야 한다. 이것 중에서 누구의 말이 옳은지 엇갈리기만 한다는 불평이 대단하다.
*사람이 건강 장수를 하려면 4상체질에 의한 체질별 식사를 해야 한다.
*아니다. 8상체질론이라야 한다. 그것도 아니다. 10상체질론이라야 한다.
*운동을 하면 만병통치가 되고 모든 질병의 예방과 치료가 된다.
*만보걷기는 건강유지의 제일 요소이다.
*아니다. 자주 웃기만 하면 건강이 오니까 억지로라도 웃어야 한다.
*아니다. 스트레스가 만병의 원인이니까 스트레스를 없애야 한다.
*아니다. 칼로리 중심의 영양학 또는 음식 궁합을 맞춰야 한다.
*건강의 최고의 가치는 동의보감에서 찾아야 한다.
*화병이 만병의 원인이니 화가 나지 않게 하여야 한다 등등

 유명한 의사마다 건강론자마다 건강론이 모두 구구각색이다. 그렇다면 누구의 말이 맞는가?

왜 이렇게 건강론자마다 다른 소리를 하고 있는가? 한 마디로 확실한 건강론을 모르고 있기 때문이다. 이런 건강론은 모두 엉터리요 속임수이다. 이런 건강론 가지고는 건강 확보도 안 되고 불치병 치료도 불가능한 것이다. 진정한 건강 장수를 원한다면 이런 엉터리 건강론에 속지를 말아야 한다.

나는 이 책에서 '치매는 이제 병도 아니다'하며 그 원인과 치료법(마사지 요법)을 확실히 밝혀 놓고 있다.

확실히 설명하거니와, 치매는 현대 의학에서 말하는 정신과 질병이 아니고, 두뇌 산소 공급 부족에 의한 내과적 질병임을 발견해 냈다. 따라서, 이 책을 통하여 그 원리를 확실히 인식하게 된다면 치매는 간단히 고칠 수 있는 것이다.

"국민의 건강은 바로 국력이다"라는 관점에서 이 책은 더욱 절실한 것이다.

"인류 최고 최종의 목표는 건강이다"라는 미래학자들의 주장에 전폭 동의하면서 만인의 건강 지침서로 이 책을 세상에 내보낸다.

2016년 11월
이 부 경

■목 차

제1부
그 원인을 바로 알면 치료할 수 있다

15 | 건강 불안시대
18 | 엉터리 건강론의 홍수시대
22 | 우리는 모두 건강 문맹자
26 | 당뇨병은 불치병이 아니다
30 | 당뇨병은 유전병인가
34 | 당뇨병의 진정한 원인
38 | 당뇨병의 합병증(?)
42 | 고혈압의 증상과 원인
46 | 왜 자살인가
50 | 과로사란 없다
53 | 인삼에 대한 잘못된 인식
57 | 운동과 건강
61 | 고환
64 | 왜 동의보감인가
68 | 전 대법원장의 자살
72 | 인기 여배우의 자살
76 | 교황의 애석한 서거
79 | 진맥의 진실성

- 83 | 왜 고혈압에 겁을 내는가
- 87 | 강아지의 당뇨병
- 91 | 아! 김무생 씨
- 95 | 허울 좋은 치료센터
- 98 | 자살 병
- 102 | 건강, 우리는 너무 속고 있다
- 106 | 황우석 교수의 불치병 치료관
- 110 | 중국의 당뇨병 치료술
- 114 | 법장 스님의 입적
- 118 | 김대중 전 대통령의 건강 문제
- 122 | 담배와 허리병
- 126 | P목사의 뇌출혈
- 130 | 황우석 교수의 충격파
- 134 | 빗나간 겨울철 건강관리론
- 138 | 이스라엘 총리의 뇌경색
- 142 | 노인 자살률 세계 최고
- 146 | 잘못된 어느 민간요법
- 150 | 25가지 건강 장수법
- 154 | 김형곤 씨의 애석한 돌연사
- 158 | 일 중독증(?)

■목 차

**제2부
기미와 여드름의 공포 '끝'**

- 165 | 기미란?
- 166 | 기미는 여성에게만?
- 167 | 기미는 동양 사람들의 특산물
- 168 | 현대의학이 못 밝힌 기미의 원인
- 169 | 피부의 노화가?
- 171 | 기미는 왜 얼굴에만 생기나
- 172 | 기미의 유형
- 173 | 남성들에게 생기는 기미
- 174 | 기미가 잘 안 생기는 얼굴
- 176 | 변비가 기미의 원인인가?
- 178 | 생리불순과 기미
- 180 | 기미를 제거하는 방법
- 182 | 홍삼 엑기스 마사지로 효과 증진
- 185 | 여드름 치료 방법의 실제
- 188 | 여드름 치료의 과학적 근거
- 190 | 과로 및 피로와 여드름
- 192 | 스트레스와 여드름
- 195 | 세안 부족과 여드름

197 | 불규칙적인 생활과 여드름
198 | 호르몬 분비의 불균형과 여드름
202 | 당분 과다 섭취와 여드름
203 | 기름진 음식과 여드름
204 | 변비와 여드름
205 | 편식·과식과 여드름
206 | 술·담배와 여드름

제3부
불치병 치료

211 | 당뇨병의 치료법
215 | 당뇨병의 재발 가능성
219 | 고혈압의 원인과 치료
222 | 뇌졸중(중풍)
226 | 아토피성 피부병
230 | 우울증
233 | 구연산의 신비
237 | 만성피로와 무기력증
240 | 만성두통

■목 차

- 243 | 감기의 정복
- 246 | 어지럼증
- 249 | 녹내장
- 253 | 허리병
- 257 | 퇴행성관절염
- 261 | 비염
- 265 | 천식
- 269 | 변비와 치질
- 273 | 화(火)병
- 277 | 갱년기 장애
- 281 | 발톱 병
- 284 | 당뇨대란을 막자
- 288 | 골다공증
- 292 | 심장병
- 296 | 다리 썩는 병
- 300 | 좌골신경통
- 304 | 목 디스크
- 308 | 조류독감
- 312 | 축농증
- 316 | 코피
- 320 | 이명(耳鳴)

제4부
치매, 100% 완치될 수 있다

327 | 모든 질병의 원인이 하나이듯 치매의 원인도 하나!
332 | 치매, 이제는 병도 아니다
337 | 치매, 보건소장들과의 대화
342 | 레이건 대통령과 치매(알츠하이머병)
346 | 치매 환자 요양소인가, 아니면 수용소인가
349 | 정부의 치매 원인 규명의 허상
354 | 치매 대란을 막자 (1)
359 | 치매 대란을 막자 (2)
363 | 일본의 고민, 치매 환자 800만 시대

제5부
치료 받은 분 복용수기(홍삼 엑기스)

369 | 당뇨병, 거짓말처럼 사라졌다 / 류달영
371 | 나의 구세주 '이 박사님!' / 최정길
374 | 죽을 날만 기다리다 회생 / 김봉식
379 | 홍삼 엑기스의 위력에 감탄 / 김영필

■목 차

380 | 성욕도 되살아나 / 김덕규
382 | 효과 큰 홍삼 엑기스 / 한상호
384 | 피로는 없어지고 온몸에 생기가 돌아 / 배금용
385 | 복용 1개월 후에 탁월한 혈당강하 효과 / 김연배
386 | 나와 같이 고생하는 분들에게 / 김동훈
388 | 이 기쁜 소식을 당뇨병 환자에게 / 홍님희
390 | 이보다 반가운 일이… / 유달준
392 | 혈당치가 몰라볼 정도로 떨어져 / 이강우
393 | 되찾은 웃음 / 최병성
396 | 홍삼 엑기스 복용 효과 / 진정예
397 | 어어! 정말 살 맛 나네 / 정규호
400 | 그는 의사도 아닌데… / 강완규
402 | 유전병이라는 당뇨병인데… / 김원갑
404 | 부부동반의 당뇨병이 깨끗이 / 박세영
406 | 20년 묵은 당뇨병이… / 김영숙
408 | 성 기능도 회복되고 / 김인택

제1부
그 원인을 바로 알면 치료할 수 있다

건강 문맹자가 우리 주변에는
너무나 많다. 학교에서 일생 동안
건강학을 한 시간도 배워본 바
없으니 문맹일 수밖에 없다.
우리가 일생 동안 한글을 한 시간도
안 배웠다면 문맹이듯,
건강학에 관하여 한 시간도
안 배웠다면 이 또한 문맹일 수밖에 없다.

그 원인을 바로 알면 치료할 수 있다

건강 불안시대

"건강은 인생 최고의 자산이다" "건강을 잃으면 천하를 잃는다" "인생 최고 최종의 목표는 건강이다" 이것은 저명한 건강론자들과 미래학자들이 건강의 중요성을 설파한 금언들이다. 우리의 성경 중 "사람이 만일 온 천하를 얻고서도 제 목숨을 잃으면 무엇이 유익하리요, 사람이 무엇을 주고 제 목숨을 바꾸겠느냐" 하는 데서 인용한 말들이 아닌가 한다. 또 "사람의 몸은 성령의 전(집)"이라고도 기록된 바, 만일 성령의 집이 무너지면 성령이 들어가 안주할 공간이 없다는 뜻으로 생각할 때 성경에서도 사람은 우선 건강이 확보되어야 영적 생활을 할 수 있다고 가르치고 있는 것이 아닌가 한다.

그런 까닭으로 어느 교회에서도 "영육간에 건강케 하옵소서"라는 설교와 기도가 거의 빠지지 않고 있는 것으로 볼 때, 육신의 건강을 영적 건강과의 동일 선상에서 그 필요성을 강조하고 있는 것이 아닌가 한다.

사실상 육신의 건강이 깨지면 영성이 들어가 안주할 수 없게 되는 것을 우리는 흔히 보아오고 있다.

어느 유명한 교회의 수석 장로가 심한 좌골 신경통으로 약 2개월가량 병석에 누워 교회 출석도 못하게 되자 담임 목사께서 병문안 심방을 하였는데 이때 "목사님, 이렇게 아프다 보니 기도도 안 나와요." 하며 울먹이고 있었다 한다. 장로가 기도도 안 나올 정도가 되었다면 영성이 들어갈 틈이 없게 되었다는 것을 토로한 것이다.

또, 모 교단의 총회장으로 선출된 목사가 취임 1주일 전에 뇌졸중으로 졸도하여 목회를 못 하게 된 일도 있었다. 즉, 아무리 깊고 두터운 신앙심이 있다 해도 이렇게 건강이 깨지고 말면 그 인생은 끝장이 나는 것이다.

이런 질병은 평소 예기치 않게 갑작스러이 밀어닥치는 것이나, 일단 병이 생기면 누구나 병원을 찾아가게 된다. 그러나 병원에 간들 고치지를 못하고 있으니 환자들의 불안과 고통은 이루 말할 수 없는 것이다. 최근에 이런 질병이 헤아릴 수 없이 많이 발생하고 있으니 많은 국민들은 자기에게도 그런 질병이 언제 갑자기 닥쳐오지나 않을까 불안해 하고 있다. 우리 주변에 이런 불안한 상태가 빈발하고 있으니, 두 사람만 모여도 건강 문제가 화제의 첫 마디로 등장하여 "요새 건강이 어떻습니까?" "부디 건강하세요."가 빠지지 않는다. 그러나 어떻게 하는 것이 건강하게 되는 것인지 아는 사람은 거의 없다. 그러니까 그런 인사는 모두 겉치레 인사에 불과하다.

얼마 전에 한국여성개발원에서 농촌 여성 2,000명을 대상으로 건강 실태를 조사해 보니, 그 중 1,998명이 아픈 사람이고, 안 아픈 사람은 단 2명뿐이라는 것이었다.

실제 본인도 직접 농촌의 건강 실태를 조사해 보니, 집집마다 환자 없는 집이 없었고 농가에서는 농사지어 태반을 의료비로 소비하고 있다는 사실도 알게 되었다. 이런 사정은 도시에서도 다를 바 없다. 그래서 요새는 "아픈 것이 정상이고, 안

그 원인을 바로 알면 치료할 수 있다

아픈 것이 비정상"이라는 해학적 유행어가 우리 생활 속에서 공공연히 오가는 말인 것이다. 왜 이렇게 불치병 환자가 많은 것일까? 한 마디로 병원에서 고치지를 못하고 있기 때문이다. 즉, 현대병은 현대 의학으로 해결이 안 되고 있다는 실증이다. 사실상 모든 질병은 병원에서 다 치료를 할 수 있어야 하나, 못 고치는 불치병이 허다하니 국민들은 건강 불안을 느끼지 않을 수 없게 된다.

사정이 이렇다 보니, 대체의학 또는 자연요법 등 건강론이 우후죽순 격으로 난립하여 활개를 치고 있다. 모두 그럴 듯한 감언이설로 현혹을 시키고 있다. 그러나 그런 대체의학이나 민간요법으로 불치병을 치유시키고 있는 사례는 지극히 드물다. 뿐만 아니라, 신문, 방송, 잡지마다 매일같이 각종 건강론이 수없이 쏟아져 나오고 있다. 모두가 새로운 치료법이라 자랑하며 판을 치고 있지만, 그런 것들도 불치병을 추방하지 못하고 있다는 것은 매 한가지이다.

그래서 오랜 세월 불치병으로 고통 받고 있는 분들은 그런 엉터리 소리에 염증을 느끼고 있는 분도 적지 않다.

나는 이런 엉터리 건강론을 추방하고 건강 불안을 불식시키기 위하여 진솔한 건강론을 밝혀 보려는 것이다. 건강론은 생명과 직결되어 있기 때문에 빗나간 소리나 엉터리 소리를 해서는 안 된다. 오직 진솔한 건강론만이 건강 불안을 추방하게 되는 것이다.

엉터리 건강론의 홍수 시대

 병원에서 고치지를 못하는 불치병이 태산같이 늘어나고 있으니, 어중이떠중이들이 제각기 건강론은 내세우며 열을 올리고 있다. 건강학을 잘 모르는 일반인들은 그런 내용들이 모두 그럴 듯하게 들려, 이리 몰리고 저리 쏠려 돈 아까운 줄을 모르고 그들의 호주머니를 채워 주며 박수를 쳐주고 있기도 하다.
 심지어는 노인들을 관광시켜 준답시고, 관광지 내에 진을 치고 있는 건강 식약품점에 몰고 가, 감언이설의 건강론을 듣게 하고 노인들의 주머니를 훑어가는 경우도 허다했다.
 그런 건강론이나 식품으로 병이 고쳐지거나 건강이 회복된다면야 이를 탓할 이유는 없다. 그러나 그런 것들로 해서 질병이 고쳐졌다거나 건강이 탁월해졌다는 얘기는 별로 들어보지 못했다.
 그뿐이 아니다. 우리의 생활 주변에 불치병이 많고 건강 잃고 고통 받고 있는 분들이 많으니 신문마다 잡지, 방송마다 매일같이 건강론을 쏟아내고 있다. 그런 건강론이 지금도 건강에 대하여 불안해하는 이들이나 현재 앓고 있는 질병의 치료에 도움이 될 내용이라면 이것도 탓할 일이 못 된다. 그러나 그런 이론이나 건강론들이 의사마다 건강론자마다 제각각 다르게 나타나고 있으니 문제가 심각하다. 특히 한의사나 양방 의사간에 그 이론 차가 하늘과 땅 차이인 경우가 많다. 다음 사례를 읽어 보면 그 실태를 알 수 있다.

그 원인을 바로 알면 치료할 수 있다

  채식주의자로 이름나 있는 이상구 박사는 채식 위주의 식사를 해야 건강이 확보된다는 건강론을 KBS를 통하여 대대적으로 발표, 홍보한 바 있다. 그러자 시중 푸줏간의 고기가 안 팔리고 축산업자들이 울상이 되어 난리를 치니, 이번에는 S대 보건대학장이었던 허정 박사가 나타나 고기가 무슨 상관이냐, 우리 국민들은 아직도 고기를 많이 먹어야 한다, 그래야 영양 상태가 좋아져서 건강해진다며 이상구 박사를 심하게 욕하며 육식론을 강하게 밀어부쳤다.
  이 방송을 듣고 있던 국민들은 어느 의사의 말이 옳은 것인지 갈피를 잡지 못하겠다는 불평이 쏟아져 나왔다.
  그런가 하면, 역시 S대 의대 교수 출신인 이명복 박사는 사상의학을 내걸고 사람은 체질별로 음식을 달리 해야 건강해지고 장수를 하게 된다는 건강론을 폭발시켜 놓았다.
  한편 Y대 의과대학 교수인 황수관 박사는 그런 채식, 육식, 사상체질론과는 관계없이 운동만 하면 만병통치가 되고 건강해진다는 신바람 건강론을 띄워 일약 건강학계의 영웅으로 등장했다.
  또 어떤 유명하다는 한의사는 스트레스만 없애면, 만병이 통치되며 건강해진다는 건강론을 단골 메뉴로, 이 신문 저 잡지에 기고를 하고 있다.
  기타 유명 무명 인사들이 제각기 다른 건강론을 수없이 쏟아내고 건강을 갈망하는 환자들이나 일반인들의 중심을 흔들어 놓고 있다.

그 숱한 의사들의 건강론도 제각기 다르거나 질병 치료론이 왔다 갔다 하고 있으니 의과대학에서는 표준화된 일정한 건강학이 없고, 교수마다 서로 다른 건강론을 가르치고 있는 것이 아닌가 하는 의심이 가게 된다.

얼마 전, 모 주요 일간지에 만성피로와 무기력증에 관하여 한의사와 양의사들이 대담한 내용이 대서특필 되어 실렸는데, 한방, 양방 의사 모두 그 원인은 아직 밝혀지지 않아 확실한 원인을 모른다는 것이다. 의사가 원인을 모르면 치료도 할 수 없고 설명할 자료도 없을 터인데 참석한 의사들은 자신만이 하게 설명을 했다. 양방 의사는 머리 쪽에 이상이 있다 했고, 한방 의사는 목 아래쪽에 이상이 있다고 설명을 했다. 그렇다면 실제 이런 환자들이 치료를 받자면 양방 의사 쪽으로 가야 하나, 한방 쪽으로 가야 하나 심각한 갈등을 하지 않을 수 없게 된다.

만일 양방 쪽으로 가면 의례히 값비싼 MRI 사진 촬영을 하게 한다. 이 첨단 의료장비라 하지만, 그 원인을 찾아내지 못한다. 의사들은 그 사실을 잘 알고 있으면서도 사진 촬영을 의무적으로 해서 환자의 부담만 늘린다. 한방 쪽에 가면 기가 허해서 생긴 병이니 한약을 한 보따리씩 먹게 한다. 이런 방법으로 치료를 받아 본 환자들은 몇 년간씩 고치지를 못하고 있어 그 고통은 이루 말할 수 없게 되어 죽음 직전까지 몰고

그 원인을 바로 알면 치료할 수 있다

가게도 된다.
 실제 이런 식의 의료 진단과 건강론이 비일비재한 실정이다. 그러나 건강 상식이 없는 일반인들은 애석하게도 그런 의술이나 건강론에 의지하며 속아 살고 있는 현실이다.

우리는 모두 건강 문맹자

　우리는 모두 건강이 인생 최고의 자산이라 하면서도 건강에 관해 너무 모르고 있다.
　즉, 모두가 건강 문맹자가 되어 있다. 이런 소리를 하면 거의가 무슨 소리냐며 펄쩍 뛴다.
　일생을 살아오면서 건강에 관한 책도 많이 읽어 보고 건강 강의도 여러 번 들어 왔고, 또, 신문, 잡지, 방송마다 발표하고 있는 건강 안내를 열심히 들어보고 있어 누구나 건강에 관해서는 일가견이 있다고 자부심을 가지고 있는데, 건강 문맹자라니 말도 안 되는 소리 한다며 기분 상해한다.
　나의 친구 중에 고위 공무원 출신이 몇몇 있는데 그 중, 자칭 건강 박사라는 분이 한 분 있다. 친구들만 만나면 건강에 관한 얘기가 줄을 잇는다. 건강을 해치고 고통 중에 있는 사람들을 위해 일을 하겠다며 수지침도 열심히 배워 그 분야의 권위자가 되었다고 자랑도 하며, 기 치료법, 역술학, 단전 호흡법, 요가 등 많은 공부를 해서 언제나 자신의 건강도 문제가 없다는 자랑 일색이었다. 평소 목소리도 커서 그의 건강 문제 설명 때는 아무도 그의 건강론에 반론을 제기할 틈을 주지 않는 고집도 대단했다. 그런 그가 얼마 전에 중풍으로 쓰러져 보행과 언어마저 불편해져 지금은 누구와도 만나 대화하는 것조차 꺼리고 있다. 그는 독특한 건강법으로 100세 살기는 문제없다고 호언장담하더니 왜 그리 갑자기 쓰러졌을까, 모두가 의문이었다.

그 원인을 바로 알면 치료할 수 있다

 일정한 체계 없이 인체의 구조학이나 생리학, 신경학, 골 조직학, 순환기 원리 등의 공부 없이 이것저것 단편적인 상식으로 짜깁기한 식의 건강론을 자산으로 삼아왔기 때문이다.
 세상에는 이렇게 건강을 자신하는 사람들이 많고 또 그 건강을 자랑하면서 살아오다가 어느 날 갑자기 환자가 되거나 불귀의 객이 되어 버리는 경우가 적지 않다. 진정한 건강론을 몰라서 그런 환난을 당하게 되는 것이다.
 즉, 건강 문맹이면서 건강 전문가인 척 하다가 이런 일을 당하게 된다.
 이런 건강 문맹자가 우리 주변에는 너무나 많다. 학교에서 일생 동안 건강학을 한 시간도 배워본 바 없으니 문맹일 수밖에 없다. 우리가 일생 동안 한글을 한 시간도 안 배웠다면 문맹이듯, 건강학에 관하여 한 시간도 안 배웠다면 이 또한 문맹일 수밖에 없다.
 최근에 나는 연금 관리공단에서 보내온 건강관리 서적을 받아 읽어 보았다.
 필자는 여러 방송국에서 건강 강의도 해 왔고, 의료봉사 단체를 만들어 어려운 이웃들에게 의료 시술도 해 왔다며 또 자기까지 3대째 한의사를 하고 있어 한의학계의 제1인자로 소개된 분이었다. 그런 화려한 이력만으로도 전적으로 신뢰가 가고 있어 그 책 내용이야 보나마나 권위 있는 것으로 인식하게 되었다. 필자는 이 책을 이 잡듯이 자세히 읽어 보고는 즉시 그 발행자인 이사장에게 다음과 같은 요지의 편지를 보냈다.
"연금 수혜자 16만의 건강을 위하여 이런 책을 발행하여 보내주심에 감사하나, 그 내용을 살펴보니 엉터리 중의 엉터리여서 건강에 하등의 도움이 되지 않습니다. 그 많은 돈을 들여 그런 엉터리 책을 발행했으니 분명 아까운 예산을 낭비한 결과로 이사장님께는 큰 책임이 돌아갈 일입니다."
이 편지를 받아 본 이사장은 큰 충격을 받았다며 본인에게 극구 사과를 해 온 것이다.
우리가 건강학을 배우지 않은 상태가 되어 있으니 이런 무모한 일을 저지르게 되는 것이다.
그 책을 분석해 보니, 마치 구두 수선공이 옷 수선 요령을 설명해 놓은 것과 다를 바 없었다. 이 얼마나 무모한 짓인가! 그리 해 놓고 유명 한의사이며 몇 대를 이어 온 의사라고 선전하며 현혹시키고 있다. 우리가 매일 듣고 보고 있는 건강론 거의가 이런 수준이다. 서점가에 나가보면 건강에 관한 책이 산더미같이 나와 있다. 건강에 관한 책을 구해 보려는 독자들로서는 어느 책이 자기에게 가장 알맞은 책인지 분간할 수 없다고 한다.
그런 중에서도 유명세를 타고 있는 분들의 것이 선정의 대상이 되나, 그런 책이라도 앞서 지적한 공단에서 발행한 내용과 크게 다를 것이 없다. 때문에 우리 주변에 불치병 환자가

그 원인을 바로 알면 치료할 수 있다

차고 넘치고 있는 것이다. 실제 더욱 안타까운 것은 우리 국민 전체가 건강 문맹자가 되고 있어 이런 엉터리 소리가 그대로 먹히어 드니, 국민들도 아무런 반론이나 불평 없이 조용하기만 하다는 것이다.

 우리의 건강을 확보하자면 이런 엉터리 건강론은 우리의 힘으로 추방을 해야 한다. 그리하자면 우리는 체계적이고 심도 있는 진실한 건강학을 배워 익혀야 한다.

당뇨병은 불치병이 아니다

 세상 사람들은 모두가 당뇨병은 불치병이라 굳게 믿고 있다. 세계의 의사들 전부가 불치병이라 합창하고 있으니 의학 상식이 전혀 없는 일반인들이야 그 소리를 믿고 따르지 않을 수 없다.
 그러나 필자는 당뇨병은 불치병이 아니라는 사실을 소리치면서, 국내에서는 물론 미국, 중국, 대만, 홍콩, 브라질 등지에 초청되어 강의하고 돌아온 일이 있다.
 세계의 의학계가 불치병이라 손을 들어버리고 있는 상태에서 불치병이 아니라고 소리치고 있으니 믿어주는 사람이 거의 없고 믿어준다 해도 반신반의의 표정들이었다.
 믿어주는 사람이 없는 세상에 나가 떠들고 다니다 보니 미친 사람 대접받기가 일쑤였다. 그런데도 필자는 지금도 만민의 당뇨병을 고쳐주기 위하여 큰 미친 짓(?)을 하며 돌아다니고 있다.
 사실상 고칠 수 있는 질병을 못 고친다고 우겨대면 진짜 미친 사람은 누구일까 생각해 볼 일이다.
 우리나라에서 당뇨병 환자가 국민 전체의 약 10%선인 400만에 이르고 있다는 의학계의 발표가 있었다. 실제 의사들이 못 고치고 있으니 당뇨병은 그 수가 날이 갈수록 늘어만 가고 있다. 당뇨병이 이런 상태이고 보니 이는 망국병이란 말을 하는 의사들도 있다.
 모든 질병은 병원에 가면 고쳐져야 한다는 것이 우리네의

그 원인을 바로 알면 치료할 수 있다

상식이요 또 고쳐내야 한다는 것이 현대 의학의 목표이자 의무이다. 그런데도 당뇨병을 못 고치고 있으니 의료계나 환자들은 모두 안타깝기만 한 것이다.

왜 못 고치고 있는 것일까.

한 마디로 당뇨병의 원인을 잘 모르고 있기 때문이다. 모든 질병을 고치자면 우선 그 원인을 정확히 알아내야 한다. 원인을 알아냈다면 치료가 가능하나, 모른다면 치료가 불가능하다는 것은 상식적인 문제이다.

그런데 현대 의학이 찾아냈다는 당뇨병의 원인을 보면 전혀 이치에 맞지 않는 빗나간 학설을 내놓고 있는 것이다.

의학계가 밝혀냈다는 당뇨병의 원인을 보면 유전성, 스트레스, 운동 부족, 과로, 당분의 과다 섭취, Virus, 환경적 요인, 인슐린 샘구멍의 파괴, 임신성 당뇨, 술, 담배 등 10 가지를 나열해 놓고 있다. 이런 내용은 의과대학에서 가르치고 있는 당뇨병학에 적혀 있는 것이다.

그러나 필자는 그 원인론을 전면 부인하고 있다. 즉, 의과대학의 교과서에 나와 있는 내용이 엉터리란 말이다. 의과대학에서 이런 식으로 배우고 나온 의사들이 당뇨병을 못 고친다는 것은 너무나 당연한 것이다.

필자는 여기서 강조하고 싶은 것이 있다. 즉 모든 질병의 원인은 단 한 가지를 나타내야 한다는 사실이다. 그것을 다섯 가지, 열 가지씩 나열해 놓고 있다는 것은 원인을 정확히 모르고 있다는 증거인 것이다.
 필자는 당뇨병의 원인도 단 한 가지라는 사실을 찾아낸 것이다.
 실제 당뇨병의 원인은 췌장의 인슐린 샘구멍이 막혀 인슐린 분비가 안 되어 발생하는 것이다. 그렇다면 인슐린 샘구멍은 왜 막혔을까.
 동물성 지방질이 막아 놓은 것이다.
 이 원리를 알면 당뇨병의 예방과 치료는 누워 떡 먹기이다. 이 원리의 발견은 어느 유명한 의사의 말처럼 노벨상감이라 할 만한 일이다.
 우리가 평소에 즐겨 먹는 동물성 식품을 과다 섭취하면 그것이 우리 몸 안에서 지방질로 전환되어 이 지방질이 혈액을 타고 순환하다가 췌장에 가 쌓이면 인슐린 샘구멍이 막히게 되는 것이다. 그러니까 막힌 구멍을 뚫어주면 인슐린이 다시 분비되어 당뇨병이 고쳐진다는 원리인 것이다. 이 얼마나 신기한 원리인가.
 필자는 이 원리를 적용하여 그 유명한 류달영 서울대 명예교수의 당뇨병을 2개월 만에 완치시켜 놓은 일이 있다.
 이 분은 필자의 은사이신데, 약 7년간을 당뇨병으로 고생하고 계시다기에 고쳐 줄 것을 제의했으나, "자네 의사도 아닌데……." 하며 거절을 당하고는 "교수님 당뇨병을 의사가 고친다면 내 차례까지 돌아옵니까?" 하며 치료에 응하기로 설

그 원인을 바로 알면 치료할 수 있다

득을 해서 완전 치료가 되게 한 것이다.
 그 후, 이런 원리대로 과거 문교부 장관을 지낸 민 모 장관도 30년 묵은 당뇨병을 고쳐 준 일이 있다. 이런 면을 고려해서 "당뇨병은 이제 병도 아니다."는 확신성을 가지고 수천 명 수만 명을 고쳐 준 일이 있으며 지금도 계속하고 있다.

당뇨병은 유전병인가

오랜 세월 당뇨병으로 고생하고 있다는 예비역 장군 한 분이 내게 찾아와 자신의 당뇨병을 고쳐 달라고 호소했다.
당뇨병을 고치려면 우선 그 원인부터 알고 있어야 하겠기에 당뇨병의 원인을 알고 있느냐 물었더니, 대뜸 유전병이라는 대답이었다.
유전병이라는 것을 어떻게 알았느냐 하니 의사들의 설명도 그렇거니와 자기 부인도 당뇨병이고 아이들까지도 모두 당뇨병이니 유전병이 아니겠느냐 하는 것이었다.
세상 사람들은 모두가 이렇게 당뇨병은 유전병이라 믿고 있다. 그래서 당뇨병은 평생토록 못 고치는 불치병으로 알고 유전적 체질에 따른 운명적 질병으로 체념하고 있다. 때문에 병원이나 의사들이 못 고치고 있어도 의사들의 무능을 탓하거나 원망하지도 않고 조용하기만 하다.
사실상 의과대학에서 가르치고 있는 당뇨병학이란 교과서의 첫머리에 유전병이라 기록되어 있으니, 어떤 의사도 모두 그렇게 배워왔고 그것이 그대로 머리에 박혀 있어 활용되고 있기에 모든 당뇨병 환자도 똑같이 유전병이라 믿고 있고, 내게 찾아온 예비역 장군도 서슴없이 유전병이라 확답을 하게 된 것으로 알고 있다.
뿐만 아니라 세계의 의학계가 모두 유전병이라 입을 모으고 있으니 최근 일반 유전학자들도 함께 그리 믿고 유전인자, 즉, 게놈 분석 지도를 만들기에 혈안이 되어 선진 각국마다 매년

그 원인을 바로 알면 치료할 수 있다

수천억 원씩의 연구비를 지출하며 요란을 떨고 있다. 즉, 헛된 연구를 하며 엄청난 돈을 헛되게 쓰고 있는 것이다.

 사실상 당뇨병이 확실히 유전병이라면 그 유전 인자를 찾아내어 예방과 치료법을 연구해 내야 한다는 것은 너무나 당연한 일이다.

 그러나 나는 당뇨병은 유전되는 질병이 아니라는 사실을 확실히 찾아낸 것이다. 세계의 의학계가 모두 유전병이라 소리치고 있는데, 유독 한 사람 필자만이 아니라고 하니, 미친 사람 잠꼬대 같은 소리라며 성토 당하지 않을 수 없다.

 필자가 당뇨병 치료법을 연구 발표한 것은 1990년 5월 31일의 일이다. 이때, 발표를 하고 나니 전국의 신문 방송마다 대단히 요란하게 보도를 해 댔다. 이 보도를 보고 들은 일부 의사들은 사기극이라 성토를 하며 화살을 쏘아대기도 했다.

 그 2개월 가량 후에, 그 지역의 의사협회 부회장은 내가 발표한 대로 자기의 당뇨병을 치료해 보니 2개월 만에 완치가 되었다는 사실을 알리면서 지극한 감사의 뜻을 표해 온 것이다.

 이때 그 분의 말에 의하면, 그 지방 중견 의사의 약 70%가 당뇨병에 걸려 있다는 것이었다. 의사들 중에 당뇨병 환자가 그리 많다는 것에 경악한 바 있으나, 의사의 70%가 당뇨병이라면 그 의사들의 부모들도 모두 당뇨병 환자였어야 의학계의 유전병론이 맞는 말이 되나 실제 그 분들의 부모는 당뇨병이 거의 없었다는 증언이었다.

 그 부모들이 살고 있었던 당시에는 당뇨병이란 이름조차 몰랐고, 당뇨병이 무슨 병인지도 알지 못했다. 우리나라에서 당뇨병이 문제가 되기 시작한 것은 1970년대에 들어서면서부터다. 이런 사실만 보더라도 당뇨병이 유전병인지 아닌지는 금방 판단해 낼 수 있는 일인데 의사들은 의과대학에서 배운 것만을 신주 보따리마냥 믿고 환자들을 향해 유전병이라 가르치고 있다.

 지금 우리나라에 당뇨병 환자 수가 약 400만 명이 넘는다는 의학계의 발표가 있는데 만일 당뇨병이 유전병이라면 옛날에도 당뇨병 환자가 많았어야 할 일이 아닌가.

 사실상 당뇨병이 유전병이라면 나도 당뇨병을 전혀 고치지를 못한다. 그러나 유전병이 아니기 때문에 그 많은 환자들을 고쳐주고 있는 것이다.

 한편 Y대 의과대학 교수인 황 모 박사는 그의 저서 "신바람 건강법"에서 당뇨병을 운동으로 고친다고 써 놓았다.

 황 교수의 논지대로 당뇨병이 운동으로 치료가 된다면 유전병이 아니라는 이론이다. 같은 의과대학 내에서 당뇨병 전문 교수는 유전병으로서 불치병이라 하는데, 황 교수는 유전병이 아니라 하고 있으니, 어느 교수의 말이 맞는지 의대 학생들은 혼동되지 않을 수 없다.

 오늘날의 의과 대학생들은 이런 교육을 받고 있으니까 의사

그 원인을 바로 알면 치료할 수 있다

가 된 후에도 당뇨병이 유전병이라 우겨대기도 하고 한편에서는 운동요법으로 당뇨병이 치료가 된다고 반대 주장하는 이도 가끔 있는 것이다.
 결론적으로 말해 당뇨병은 유전병이 아니라는 사실을 믿고 따르면 당뇨병의 예방과 치료에 절대적인 효과가 있게 될 것이나, 그렇지 않으면 당뇨병의 먹이가 되고 만다는 사실을 알아야 한다.

당뇨병의 진정한 원인

　당뇨병의 예방과 치료를 하자면, 먼저 당뇨병의 진정한 원인을 알아야 한다.
　지금 세계의 의학계가 내놓은 당뇨병의 원인으로서는 당뇨병의 예방과 치료에 조금도 도움이 되지 않는다. 즉, 현대 의학이 밝혀 놓은 원인을 믿고 따라가면 평생 이 병으로 고생을 하거나 생명을 빼앗기고 만다.
　당뇨병은 체내의 인슐린 부족 때문에 생기는 질병인데 인슐린 부족은 왜 생기는 것일까? 이 원리를 알면 당뇨병의 예방과 치료에는 문제가 없어지는 것이다.
　그 인슐린 부족의 원인은 췌장 내에 있는 인슐린 분비 샘구멍인 Langer hans 섬의 β세포가 막혀서 인슐린이 나오지 않는 데에 있다. 그렇다면 그 샘구멍이 왜 막혔을까, 이것은 아무도 모른다.
　의사들은 샘구멍이 파괴되어서 안 나온다 하고 있으나 실상은 파괴가 아니라 막힌 것이다. 파괴와 막힘은 비슷한 것 같지만 결과는 하늘과 땅 차이로 나타난다. 실제 파괴가 되었다면 평생 못 고치게 되나, 막힌 것이라면 뚫어주면 치료가 가능해지는 원리인 것이다.
　의사들은 당뇨병이 유전병이라 하면서 이번에는 인슐린 샘구멍의 파괴, 즉, 비 유전적 원인론을 주장함으로써 유전성과 비 유전성 사이를 왔다 갔다 하는 원인론을 지어내고 있다. 게다가 스트레스와 운동 부족, 과로, 술, 담배 등 비 유전적인

그 원인을 바로 알면 치료할 수 있다

자도 인슐린 샘구멍을 파괴시키는 원인이라고 몰고 가고 있다. 참으로 엉터리 주장들이다.

모든 질병의 원인은 단 한 가지로 밝혀야 옳다. 이것을 다섯 가지, 열 가지로 나열해 놓고 있다는 것은 그 원인을 확실히 모르는 변명이요 궤변일 뿐이다.

당뇨병의 원인도 단 한 가지, 인슐린 샘구멍의 막힘에서 발생하는 질병임을 알아야 한다. 그런데 인슐린 샘구멍은 왜 막혔을까, 또 무엇이 막아 놓았을까, 하는 것 또한 찾아내야 하는 것이다. 이 사실만 알게 되었어도 당뇨병의 예방과 치료는 누워 떡먹기이어서 이는 세계가 깜짝 놀랄 만한 일이다. 사실상 인슐린 샘구멍은 동물성 지방질이 막아 놓은 것이다. 즉 우리가 평소에 즐겨 먹고 있는 동물성 식품의 과다섭취가 그 원인인 것이다. 그 지방질이 인슐린 샘구멍을 슬쩍 막으면 가벼운 당뇨병이 되고, 꽉 막으면 중환자가 되는 것이다.

동물성 식품이란 고기, 생선, 우유, 계란, 햄, 소시지, 버터, 치즈, 라면, 자장면, 아이스크림, 초콜릿, 피자 등이 포함된다. 그런데 여기서 문제되는 것은 지방질만이 아니다. 그런 식품의 주류를 이루고 있는 단백질이 더 큰 문제인 것이다. 동물성 단백질은 우리 몸에 들어가면 일단 지방질로 전환된 후에 흡수된다.

일반 상식으로 동물성 지방질이 문제라 하니까 고기에서 기름기만 떼어내면 되는 줄 아는데, 그 기름기보다 단백질이 더 문제가 되는 것이다. 또, 고기를 먹지 말라 하니까 이번에는 생선으로 달라붙는다. 생선도 물고기인지라 일반 고기류와 다를 바 없다. 또 어떤 분은 등푸른 생선은 좋다 하여 그 쪽으로 식성을 맞추고 있으나 등푸른 생선이건 등백색 생선이건 우리 몸에 들어가면 지방질로 전환된다는 것은 조금도 다를 게 없다.

 몇 해 전, 나는 모 지방 방송국의 요청에 의하여 당뇨병의 원인과 치료법에 관하여 방송한 일이 있는데, 이때 그 방송을 듣고 찾아온 중년 여인이 자기의 당뇨병을 고쳐달라는 것이었다.

 그 분은 20년 전부터 그 병으로 고생하고 있어, 지금은 대단히 악화되어 견딜 수 없다고 했다. 나는 대뜸 부인은 고기를 대단히 좋아 하시는군요, 했더니 자기는 고기 냄새만 맡아도 구역질이 나서 고기와는 담을 쌓고 산다는 것이었다. 고기 안 먹고 당뇨병에 걸릴 이유가 없다고 설명하니 끝내 나의 설명이 틀렸다는 것이다. 그래서 지금은 안 먹고 있어도 10년 20년 전의 일을 더듬어 이야기해 보라 했더니, 20년 전에 아이를 여섯 낳고 산후조리를 못 하여 몸이 대단히 쇠약해져 있었는데, 이때 주변에서 흑염소를 먹으면 좋다기에 흑염소 7마리를 삶아 먹고 보니 체중이 불고 건강이 완전히 회복되었다고 한다. 그로부터 2년 후에 몸이 시름시름해져 병원에 가서 진단을 받아보니 당뇨병이 생겼다는 것이다.

그 원인을 바로 알면 치료할 수 있다

그 말을 듣고는 아주머니 흑염소는 고기가 아닌가요 하니, "아, 흑염소도 고기에요?"하며 의아해 했다. 흑염소도 개고기도, 오리고기도, 생선도 모두 고기임에는 틀림이 없다고 하자 일단은 수긍을 하고 나의 치료법에 따르기로 했다. 그런데 최근에 어떤 소문난 의사는 TV에 자주 나와 우리 국민은 아직도 고기를 많이 먹어야 한다고 열변을 토하고 있다.

당뇨병 환자에게는 사람 죽이는 소리이다. 우리는 당뇨병의 진실한 원인을 알고 있어야 우리의 건강도 유지되고 생명도 구하게 되는 것이다.

당뇨병의 합병증(?)

 당뇨병이 무섭다고 하는 것은 당뇨병 그 자체보다도 당뇨병과 동반하여 찾아드는 질병 즉, 고혈압, 심근경색, 협심증, 관상동맥 질환, 뇌졸중, 뇌출혈, 백내장, 치아장애, 신부전, 성기능 감퇴, 발 썩음병 등 합병증이 더 무섭다는 것이다.
 당뇨병 자체 때문에 생기는 체중 감소나 다뇨 증상, 갈증, 무기력과 탈진, 공복감 외에 이 병에 따라 붙는 합병증이 발생했다 하면 이는 생명에 직접적인 위협이 되기 때문에 이들 합병증이 더 두려운 것으로 알려져 있다.
 일단 당뇨병에 걸리면 이런 합병증은 체질에 따라 또는 병세에 따라 조만간의 차이는 있지만 언젠가는 찾아올 확률이 높은 것이다. 물론 당뇨병 단독으로 나타날 수도 있으나 이런 경우는 합병증이 없는 행운이라 할 수 있다고 보는 것이다. 이런 상관성으로 보아 당뇨병이 완치가 되면 합병증도 점진적으로 치료가 되어지는 것이다. 그래서 당뇨병과 합병증은 동일 계통의 질병 즉 동질성 순환기 질병이라 하는 것이다.
 원래 합병증이란 뜻은 어느 한 가지 질병에 성질이 전혀 다른 병이 겹쳐서 나타나는 것, 예를 들면 고혈압에 무릎 관절염이 발생한 경우, 당뇨병에 폐렴이, 또는 두통에 치질이 생겼다는 등 질병 상호간 전혀 이질적인 것이 겹쳐 발생했을 때 이것을 합병증이라 하는 것이다. 따라서 고혈압에 당뇨병, 당뇨병에 협심증이 생겼다 할 때는 이것을 병발증이라 하는 것이 옳은 것이다. 그러니까 당뇨병이 기질로 해서 함께 나타나

그 원인을 바로 알면 치료할 수 있다

는 순환기 계통의 질병은 합병증이 아닌 병발증인 것이다. 이런 원리를 모르고 덮어 놓고 합병증 운운한다는 것은 질병의 원인과 기질을 전혀 모르고 하는 소리이다.
 우리가 평소에 즐겨 섭식하고 있는 동물성 식품이 체내에서 지방질로 전환되어 그 기름기가 모세혈관에 집적되면 고혈압이고, 췌장 내의 인슐린 샘구멍에 집적되면 당뇨병, 뇌에 집적되면 뇌졸중 또는 뇌출혈, 심장에 집적되면 심근경색 또는 협심증, 관상동맥 질환, 신장에 끼면 신부전으로 나타나는 것이다. 이것을 병원이나 의사들은 각기 서로 다른 질병으로 알고 치료하고 있기 때문에 이런 질병을 하나도 고치지를 못하고 있는 것이다.
 최근에 우리나라에서 가장 많이 발생되고 있는 뇌졸중의 경우, 일반 의사들은 그 원인을 스트레스, 과로, 운동 부족, 술, 담배에 있다고 발표하고 있으나 한의사들은 오장육부의 기능 저하, 인체 기질의 허약, 심장의 화열, 위에 심한 열의 발생, 기의 허약 등이라 하고 있어 양방 의사와 한방 의사 간의 원인 설명이 완전히 다르다. 왜 이렇게 한방과 양방 의사들의 원인 설명이 각각 다르냐고 물어보면 서로 저쪽이 엉터리라고 열을 올린다. 진정으로 혼동되는 소리들을 하고 있으니 「의사들 있으나마나」하다는 소리가 빗발치고 있고, 이것이 우리 의술의 수준이라는 비난을 받게 된다.
 나의 친구 중에 개고기를 지극히 좋아하는 부부 등산 애호가가 있다. 평소에 가지고 있던 고혈압을 고치기 위하여 열심히 등산하고 있던 중, 어느 날 그 부인이 건강에 이상을 느껴 S대 병원에 입원을 하고 보니 당뇨병이라 했다.

등산만 하면 고혈압도 고쳐지고 건강이 확보된다는 항간의 건강론을 신봉하고 있던 그는 그 부인의 당뇨병에 대하여 대단히 의아해 했다. 나는 문병을 가서 당뇨병뿐 아니라 심장병 또는 뇌졸중의 걱정도 있으니 조심하라는 충고를 한 바 있으나, 입원 후 한 달 만에 예상한 대로 뇌졸중의 발작으로 반신불수가 되어 버렸다. 이렇게 되고 보니, 건강에는 등산이 제일 보약이라 믿어 온 생각에 의심이 갔다 한다. 이때 그 의사가 당뇨병에는 뇌졸중이 동반할 수 있다는 사실을 미리 알고 있었던들 그 중풍병은 완전히 예방할 수 있었을 것인데, 앞서 설명했듯이 의사들은 당뇨병과 중풍은 별개의 것으로 알고 양방, 한방 서로 다른 치료를 하고 있기에 이런 불행한 일을 당하게 되는 것이다.

등산 외톨이가 된 그 친구는 지병인 고혈압과 건강을 위하여 계속 등산을 하여 왔는데 어느 날 등산을 위하여 대문을 나서자마자 쓰러져 버렸다. 그 역시 뇌졸중 발생이었다. 운동이나 등산만 하면 만병통치가 된다고 주장해 온 그는 부부가 침대에 나란히 누워 있으면서 「등산이고 운동이고 말짱 헛일이다」하며 눈물 흘리고 있었다.

이들도 고혈압에 이은 병발증의 원리를 알고 있었다면 이런

그 원인을 바로 알면 치료할 수 있다

불행은 사전에 막을 수 있었을 것이다.
 우리는 진솔한 건강론을 알고 있어야 한다. 공연히 세상에 풍선마냥 떠다니는 수많은 엉터리 건강론을 믿고 따라가다가는 언제 이런 불행을 맞게 될지 모르는 일이다.

고혈압의 증상과 원인

　필자는 지금 「고혈압은 이제 병도 아니다」라는 말을 자신 있게 소리 높이고 있다.
　2개월이면 완전히 고칠 수 있게 되었으니 하는 말이다. 어떤 의사는 이 사실 하나만 가지고도 노벨상감이라 극구 칭찬하는 이도 있다.
　현대 의학에서는 고혈압을 침묵의 살인자라 하며 관 속까지 가지고 가는 불치병으로 간주하고 있다.
　우리나라에 당뇨병 환자가 500만 명이 넘는다는 의학계의 발표가 있었는가 하면 나이가 많아지면 혈압은 누구나 높아지기 마련이라는 말도 그럴 듯하게 퍼져가고 있다. 그래서 고혈압은 대수롭지 않은 자연 현상으로 인식하고 있는 분들도 적지 않다. 그런가 하면 고혈압은 심장병, 중풍을 유발하거나 뇌출혈로 졸도하게도 되는 무서운 질병으로 알고 지극히 겁을 내고 있는 분들도 대단히 많다.
　사실인즉 알고 보면 고혈압은 생명에 치명타를 입힐 수도 있는 무서운 질병임에는 틀림이 없다. 이렇게 무서운 질병인데도 병원이나 의사들은 이 병을 못 고치고 있고 의사들 자신도 자신이 가지고 있는 고혈압에 희생을 당하고 있는 경우도 적지 않다.
　현대 의학이 대단히 발달되고 있다고 소리 높이고 있으면서도 그 간단한 고혈압 하나 고치지를 못하고 있으니 의학의 발달이란 말은 일종의 장식품적 헛구호같이 느껴지기도 한다.

그 원인을 바로 알면 치료할 수 있다

왜 못 고치고 있는 것일까?
 한 마디로 현대 의학에서는 고혈압의 원인을 전혀 알지 못하기 때문이다.
 의사들이 그 원인을 모른다고 한다면 믿어 줄 사람이 아무도 없다.
 몇 번이고 강조해 온 것이지만 질병을 고치려면 먼저 그 원인을 찾아내야 한다. 그런데 의사들이 말하는 고혈압의 원인을 보면 강아지를 고양이라 설명하는 꼴과 전혀 다를 바 없다.
 실제 의학계에서는 고혈압의 진정한 원인을 모른다는 발표를 하고 있다.
 최근에 미국의 하버드 의과대학에서 발표한 내용에서도 고혈압의 원인은 아직 모른다고 하고 있으니 우리나라 의사들인들 알 리가 없다.
 그런데도 우리 의사들은 고혈압의 원인을 멋지게(?) 설명하고 있다.
 우리 의학계가 설명하는 고혈압의 원인을 보면 첫째, 고혈압은 그 90%가 본태성이고 10%만이 속발성이라 하고 있다. 본태성이란 선천성 즉 유전병이란 말인데, 고혈압의 대부분이 유전된다고 의사들이 말하고 있으니 일반 국민이야 모두가 그리 믿지 않을 수 없다.
 어느 40대 초반의 여인이 내게 찾아와 큰 걱정을 하는 것이었다. 자기의 양 부모가 고혈압으로 심신이 불안한 상태에 있는데 자기도 불원(不遠) 고혈압이 될 것으로 생각하니 살 맛이 안 난다며 울상을 짓고 있었다.

이때 나는 대뜸 고혈압은 절대로 유전되는 병이 아니니 아무 걱정 말라 하며 생기를 되찾게 해 줬다.

사실 유전이 되지 않는 병을 유전된다 하여 만인에게 공연한 공포심을 심어 주고 있다.

실제 우리나라에 고혈압이 생기기 시작한 것은 70년대 초반이었다. 그 이전에는 고혈압이 무슨 병인 줄도 사람들은 몰랐고 또, 잘 알려지지도 않았다. 그런데 해가 더해감에 따라 고혈압 환자가 급속도로 증가하여 지금은 고혈압 천지가 되고 있다.

만일 의사들의 말대로 유전이 된다면 그 옛날에도 고혈압 환자가 그리 많았어야 할 일이 아닌가. 소위 엘리트 집단이라 하는 의사들이라면 이런 간단한 사실만을 분석해 보았어도 유전병인지 아닌지는 금방 알아낼 수 있는 일인데 참으로 이상한 일이다.

둘째로 스트레스가 고혈압의 원인이 된다는 것이 의학계의 정설이다. 우리는 어떤 병이 생기면 의례히 스트레스 아니면 신경성이라 둘러댄다.

서울에서도 유명하다고 소문난 유 모라는 한의사는 스트레스는 만병의 원인이 된다고 연일 신문, 잡지, 방송에 발표하

그 원인을 바로 알면 치료할 수 있다

고 있다. 빨간 거짓말인데도 교계 지도자들까지도 그런 말을 믿고 그대로 따라 설교를 하거나 지도하고 있는 경우가 많다. 세상 살기가 복잡하고 살기 힘들어 스트레스가 쌓인다 하니까 그 스트레스를 고혈압에 접목을 시켜 오히려 스트레스 불안을 가중시키고 있다. 고혈압의 90%가 유전병이라 하면서 비유전성인 스트레스를 고혈압의 원인이라고 하는 모순을 여과 없이 토해 내고 있다. 참으로 어리석고 혼란스런 세상을 만들어 가고 있는 것이다.

 또 짜고 매운 것이 고혈압의 원인이라 하는 뚱딴지같은 이론을 내걸고 있다. 나는 원래 보통 사람보다 약 3배 가량의 소금을 더 먹고 있다. 그런데도 고혈압 근처에는 가지도 않고 있다. 내 자신의 생체 실험에서 완전한 해답을 얻은 셈이다.

왜 자살인가?

 일전에 모 방송 속의 젊은 여자 아나운서가 어린 두 아들과 건실한 남편을 남겨 두고 자살을 했다는 충격적인 사실이 방송되었다. 만인의 선망의 대상이 되어 온 그 아나운서가 무엇 때문에 자살을 했을까? 유서를 남기지 않고 자살을 했으니 그 자살 동기에 대하여 아는 사람은 아무도 없다.
 우리나라에 이렇게 원인을 알 수 없는 자살자가 하루 30명, 1년에 만 명이 넘는다는 통계가 나왔다. 우리나라도 이제 일본, 미국 등과 함께 자살 선진국 대열에 올라서 있는 것이 아닌가 하는 생각이 든다.
 이런 자살 사건이 매년 급증하고 있는 상황에서 정부의 무감각, 무대책의 변두리에서 일부 관심 있는 분들이 자살 방지 협회를 만들었는가 하면 한편에서는 생명존중운동본부를 결성하여 자살 방지에 적극 나서기로 했다는 보도가 나왔다.
 참 바람직한 일이지만 나는 그런 단체의 계획이 미국이나 홍콩 등과 같은 뜬 구름 잡기 운동의 재판(再版)이 되지 않을까 하는 회의적인 생각을 가지고 있다. 지금 미국에서도 각계각층에서 의문의 자살자가 수없이 발생하여 사회적, 국가적 문제가 되고 있어 미국 대통령은 자살과의 전쟁까지 선포한 일이 있었다. 그러나 그 실효는 전혀 거두지 못하고 있고 앞으로도 그 전쟁이 성공할 가망은 전혀 없어 보인다. 또, 얼마 전에 홍콩에서도 자살자 수가 급증하여 심각한 사회문제로 대두되자 자살 방지 대책기구를 발족시켜 적극 대처해 나간

그 원인을 바로 알면 치료할 수 있다

다 하고 있으나 그것도 허공에 뜬 풍선잡기에 지나지 않아 보인다.
　그 이유는 홍콩에서 내세우고 있는 다음의 대책을 보면 알 수 있다. ① 생명 존중 운동의 전개 ② 자기 행동에 책임을 지게하고 ③ 가정과 학교, 직장에서 대화 단절을 없게 하며 ④ 열 사람이 조를 이루어 대화 훈련을 하고 ⑤ 다른 사람과 희로애락을 공유케 하며 ⑥ 생명 존중 40만 명 서명운동의 전개 ⑦ 자살하겠다는 심리의 포기 ⑧ 실업률을 최소화하여 의욕과 기쁨을 준다는 등으로써 일견 모두 그럴 듯하고 타당한 대책같이 인식이 된다. 그러나 이런 대책이나 캠페인 가지고는 전혀 해결이 되지 않는다.
　세계보건기구가 최근 20년간 국가별로 발표한 자살원인을 분석해 보면, 부유하고 복지정책이 잘 되어 있는 나라일수록 자살률이 월등히 높으며 상대적으로 부유치 못한 나라의 자살률이 현저히 낮게 나타나고 있다. 다시 말해서 복지제도나 주위 환경여건, 기후 등이 개개인의 자살과 밀접한 상관성이 있다고 볼 수는 없는 것이다. 또, 지금까지 자살한 사람들 중 대학교수, 의사, 예술인, 작가, 젊은 학생, 가정주부, 중년 남성 등 비교적 사회적 지도층 인사나 상층부의 직장인 등이 많이 포함되어 있는 것으로 볼 때 자살 방지대책 관련 단체에서 말하는 자살의 원인과 그 대책론과는 핀트가 맞지 않아 보인다.
　또한 사회심리학자들이나 정신과 의사들이 설명하는 자살

동기를 보면 개인의 욕구 불만, 직업에 대한 회의적 시각, 가족들과의 불화와 관심 결여, 주변 친지들로부터의 소외감 등으로써 학자마다, 발표자마다 그 주장이 각양각색이다.

이처럼 자살의 원인과 동기가 중구난방인 것은 그 정확한 원인을 아직 모르고 있다는 것이다. 그런데 이런 빗나간 원인을 믿고 자살방지 대책을 꾸려 나가겠다, 하니 과연 그것이 성공할 수 있는 대책일까 궁금해진다.

실제 자살에는 유서를 남긴 자살과 유서를 남기지 않는 자살 두 가지 유형이 있는데 문제되는 것은 유서 없는 자살 즉, 원인 모르는 자살에 있다.

어느 날 지방에서 40대 초반의 젊은 청년이 내게 찾아왔다. 가슴이 답답하고 찢어질 듯한 통증이 있고 긴박, 초조와 함께 우울증이 겹쳐 견딜 수 없어 남은 것은 자살밖에 없다고 했다. 병원에 가서 진찰을 받아 보니 아무런 이상이 없다고 했다 한다. 자기는 죽을 지경인데 이상이 없다니 무슨 소리냐며 의사와 싸움까지 하고 왔다는 것이다. 첫 눈에 보니 이 청년은 심한 우울증에 뇌의 산소 부족증에 걸려 있어 즉각적인 산소 공급 촉진 처치가 필요해 보였다. 산소 공급 촉진 처치 후 꼭 1주일 만에 그 청년은 본인도 신기할 정도로 통증이 완치되었다고 했다.

지금 우리 주변이나 세계에서 문제시 하고 있는 자살은 모두 이런 증상이 원인이다. 이런 질병에 걸리게 되면 자살 심

그 원인을 바로 알면 치료할 수 있다

리가 발동되며 죽음에 대한 환상이 떠올라 자살을 하게 된다. 따라서 이 질병을 치료하지 않고는 자살을 방지하지 못한다.
 이제 뇌 산소 공급 촉진법이 개발되어 심각한 문제가 되고 있는 자살을 완전 방지할 수 있게 되었으니 얼마나 다행한 일인가.

과로사란 없다

 우리의 의학사전에는 '과로사'란 병명이 없다. 따라서 과로사는 의학 용어가 아님을 알 수 있다. 또, 국어사전에도 영한사전에도 '과로사'라는 낱말이 나와 있지 않다. 그런데 우리 주변에서는 '과로사'라는 단어가 흔하게 쓰이고 있다. 나름대로 해석하자면 일상생활 속에서 지나치게 피로를 느껴가며 일을 하면 지쳐서 쓰러져 죽는다는 뜻이 담겨져 있다.
 얼마 전에 국무총리 행정조정실장(차관급)이 어느 날 사무실에서 전화를 받다가 갑자기 쓰러져 숨을 거두었다는 보도가 나왔는데 국무총리실 발표에 의하면 과로에 의한 죽음이라며 이를 순직이라는 영예로운 이름을 붙여 주었다. 그 몇 달 후 당시 총무처의 소청심사 위원장이 역시 사무실에서 과로로 쓰러졌다는데 이 또한 순직 처리 되었다는 후문이다. 이런 사실을 지켜보고 있는 국민 입장에선 우리나라 고위직 공무원들이 몸을 아끼지 않고 일을 열심히 해 주고 있다는 인식으로 감사와 찬사를 보냈었다. 그러나 당시 그 두 자리는 우리나라의 차관급으로서는 업무가 그리 과중하지 않은 자리였으며 그런 업무에서 과로가 있었다는 것이 잘 이해되지 않았다.
 또, 부임한 지 1주일밖에 안 된 어느 신임 동장이 대통령 선거를 맞아 폭주한 일거리로 과로하여 쓰러져 숨을 거두었다고 보도되어 나왔고 또, 어떤 경찰서장이 공비 토벌 작전에서 과로하여 숨졌다는 보도도 있었다. 어느 프로 야구팀의 감독

그 원인을 바로 알면 치료할 수 있다

이 과로로 숨졌다는 일도 있었다.

한편 나의 동창 중에는 등산을 지극히 좋아하는 장군 출신 친구가 있었다. 그는 어느 날 소백산 등산에서 돌아오는 길목에서 쓰러졌다. 급히 구급차에 실려 E대 병원에 입원했는데 입원한 지 30분 만에 숨을 거두었다. 그는 건강 장수하려면 등산밖에 없다는 자랑을 해 왔다. 그런 그가 52세의 젊은 나이에 세상을 떠났는데 주변 친구들은 역시 등산 과로 증상으로 타계했다고 입을 모은다. 이렇게 과로사가 많은데도 의학사전이나 국어사전에 '과로사'란 단어가 없다는 것이 이상한 일이 아닌가. 하지만 그것이 전혀 이상할 것이 없는 것은, 실제 '과로사'라는 죽음이 없기 때문이다. 따라서 과로하면 죽는다는 말은 말쟁이들이 만들어 낸 용어에 불과한 것이라고 본다.

실질적으로 과로사한 사람들의 의학적 설명을 하자면 대부분 심근경색, 협심증, 아니면 관상동맥 즉, 심장마비인 것이고 그 외 뇌경색증이 약간 있을 뿐이다. 심장마비는 심동맥이나 심장의 모세혈관이 좁아져 혈액순환의 장애에서 일어나는 질병인 것으로서, 유언 한 마디 할 시간적 여유 없는 졸도사가 되는 것이다. 그런데 그 심장마비는 하루아침에 갑자기 일어나는 증상이 아니고 오랜 세월 동물성 식품의 과다 섭취에 의한 지방질의 혈관 내벽에의 집적이 그 원인인 것이다. 이것을 모르고 산업 현장이나 일터에서의 과로 때문에 발생하는 환란으로 착각하고 있는 것이다.

최근에 법원에서 과로사를 인정하고 산업 현장에서의 과로사를 기업체의 책임으로 돌리고 있는데 이것은 이런 원리를 이해하지 못한 잘못된 판단인 것이다.
 다시 말해서 과로사의 원인은 평소 자신의 건강관리 잘못(동물성 식품의 과다섭취)이 원인이므로 자신의 책임이 절대적인 것이다.
 실제 과로가 원인이 되어 과로사가 된다면 절대로 과로해서는 안 된다. 그러나 과로는 과로사의 원인이 되지 않는다. 그러니 우리 모두 일등 국가가 되도록 과로 걱정 말고 열심히 일을 해 나가야 한다.

인삼에 대한 잘못된 인식

우리나라는 인삼의 종주국이라는 소리들을 많이 하여 오고 있다. 이것은 인삼을 독점하여 왔던 과거 전매청에서부터 만들어진 말이나 그 후 전매가 해제된 지금까지도 그런 인식은 잘 계승되어 오고 있다.

인삼이 만병통치의 영약이라는 구호 아래 전매가 되어 온 것이 사실이고 우리 홍삼의 주요 고객이 되어 온 홍콩, 대만, 중국 등 동남아 일대에서는 그 말이 잘 먹혀들어서 우리 홍삼은 대단한 인기 상품으로 대접을 받아왔다.

이렇게 인기가 높아 장사가 잘 되자 지금은 미국, 캐나다, 중국 등이 눈을 부릅뜨고 우리 인삼 종자를 몰래 가져다가 재배하여 지금 그 생산 면에서는 우리보다 월등히 앞서 가고 있어 우리의 황금시장을 많이 잠식해 가고 있다. 그러나 캐나다, 미국 사람들은 인삼의 효능에 대하여 잘 알지 못하여 자국 내의 소비량은 별 것 없고 다만 우리 단골 시장만 공격 대상으로 삼고 있다. 이렇게 되고 보니 우리나라는 이제 인삼 종주국이란 이미지는 거의 없어지게 되었다.

그러나 나는 인삼이라는 훌륭한 약용작물이 우리나라에 있고 그것이 세계인의 눈을 뜨게 해 줬다는데 자부심을 가지고 있다.

이렇게 인삼 종주국이란 명성을 가지고 왔지만 등잔 밑이 어둡다는 격으로 우리들 자신은 인삼에 대하여 너무 모르거나 잘못된 인식을 가지고 있다.

내 사전에 불치병은 없다 Ⅱ

 1990년 5월 당뇨병은 우리 홍삼엑기스로 완치가 가능하다는 연구 결과를 발표하고 나니 전국에서 그게 사실이냐는 질문이 쏟아지는 가운데 인삼이 몸에 맞지 않는 사람과 열이 많은 사람 그리고 혈압이 있는 사람은 어찌 되느냐는 질문도 대단히 많았다.
 한방에서 말하는 소양인은 인삼을 먹어서는 안 되고 열이 있는 사람과 특히 고혈압인 사람은 절대로 안 된다는 것이다.
 또, 한편에서는 인삼을 많이 먹으면 죽을 때 고생을 한다는 것인데 이런 헛소문이 너무도 광범위하게 또, 철저하게 인식되어 왔음을 알 수 있었다.
 당뇨병을 홍삼엑기스로 고칠 수 있다는 연구 결과를 발표한 죄(?)로 커피 한 잔 안 생기는 일에 진땀이 빠지도록 잘못된 인식을 고쳐주고자 애쓰고 있다. 이 발표가 나간 지 15년이 지난 지금에도 똑같은 질문이 쏟아지고 있다.
 나는 어려서 초등학교에 다닐 때 담임선생님으로부터 인삼은 열이 많은 작물이기 때문에 겨울에 눈이 와도 인삼밭에는 눈이 금방 녹아 버린다는 말씀을 들은 바 있어 이 지식은 50세 중반까지 그대로 머릿속에 남아 있었다. 그러나 어느 해 내가 관할하는 지방에 엄청난 눈이 쏟아져 내렸다. 이때 상부에서는 인삼밭의 눈을 치워 인삼의 피해를 없게 하라는 지시가 있었다. 인삼밭의 눈은 저절로 녹아내릴 텐데 하며 그 지시에 응하지 않다가 며칠 후 인삼밭에 나가보니 쌓인 눈은 그

그 원인을 바로 알면 치료할 수 있다

대로 있기에 그 눈을 헤집고 땅 밑을 더듬어 보았더니 열이 날 것으로 믿었던 인삼에서 열은 하나도 나지 않고 얼음장처럼 차갑기만 하였다. 나는 여기서 초등학교 때 배운 인삼밭의 열이란 완전히 틀린 말이었음을 알게 되었다.

원래 인삼이 열이 있는 식물이라는 것은 중국의 당나라 때 가장 뛰어난 의서라고 하는 "천금요방"에 한 줄 써 있다.

이것을 동의보감에서 받았고 그 후 사상체질론자들이 그대로 전수·인용하여 한의학도들에게 가르쳐 온 것이다. 한의사들은 배워 온 그대로를 일반인들에게 유포시켜 온 것이다.

지금 우리는 첨단과학시대에 살고 있다. 그런데 한의학은 500년 전, 100년 전의 비과학 시대의 의술을 지금까지 최고의 의술로 섬기면서 현대병을 고치려 목을 매고 있다.

여기서 인삼 불신의 대표적 사례를 한 가지 들어 본다. 그것은 바로 나의 은사 류달영 교수의 경우인데, 그 분이 당뇨병으로 10년 가까이 고생을 하고 있다고 하기에 당뇨병은 홍삼엑기스로 고칠 수 있다고 말씀 드렸더니 자기는 소양체질이라 인삼을 먹을 수 없다고 하였다. 누구의 진단 결과냐고 물으니 경희대 한방과 사상체질 전문교수라 했다.

"선생님은 과학자이신데 비과학적인 사상체질론을 믿습니까?" 했더니 상대가 대학교수인데 하며 믿어 주지를 않기에 서울대 의대 교수 출신 사상체질 연구가인 이 모 박사에게 다시 진단을 받아 보시라 해서 진단을 받아보니 여기서는 태양

체질이라 했다 한다. 그러면서 서로 상대방이 틀렸다고 주장하더라는 것이다. 이 말을 듣고 와서는 "그 사상체질 학문이란 대단히 훌륭한 의학인 줄 알았는데 이렇게 되고 보니 엉터리 중의 엉터리구먼"하는 말씀이었다.

 우리는 인삼에 대하여 너무 모르고 있고 잘못 인식을 하고 있다. 이래서 인삼 종주국이란 명예가 실추되고 있는 것이다.

그 원인을 바로 알면 치료할 수 있다

운동과 건강

 운동은 만병통치의 기본이요, 건강 장수의 보약이라는 건강론을 믿지 않는 사람은 거의 없다. 그래서 운동을 생활인의 필수 과목으로 삼아 조깅, 등산, 걷기, 수영, 자전거 타기, 테니스, 골프, 헬스 등 여러 가지 운동 중에서 각자의 취향에 따라 선택적으로 실천하고 있는가 하면 종일토록 이들 여러 가지 운동을 번갈아 쫓아다니며 체력을 단련시킨다는 분들도 적지 않다.
 물론 운동을 하면, 하지 않는 것보다 몸이 가볍고 근육과 관절이 유연해짐을 느낄 수도 있고, 비만의 경우는 체중 감소의 효과를 보는 수도 있다. 이런 느낌 때문에 운동을 하면 우리 몸 전체의 생체 기능이 활성화되어 건강장수의 비결이 된다고 맹신하게도 된다. 그러나 이런 사고방식은 우리의 인체 조직이나 생리적 기능, 병리학 등을 전혀 알지 못하는 분들의 단순한 생각이요 잘못된 건강 상식이다.
 한때 신바람 건강법으로 세상을 들끓게 한 황 모 박사는 S방송국에서의 방송과 그의 저서에서 운동은 만병통치의 기본이 된다고 역설을 하여 왔기에 일반인들은 그 말에 더욱 현혹되어 건강은 운동으로, 운동은 건강이란 등식으로 단단히 무장을 하게 되었다.
 그러나 진정한 건강을 확보하고 유지시키려면 그런 건강론은 단단히 따지고 넘어가야 할 중대한 내용이 있는 것이다.
 얼마 전에 운동은 건강의 최고선이라 주장하며 "조깅 건강법"을 개발하여 세계적인 선풍을 일으켰던 미국의 "제임스 휙크"가 어느 날 아침에 조깅을 하다가 심장마비로 졸도사 하였다. 또, 그 조깅법을 극찬하며 실천해 오던 일본의 과학 교수인 "가네꼬"박사도 그 3년 후에 조깅을 하다가 역시 심장마비로 졸도사하여 세인을 깜짝 놀라게 한 바도 있다. 그 외에도 조깅을 하다가 졸도사 하였다는 말은 심심치 않게 들려온다.

 조깅이 건강 장수에 그리 좋다 하였는데 왜 이런 불행한 일을 당하게 되었을까. 운동 건강법을 주장하는 사람들은 그 이유에 대하여 설명을 하지 못하고 있다. 억지로라도 설명해 보라 하면 자기 몸에 맞지 않는 무리한 운동을 하였기 때문이라 변명을 한다. 그렇다면 처음부터 자기 몸에 맞지 않는 운동을 하면 졸도사의 우려가 있다고 단단히 가르쳤어야 할 일이 아닌가. 그러므로 조깅 운동법 등은 심장병의 예방이나 치료에는 전혀 효과가 없다는 사실을 알아야 한다.

 최근에 전국적으로 "시민 건강 마라톤"이란 체육대회가 열리고 있는 가운데 지방의 몇 군데에서는 그 단거리 마라톤 대회에서 졸도사 사건이 발생했다는 보도가 몇 차례 있었으나 이 졸도사는 모두 심장마비라 했다. 그러니까 심장 질환이 있는 사람은 건강마라톤은 절대 금물이요, 고혈압, 당뇨병, 동맥경화, 간장 질환, 신장병 등 순환기 계통의 질환이 있는 분들도 무리한 운동은 절대로 금물이다. 그런 질병들을 조깅이나

그 원인을 바로 알면 치료할 수 있다

기타 운동으로 예방과 치료를 기대한다는 것은 잔디밭에서 딸기가 생산되기를 기다리는 것과 다를 바 없다.
 우리 주변에 보면 두통, 편두통, 만성피로와 무기력증, 어지럼증, 졸음증, 파킨슨씨병, 목 디스크, 허리 디스크, 척추관 협착증, 퇴행성 관절염, 좌골신경통, 갱년기 장애, 치매, 우울증, 전립선 비대증, 주부 습진, 비염, 난청, 이명, 축농증, 천식, 알레르기성 체질, 아토피성 피부병, 감기, 발가락 썩음병, 치질, 변비, 각종 암 등 병원에서 고치지 못하는 질병이 허다한데, 운동이 만병통치의 보약이라면 이런 불치병들이 모두 운동으로 고쳐져야 할 일이다. 그러나 운동으로 이런 불치병들이 고쳐진다는 것은 거짓이요 원칙적으로 질병의 생리적 특성을 전혀 모르고 하는 억지 주장이다.
 내가 존경하는 대학교수 출신의 고령의 학자가 한 분 있다. 그 분은 당뇨병으로 10년 가까이 고생을 하여 오고 있었다. 의사의 처방대로 매일 만보걷기 운동을 하여 오고 있으나 전혀 효과가 없다는 푸념이었다. 당뇨병이 만보걷기나 운동으로 치료가 된다면 아무 걱정 할 일이 없을 것이다. 이렇게 안 되는 것을 된다고 하니 문제가 되는 것이다.
 어느 중년 공직자가 자기의 고혈압을 고치기 위하여 매일 아침 등산을 10년 가까이 해 오고 있었으나 전혀 효과가 없어 운동 강도가 약해서 그런가 하고 산을 뛰어 오르내리다가 쓰러져 버렸다. 병원에 실려가 보니 중풍으로 반신불수 상태가 되어 버렸다. 고혈압에 등산이 제일이라는 의사의 말만 믿고 등산을 열심히 하여 온 것인데 이렇게 되었다며 울먹이고 있었다.
 이런 사례는 우리 주변에 얼마든지 있다. 그렇다고 운동이 나쁘다는 것은 아니다. 운동을 하고 나면 몸이 가볍고 관절이 부드러워짐을 느낀다. 그렇다고 그것이 모든 질병의 예방과 치료가 되는 것으로 판단한다면 이는 커다란 착각이다.

그 원인을 바로 알면 치료할 수 있다

고환

대다수의 사람들은 고환에 대하여 잘못된 인식을 하고 있다. 이는 건강 생활에 적지 않은 지장을 줄 수 있어 그 잘못된 인식을 바로잡아 주는 것이 매우 중요하다.

남자는 누구나 고환을 달고 있지만 내가 만난 남자들 중에 고환에 대해 정확히 아는 사람은 하나도 없었다는 사실에서 집필의 필요성을 더욱 절실하게 느끼게 되었다.

어느 대도시에서 간호사 500명을 대상으로 건강 강의를 하면서 고환 이야기를 한 바 있었는데 이때 간호사들은 매우 진지한 표정으로 듣는 것 같았고 일부 간호사들은 이번 강의를 듣지 않았다면 큰 손해를 볼 뻔 했다고까지 했다. 이때 그 강의에 동참했던 모 기관장은 대단히 기뻐하며 내게 다가왔다. 자기 아들이 고 3짜리인데 최근 공부를 전혀 하지도 않고 매일 큰 시름에 젖어 있는 듯하여 이유를 물어본즉 자기의 고환이 짝짝이가 되어있어 그렇다기에 실제 살펴보니 분명히 짝짝이었다는 것이다.

그래서 즉시 비뇨기과에 찾아가 그런 설명을 했더니 그 의사는 장차 결혼을 하게 되면 되돌아온다는 설명이었으나 아들은 의사의 말을 믿지 않고 자기가 병신임을 자인하고 삶의 의욕마저 잃고 있었다 한다. 그런 상황에서 나의 강의를 들었으니 아버지의 입장에서 얼마나 감동을 받았을까. 그 분은 나의 강의를 듣자마자 즉시 화장실에 가서 확인을 하니 자기의 것도 짝짝이임을 확인하고 바로 아들에게 뛰어가 자기 것과

아들 것과 비교하며 짝짝이가 정상임을 일러 줬다는데 이때부터 그 아들은 열심히 공부를 하여 좋은 대학에 들어가게 되었다 한다.
 사실상 고환은 어느 누구나 짝짝이로 생겨있다. 만일 짝짝이가 아니면 병신 고환인 것이다. 그러니까 고환의 두 알맹이는 엇비슷하게 매달려 있는 것이다. 양다리 사이에 끼어 있으면서 잘못하여 눌리면 터질 위험이 있으니까 눌릴 경우 서로 부딪치지 않고 미끄러지도록 형성되어 있는 것이다. 때문에 인류 역사상 고환이 터져 병신이 되었다는 기록은 전혀 나와 있지 않다.
 그런가하면 어느 할머니가 자기 손자의 고환이 짝짝이라는 며느리의 말을 듣고 놀라서 S대 병원에 가서 수술키로 예약하고 그 날을 기다리고 있다는 말을 하며 상담을 요청했다. 나는 즉석에서 고환에 관한 이야기를 해 주고 절대 수술을 하지 않도록 설명을 해 주었다. 이때 만일 수술을 했더라면 그 어린 아기는 평생 병신 신세가 되어 있어야 했다. 그 할머니는 물론 며느리도 고환과 가장 가까운 자리에서 살아왔으면서도 자세한 관찰 없이 지내왔으니 이런 실수를 하게 된 것이다.
 짝짝이 고환은 왼손잡이의 경우는 오른쪽이 밑으로 처져있고 오른손잡이는 왼쪽이 처져있다. 왼손잡이는 왼손을 많이 써서 왼쪽 근육이 발달되어 체형이 왼쪽으로 쏠릴 것이므로

그 원인을 바로 알면 치료할 수 있다

이것을 바로 잡아주기 위하여 오른쪽으로 처지게 하였고 오른손잡이는 그 반대로 되어 있는 것이다. 이런 사실을 알고 있는 나는 가끔 목욕탕에 가면 왼손잡이 오른손잡이의 통계를 잡아 보기도 하는데 그 비율은 10:1 정도로 나와 있음을 알게 된 것이다.

그런데 여기서 또 한 가지 알아둬야 할 일이 있다. 즉 사람의 고환은 그 온도가 체온보다 3~4℃ 낮아야 한다. 이렇게 낮아야 정자 생산 기능이 높아지는 것이다. 그래서 사람의 고환은 살 속에 들어가 있지 않고 밖으로 나와 있게 한 것이다. 때문에 고환은 항상 시원하게 해 주는 것이 정력 유지에 최상의 방법이 되는 것이다. 그런데 최근 우리는 그 고환을 삼각팬티 착용으로 바짝 몸 쪽으로 밀착시켜 체온과 비슷하게 하고 있다. 삼각팬티가 남자의 정력을 저하시키고 있는 셈이다. 사람은 고환을 시원하게 해 줘야 하는 냉정(冷精)동물이다. 따라서 팬티는 삼각팬티보다 공기의 소통이 잘 되는 "즈로스" 쪽이 좋은 것이다. 나는 얼마 전 어느 주부교실 강의에서 이런 이야기를 했더니 그 지방의 큰 시장에서 삼각팬티가 전혀 팔리지가 않더라는 우스갯소리를 들은 바 있다. 어쨌든 정확한 고환 상식으로 건강 생활에 도움이 되기를 바란다.

왜 동의보감인가?

얼마 전에 모 방송국에서 드라마를 통하여 동의보감에 관한 방송을 장황하게 한 결과 동의보감에 대한 국민의 인식이 더욱 높아졌고 동의보감의 후예인 한의사들의 기세가 보다 등등해졌다. 그렇지 않아도 한의사들이 질병 치료를 하다가 막히거나 궁해지면 동의보감에 줄을 대면서 환자나 일반국민들을 설복시키고 있는 판에 큰 활기를 보태 준 것이다.

그런가 하면 전 서울대학교 약학대 학장이었던 홍 모 박사가 번역 해설한 동의보감을 읽어보니 "동의보감은 동양의학의 정수로 인정받고 있음은 물론, 구미에까지 널리 알려져 날이 갈수록 그 진가가 크게 드러나고 있는 보배로운 의서여서 우리 한방의학의 성전이 되었다."라고 서술해 놓았다.

우리의 자랑이 이렇게 퍼져나가자 한방의학의 원조격인 중국 의과대학에서 동의보감 25권을 모두 들여다가 분석을 했다는 것이다.

이 사정을 잘 알고 있는 중국의 한의학 박사가 교보문고에서 나의 저서 "건강박사"를 만나 읽고는 내게 찾아와서 천기를 타고 난 분이라 칭송을 하며 극진히 머리를 숙이는 것이었다. 의사가 한 가지 병을 가지고 평생을 연구해도 그 뜻을 다 이루지 못하고 있는 판에 50여 가지에 이르는 불치병을 몽땅 해결해 놓았으니 천기를 타고나지 않고는 불가능한 일이라며 나의 치료술을 중국에 전수해 줄 것을 요청하는 것이었다.

그러면서 동의보감을 어떻게 생각하느냐 하기에 내가 대답

그 원인을 바로 알면 치료할 수 있다

하기 전에 중국 쪽의 견해를 먼저 말해보라 했더니 중국에서는 동의보감을 정밀하게 비교 분석 했다 하면서 그 결과는 동의보감의 90% 가량이 중국의 고전 의서에서 베낀 것이라 했다. 그러니 사실상 동의보감은 중국의 의술이라 하는 것이었다. 이 얼마나 부끄럽고 놀라운 일인지 몰랐다. 원래 한의학은 중국이 원조이기 때문에 과거부터 漢의학이라 해 왔는데 언제부터인가 우리 한의학계에서는 이를 韓의학이라 둔갑을 시켜 동의보감과 접목을 시켜 우리나라 고유의 의학이라 주장하고 있다.

얼마 전에 우리나라에서 제일 먼저 한의과 대학을 설립한 조 모 박사는 그의 칼럼에서 한의학을 신랄하게 비판한 일이 있다. 즉 우리의 한의학의 대부분은 500여 년 전 비 과학시대에 발간된 동의보감에 잔뜩 매달려 한 발자국도 못 나가고 있어 대단히 안타깝다는 것이었다.

이런 실상인데도 우리의 방송국에서는 동의보감의 우수성을 자랑하며 선전하고 있으니 얼마나 낯 뜨거운 일인가. 물론 우리의 조상들이 독자적으로 연구 개발한 진정한 의술이었다면 아낌없는 찬사와 자랑을 해도 남을 일이다. 이미 잘 알려져 있는 바와 같이 동의보감의 저자는 선조대왕의 어의 허준 씨이다. 그때 선조대왕의 질병을 고치지 못하여 56세의 나이에 승하하게 되어서 귀양살이까지 당했고 본인도 69세밖에 살지를 못했다.

동의보감의 의술대로라면 120세까지 살 수 있다고 했는데 저자인 허준 씨도 그 의술대로 살지를 못했으니 저자는 그 의술대로 살지 않았거나 그 의술로는 장수를 할 수 없는 것임을 밝혀놓은 셈이다. 즉 동의보감은 건강 장수의 비결이 결여되어 있거나, 있어도 실행 불가능한 이론이기 때문이 아닌가 하는 해석을 해 보는 것이다.

 실제 동의보감의 장수론의 기본 틀을 보면 12가지의 소자양생법(少者養生法)이다. 즉 소사(少思), 소념(少念), 소욕(少慾), 소사(少事), 소어(少語), 소소(少笑), 소락(少樂), 소희(少喜), 소노(少怒), 소호(少好), 소수(少愁), 소악(少惡) 등인데, 깊이 생각해보면 이것은 의학이라기보다는 일종의 종교적, 또는 도덕경과 흡사한 건강 수칙으로서 매사에 지나치지 않게 적게 하고 적극성을 버리고 소극적인 생각과 행동을 하는 것이 질병의 예방과 치료의 요체가 된다고 한 것이다.

 그렇다면 현재 한방에서 고치지 못하고 있는 수많은 불치병을 이런 소자 양생법으로 치료를 하려 할 때 그것이 실효성이 있는 치료법이 될 것인지 생각해 볼 일이다. 또 동의보감에서는 소금의 섭취가 만병의 근원이 된다 하여 소금을 적게 먹거나 아주 먹지 않는 것이 좋다 하는데 실제 소금을 먹지 않고 살 수 있는 것일까. 또 소갈증(당뇨병)은 신장 기능의 장애, 심장, 혈관부전, 수분대사, 중추장애가 겹쳐 생기는 전신병이라 하고 있는 바, 이런 설명은 현대의학에서 말하는 질병학,

그 원인을 바로 알면 치료할 수 있다

병리학, 순환기 대사론적 이론과는 전혀 맞지 않는 것이다. 이런 수준의 의술이 동의보감의 중심이다. 이런 동의보감을 세계적 의서라 추켜세우며 모든 질병의 치료는 동의보감에 의지하라며 극찬하고 있다.

 우리는 너무 속고 또 속이고 있다. 의술이 아무리 궁해도 이런 식으로 속이면 국민 건강은 불치로 방치될 수밖에 없는 것이다.

전 대법원장의 자살

　과거에 대법원장을 지낸 86세 된 노인이 한강에 투신자살했다는 충격적인 사실이 크게 보도된 적이 있다.
　대법원장이라면 우리나라에서는 몇몇 안 되는 최고위직에 있었던 분으로 만인의 존경과 선망의 대상이 되어 온 귀한 분인데 무엇 때문에 인생의 최후를 한강 투신이란 혐오스런 수단으로 마감했을까 하는 의구심이 가시지 않을 수 없다.
　신문에 나온 자살 이유를 보니 오랜 세월 허리병으로 고통을 받아 자살을 하고 싶다는 말을 해 왔다는 것이니 자살의 동기는 허리병 때문인 것으로 인식을 하게 되었다. 게다가 자살하기 며칠 전만 해도 이명이 심해 귀에서 사이렌 소리가 들리고 혈압이 높아 고통스러워했다며 허리병은 수년간 통원치료를 받아왔으나 치료가 안 되고 날이 갈수록 가중되어 최근에는 그 통증을 견디지 못해 자살을 택했다 한다. 그러나 허리병 하나 치료도 못하고 통증을 이겨내지 못하여 자살까지 했다는 것은 보통 상식으로는 도저히 이해가 되지 않는 일이다.
　원래 자살에는 두 가지 유형이 있는데 하나는 유서를 남기는 것이 있고 다른 하나는 유서를 남기지 않는 자살이다. 그러니까 이 분의 경우는 유서를 남기지 않는 자살이었으니 정확한 자살 동기는 알 수가 없는 것이었다.
　우리 주변에는 이와 같은 유서를 남기지 않는 자살자가 많고 이것이 사회적, 국가적인 문제가 되고 있는 것이다. 지금

그 원인을 바로 알면 치료할 수 있다

우리나라뿐 아니라 세계 각국에서 원인 모르는 자살자가 해마다 증가되고 있는 실정으로 이웃 일본만 해도 지난 1년간 3만 2천 명이나 되고 미국도 연간 6만 명이 넘는다 하니 세계 각국마다 자살방지대책에 비상이 걸려 있다. 그래서 미국은 대통령이 직접 나서서 자살과의 전쟁을 선포까지 했고 홍콩에서도 자살방지를 위한 대대적인 캠페인을 벌이고 있다는 보도이다.

우리나라도 자살방지 국민운동 단체가 생겨났고 자살방지협회도 결성되어 있다. 그러나 그런 운동본부가 설립되었다고 해도 자살이 경감되지 않고 있는 안타까운 실정이다.

자살과의 전쟁을 선포한 미국도 자살방지를 위한 효율적인 방법이 나와 있는 것도 아니니 결국 그 전쟁은 구호만으로 남아 있는 것이다. 왜 자살자가 늘어가고만 있는 것일까 하는 문제를 규명하기 전에는 의문의 자살은 방지하지 못하는 것이다.

우리가 흔히 생각하기에 자살은 대개 가정이나 사회와의 갈등이나 불화, 경제적 불안, 희로애락의 결여, 생명존중심의 부족, 이웃으로부터의 소외감 등으로 알고 있으나 이런 원인에 의한 자살은 유서가 있는 것 즉 자살 동기를 알 수 있는 것이기에 이런 원인은 사전에 제거시킬 수 있는 것이므로 문제될 것이 없다.

그러니까 그런 원인과 전혀 관계없는 유서 없는 자살이 문제가 되는 것이다. 세계적으로 원인 모르는 자살자 중에는 유명한 「헤밍웨이」를 꼽을 수 있다. 그는 노벨상까지 받은 훌륭한 분이었는데 무엇이 부족하여 엽총 자살을 했을까 하는 것이 세계인들의 의문이다. 또 유명했던 미국 미모의 육체파 여배우 「마릴린 먼로」의 음독자살이었는데 그녀도 평소 사회와의 갈등이나 경제적인 불안 등이 있었던 것은 아니었으며, 160억이란 막대한 재산가였던 홍콩의 유명배우 「장국영」의 자살, 또 최근 우리의 모 방송국 미모의 여자 아나운서의 자살 등도 본인들의 불안 심리에 쫓겨 일어난 사건들이 아니었다. 이런 원인 모르는 자살들은 한결같이 유서를 남기지 않았다.

이와 같이 유서를 남기지 않은 자살의 대부분은 우울증의 소유자였음을 알아야 한다. 이 우울증은 머리에의 산소 공급 부족과 혈류의 장애로 생기는 것이다. 즉 일반적으로 알고 있는 바와 같은 우울한 생각이나 스트레스 심리의 집적이나 불만, 갈등 때문에 생기는 것이 아니다.

우울증이 생기면 가슴이 답답해지고 불안, 초조, 강박관념, 자살에 대한 환상이 계속 떠올라 자살하고 싶은 충동이 일게 되는 것이다. 그러니까 죽음이 두렵지 않고 오히려 죽었으면 하는 생각이 자주 떠오르게 된다. 그래서 이런 우울증 환자는 유서를 남길 생각이 없게 되는 것이다.

그런데 현대의학은 이 우울증의 원인을 잡아내지 못하고 있

그 원인을 바로 알면 치료할 수 있다

다. 그래서 대법원장의 우울증도 사전에 알아내지 못하여 자살에까지 이르게 된 것이다.
 의사들이 허리통증을 치료하면서 우울증을 발견해 냈더라면 대법원장의 그 자살은 완전히 막을 수 있었을 것으로 믿는다.

인기 여배우의 자살

최근 인기 절정의 여배우 이은주 씨가 자살했다는 소식에 전국적으로 큰 충격이 일었다.

타고난 재능과 미모를 바탕으로 승승장구하던 그녀가 무엇 때문에 자살했을까 하는 의문이 쏟아져 나왔다.

그녀가 죽기 전에 노트에 메모한 몇 마디를 보면 "일이 너무 하고 싶다", "살아도 사는 게 아니다", "돈을 벌고 싶다", "누구도 원망하고 싶지도 않다", "혼자 버티고 이기려 한다", "내가 아니고서야 어떻게 이 힘든 일을 알겠어?" 하는 내용인데 그것으로 보아 그녀는 자살할 만한 다급하고 불가피한 사연이 있었던 게 아니다.

영화배우란 누구나 해 보고 싶은 선망의 직업이고 여기에 발을 들여 놓으면 높은 인기와 돈의 축적도 어렵지 않은 직종인데 그녀는 무엇 때문에 자살이라는 극단적인 길목을 선택해 아까운 생을 마감했을까 하는 의문이 꼬리를 문다.

미국의 유명한 육체파 여배우 "마릴린 먼로"의 자살도 홍콩의 인기 절정의 배우 "장국영"의 투신자살도 지금껏 의문의 자살로 세인의 궁금증으로 남아 있다.

우리의 "이은주"씨의 자살도 이유 없는 의문의 자살임을 각종 매스컴에서 보도하고 있다.

그런 유명인들에게 사회적, 경제적 불화가 있을 리 없고 주위 사람들과의 소외감이나 갈등도 있을 리 없었을 것임은 설명의 여지가 없다.

그 원인을 바로 알면 치료할 수 있다

 우리의 이은주 씨는 자살 20일 전에 분당 서울대 병원에서 우울증 진단을 받고 병원에 입원을 해서 정밀진단을 받아 보자는 권유를 받았다 한다.
 병원에서 우울증 진단을 받으려면 최첨단 의료장비라는 MRI 촬영도 하여야 하고 혈액검사, 심전도 검사, 뇌파검사 등 여러 가지 검사를 받게 되는데 검사를 받는다 해도 병원에서는 이 질병에 대하여는 아무 이상이 없는 것으로 나온다. 실제 환자는 죽을 지경인데 의사는 아무 이상이 없다 하니 우울증 환자는 이만저만한 고통이 아닌 것이다.
 어떤 환자는 병원에서 진단하여 처방해 주는 항 우울증제라는 약을 한 주먹씩 먹고 있어도 상태는 점점 악화될 뿐 호전 반응이 없고 이 증세가 깊어지면 가슴이 찢어지게 아프고 강박관념이 심해져 도저히 살 수가 없어 결국 남아 있는 것은 자살밖에 없다는 비명의 소리를 지르기도 한다. 이런데도 아무 이상이 없다는 것이니 이상한 일이다.
 또 우울증에 걸리면 머리에서는 계속 죽었으면 하는 생각이 떠오르고 '죽으면 낙원이 온다. 죽어보자'하는 환상이 떠오르고 있어 죽음이란 것 자체가 두렵지 않다는 것이다.
 따라서 이런 몇 가지 증상만 알면 우울증인지 아닌지를 분간할 수 있는 것인데 정신과 의사들은 며칠간씩 입원을 시켜 정밀검사를 해야 정확한 판단을 할 수 있다 하니 답답한 일이다.

이런 증상으로 병원에 가면 의무적으로 MRI 촬영을 하게 된다. 그러나 MRI는 우울증의 원인을 찾아내지 못한다. 그렇게 되면 의사들은 아무 이상이 없다고 진단을 내릴 수밖에 없다. 신경정신과에서 우울증을 고치지 못하는 것이 바로 이 때문이다.

정확하게 말하자면 이는 내과 소관이다. 그러나 내과 의사들은 자기네 소관인 줄 모르고 이런 환자들이 나타나면 의례히 정신과로 보낸다. 그러니 우울증에 걸리면 고치지를 못하다가 자살의 길을 택하게 되는 것이다. 실제 우울증은 뇌의 혈류장애에 의한 산소 공급 부족으로 생기는 질병이니 내과 소관이 되는 것이다. 이것을 정신과 소관으로 알고 정신과에서 치료한다는 것이니 이 얼마나 잘못된 것인가.

결국 우울증 환자가 자살을 한다는 것은 의사들의 이런 실력 때문이다. 지금 세계적으로 우울증으로 자살하는 사람이 대단히 많다. 일본만 해도 1년에 3만 명이 넘고 미국도 6만 명 이상이 된다 하니 심각한 문제이다. 이런 사정인데도 우리 의사들은 우울증 환자들의 80% 정도는 치료가 가능하니 이런 환자는 즉각 병원에 가서 치료를 받으라 권면을 한다. 진실인지 궁색한 체면치레인지 알 수가 없다.

앞서 설명한 바와 같이 우울증은 뇌에 산소 공급을 촉진시켜 주면 2~3주일이면 완전 치료가 되는 것이다.

신경과 의사들은 뇌신경 전달 물질인 세로토닌과 노르에피

그 원인을 바로 알면 치료할 수 있다

테프린의 분비 이상으로 생기는 것이라 하지만 사실은 그게 아니다. 정신과 의사들이 이런 소리를 해서 우울증을 고친다 주장하면 우울증 환자는 계속 늘어만 갈 것이고 자살자가 나와도 막을 길이 없을 것이다.
 이번의 인기 연예인 이은주 씨의 자살도 의사들의 이런 오류가 없었다면 충분히 예방할 수 있었을 것인데 하는 아쉬운 생각이 든다.

교황의 애석한 서거

교황이 서거했다는 소식이 전해지자 인류의 큰 별이 떨어졌다며 전 세계가 애석해 하며 안타까워했다. 이런 마당에 "나도!" 하며 애석함을 거들고 나선다는 것은 대단히 역겹게 느껴질 일인지 모르겠다. 그러나 나의 애석타는 뜻은 그런 애석함과는 본질적으로 다른 관점에서 느낀 소견을 말하고자 하는 것이다.

교황은 금년 84세로서 질병만 없었다면 왕성한 활동을 더할 수 있는 연세인데 그러지 못하고 운명하셨다는 점이고, 다른 하나는 교황의 생명을 앗아간 질병은 자연 치유법으로 충분히 치료가 가능했던 것이란 면에서 애석했다는 말이다.

교황의 질병은 첫째가 파킨슨씨병이었고, 다음이 심장병에 퇴행성관절염이고 최종적으로 발작된 것이 감기와 독감이었다. 사실인즉, 이런 질병은 현대의학으로 치료가 불가능한 것이다. 그런데도 교황은 이 질병 발생 후 계속적으로 꾸준한 치료를 받아왔으나 고치지를 못한 상태에서 해가 거듭될수록 병세는 악화 일로에서 심한 고통을 받아왔다. 그래서 임종 며칠을 앞두고는 더 이상 의사들의 치료를 받지 않겠다는 뜻을 밝혔다는 것이다. 실제 교황이 앓고 있던 네 가지 병은 병원에서 고치지를 못하는 것이다. 그러니 의사들이 고치겠다고 한 것은 겉치레 치료밖에 안 되었던 것이다. 게다가 파킨슨씨병 치료를 위해서 사용해 왔을 도파민계의 치료약은 면역기능의 저하를 초래하는 부작용이 있는 것이고, 퇴행성관절염

그 원인을 바로 알면 치료할 수 있다

약은 진통제로서 이 진통제도 지속적으로 사용하면 면역기능이 떨어지게 되는 것이다. 이런 상태에서 독감에 걸렸다 하면 독감 바이러스는 기도에 침입하여 폐렴 증상을 일으키고 기도에는 심한 염증을 일으켜 기도가 부어오르게 된다. 이때 기도가 부어오르면 심한 호흡 장애를 받고, 병세가 심해지면 즉시 질식사하게 되는 것이다. 교황의 사망 단계는 바로 이런 과정에서 대단히 빠른 속도로 진행이 되어 온 것이다.

원래 교황의 건강은 파킨슨씨병 발생부터 무너지기 시작한 것이다. 교황이 파킨슨씨병에 걸렸다고 외신 보도가 나오자 나는 즉시 그 파킨슨씨병을 치료해 드리겠다는 편지를 써서 그 곳에 보냈다. 그러나 그 주위 분들은 이것을 받아들이지 않고 "이 쪽에도 의료진이 있고 기도로써 고치겠다."는 거절의 편지를 보내왔다. 물론 그 쪽에 의료진이 있다는 것은 삼척동자도 알고 있는 일이다. 그러나 그런 의료진이 가득히 포진을 하고 있다 해도 파킨슨씨병에는 맥을 못 추고 있기 때문에 제안을 한 것인데 앞뒤 재보지도 않고 거절을 했으니 지금 와서 생각하면 그때 나의 제안을 거절한 신부는 교황을 불치의 골짜기로 몰고 간 것이 아닌가 한다. 또 기도로써 고쳐진다고 한 것도 거짓말이 되고 만 것이다.

교황은 파킨슨씨병과 퇴행성관절염의 오랜 치료 끝에 생긴 면역기능 저하상태에서 걸린 독감 때문에 호흡장애로 질식사한 것으로 나타났다.

호흡장애로 식도까지 이상이 생겨 목에 구멍을 뚫는 수술을 하였다 하나 그 수술로써 교황의 질병이 치유되는 것은 아닌데도 불구하고 의사들은 일시적 방편으로 수술을 강행했던 것으로 여겨진다. 물론 이 수술은 성공했다고 의사들은 말할지 모르나 그런 수술을 해서 다시 건강한 몸으로 회복되어 정상 활동을 한다고 기대하지 않았을 것은 분명한 일이다. 다만 몇 날 또는 몇 시간의 생명 연장 수단인 수술에 불과한데 무엇 때문에 이런 수술을 한 것인지 알 수 없는 일이다.

여기서 우리가 심각하게 생각해야 할 일은 이렇게 죽어가는 사람에게 수술을 해서 몇 시간 정도의 생명 연장 수단의 치료술에 열을 올리지 말고 파킨슨씨병, 퇴행성관절염, 신부전, 독감 예방 등의 불치병을 없게 하는 의술의 발전이 있어야 하는 것이다. 그런 불치병을 해결 못하고 죽어가는 생명체에 칼을 대어 수술을 하는 식의 의술은 성숙한 의술이 아니라는 생각을 하여야 할 때이다.

우리가 간절히 바라는 것은 불치병 없는 세상을 만들어 가는 것이다. 불치병이 많다는 것은 의료계의 무능을 말하는 것이니 그 무능을 유능으로 발전시켜야 한다. 이것이 건강을 최고 최선의 목표로 삼고 있는 현대인들의 한결같은 염원이다.

그러기 위해서는 현대의학이 해결 못하는 질병을 민간요법으로라도 고칠 수 있는 방법을 신속히 받아들여 의술의 미숙으로 죽어가는 생명이 없도록 해야 할 것이다.

그 원인을 바로 알면 치료할 수 있다

진맥의 진실성

　나는 젊어서부터 몸이 매우 허약했다. 심한 불면증에 두통, 편두통, 어지럼증, 저혈압, 소화불량증, 견비통, 좌골 신경통 등 세상에 널려있는 질병을 나 혼자 모두 껴안고 사는 느낌이었다. 그런 건강을 가지고 평생 공직생활을 하여 왔으니 이만저만한 고통이 아니었다. 남 보기에 금방이라도 쓰러질 정도로 보였으니 동료 직원들은 병원에서의 입원치료를 권하는 이들도 적지 않았다. 그러나 병원에도 한방에도 무수히 다녀 봤지만 별 수 없었으니 병원 이야기만 나와도 알레르기 반응이 나올 정도였다.
　그런 가운데 서울 돈암동에 유명하다는 중국계 한의사가 있으니 그 곳에 가서 확실한 진맥도 받아보고 치료를 해 보자는 강권이 있어 못 이기는 척하고 그 한의원을 찾아갔다.
　한의원에 들어가 보니 당시 장개석 총통을 비롯한 중국의 유명한 분들의 상장과 감사장이 즐비하게 벽에 걸려있어 일견 대단한 한의사같이 보였다.
　나는 한의사에게 병세를 자세히 설명하고 진맥을 받았다. 진맥을 한 한의사는 병증을 확실히 파악한 듯 고개를 끄덕끄덕하더니 "기가 허하시군요" 하는 것이다. 기가 허하면 어떻게 해야 되느냐 물었더니 녹용을 한 재 먹으라는 것이다. 그러나 나는 공무원이라서 값비싼 녹용을 먹을 수 없다니까 녹각을 대신 복용하라기에 그리했다. 그러면서 나의 혈압은 어떠냐고 물으니 혈압은 정상이라 하기에 "혈압계가 있으면 한

번 재 봐 주시지요"하니 혈압계를 대고 측정을 했다. 혈압을 잰 의사는 안색이 변했다. 원래 그때 나의 혈압은 의외로 떨어져 있는 상태라서 혈압계가 정상을 가리키지 않았을 것이니 한의사로서는 난감한 일이 되지 않을 수 없었을 것이다.

일반적으로 몸이 불편해서 병원에 가면 첫 번째 진료가 혈압 측정이다. 혈압 측정은 간단한 것이기에 의사 아닌 간호사가 하고 있다. 이 간단한 혈압 측정이니까 유명하다고 소문난 한의사이니 진맥으로도 정확히 맞출 수 있을 것으로 믿었던 것이다. 그러나 결과는 전혀 그렇지 않았다. 이 간단한 혈압 하나 제대로 맞추지 못하면서 오장육부의 진단을 진맥으로 어떻게 찾아 낼 것인가 하는 의문이 생긴 것이다.

내가 미국에 가서 엘리트라 하는 한의사를 만나보고 당신은 진맥을 하느냐 물었더니 자기는 전혀 진맥을 하지 않는다고 한다. 이유인즉 진맥으로 환자의 질병 내용을 알아낸다는 것은 거짓말이기 때문이라 했다. 그러면 어떤 한의사이건 진맥을 하지 않는 사람이 없는데 그것은 왜 그런가 물었더니 한의사가 진맥을 하지 않으면 환자가 한의사로 인정을 해 주지 않기 때문에 하는 수 없이 하게 된다는 것이다. 그러니 따지고 보면 진맥은 일종의 형식이요, 속임수라 했다.

실제 어떤 질병이 있어 한의사를 찾아가면 대개 "기가 허하다", "열이 있다", "화가 있다", "갱년기 장애다" 등 지극히 모호하고 한정된 몇 가지의 틀 속에 짜 맞추어 진맥 결과를

그 원인을 바로 알면 치료할 수 있다

말하고 그에 준한 한약을 지어 준다.
　세계적으로 유명하다는 의학 서적을 읽어보면 우리 몸에 질병이 발생할 소지의 부위는 약 3,600 군데가 된다 하는데 이것을 네 가지 정도의 범주에 집어넣고 진단을 해 낸다는 것이 옳은 것인가 하는 것이다.
　내 친구 중에 당뇨병 환자가 있다. 그는 고위 공직자라서 그런지 자기의 당뇨병을 숨기고 살아왔다. 그런데 어느 날 한의원에서 그를 만났다. 당뇨병 때문에 진맥을 하고 보약을 지으러 왔다며 가지고 간 녹용을 자랑삼아 보여주는 것이었다. 나는 즉시 당뇨병 환자가 녹용을 먹으면 큰일 난다고 만류하였으나 듣지 않고 보약을 지었다. 그런데 그 보약을 다 먹기 전에 어느 날 아침 등산을 하고 내려오는 길목에서 쓰러졌다. 급히 병원에 이송을 해보니 반신불수가 되었는데 중풍의 발작이었다. 당뇨병에 녹용이 좋다 하여 진맥을 하고 지어준 보약을 먹고 등산을 해왔는데 이렇게 되었다며 그 부인은 울먹이고 있었다.
　지금 대다수의 국민들은 한의사의 진맥을 양방 의사들의 청진기 진단 이상의 검진법으로 인식하고 있는 경우가 많다.
　한의사들의 진맥술이 그리 정확하고 합리적 방법이라면 지금 양방 의사들이 사용하고 있는 MRI, CT진단 촬영기를 사용하겠다고 양의 쪽과 싸우고 있는 것은 무슨 까닭인지 잘 생각해 볼 일이다.

어쨌든 정확한 진단으로 국민 건강에 이바지하게 된다면야 더 바랄 것이 없으니, 우리 모두가 건강 상식이 없다고 해서 엉터리 진맥 진단으로 환자들을 속이는 의술은 버려야 할 것이다.

그 원인을 바로 알면 치료할 수 있다

왜 고혈압에 겁을 내는가

 최근 고혈압 문제로 TV, 라디오, 신문 등 언론에서 계속 시끄럽게 떠들고 있다. 현재 고혈압 환자가 전국적으로 500만이 넘고 있을 뿐 아니라 고혈압 때문에 심한 불안을 느끼고 있거나 생명을 빼앗기고 있는 분들이 많으니 그럴 만도 하거니와 실제 의사들의 말대로 고혈압은 침묵의 살인자라는 면에서 볼 때 그럴 수밖에 없다.
 이 고혈압은 원래 성인병이라 하여 어른들에게만 생기는 질병이었는데 지금은 중학생, 고등학생들까지도 널리 걸려있는 경우가 많아 이제 성인병이란 병명이 무색할 정도로 전 국민에게 무차별적으로 만연되고 있어 명실공히 망국병이란 수준에 육박하고 있다.
 특히 노인들에게는 이 병이 의례히 찾아드는 질병으로 알고 대수롭지 않게 생각하는 분들도 있으나 이 병은 젊은이, 늙은이 할 것 없이 큰 문제의 병이 되어있는 것이다.
 고혈압은 발생 초기에는 병이 있는지 없는지조차 모를 정도로 자각 증상이 없어 모두 대수롭지 않은 것으로 착각하고 있는 경우도 적지 않다.
 그러나 고혈압에 일단 걸려 진행이 되면 동맥경화, 협심증, 관상동맥, 심근경색 등 심장병을 유발하기도 하고 때로는 뇌졸중(중풍)으로 이어져 순식간에 생명을 잃는 경우도 적지 않으니 실상은 대단히 심각한 질병 중의 하나이다. 따라서 고혈압의 성상을 잘 알고 있는 분들은 신체검사에서 일단 고혈압으로 진단 받게 되면 대단히 겁나는 고질병으로 알고 불안한 일생을 살아가게도 된다.
 더더욱 겁나는 것은 이 병에 걸리면 죽는 날까지 고치지를 못하는 고질병이면서 심장병, 뇌졸중의 유발 요인이 된다는 점이다.
 그렇다면 고혈압은 왜 생기는 것일까? 의사들이 설명하는 원인을 보면 스트레스와 술, 담배가 가장 중요한 원인이라 하며 그 외 짜고 맵게 먹거나, 과로, 운동부족, 유전성, 신장염, 만성피로, 혈관의 노화 등이라 하고 있다. 그러나 이런 요소들은 고혈압의 원인이 아닌 것이다. 즉 엉터리 원인론인 것이다. 의사들이 이런 소리를 하니까 고혈압을 영영 못 고치고 있는 것이다. 이런 엉터리 원인론은 우리나라 의사들만 하는 것이 아니다. 미국이나 일본, 독일도 마찬가지이다. 그래서 고혈압은 세계적으로 고치는 나라가 없는 것이다.
 원인 설명이 이렇게 엉터리이니까 치료법도 엉터리가 될 수밖에 없다. 즉 스트레스를 받지 말고 술, 담배를 금하고 짜고 매운 음식을 삼가고 운동을 열심히 할 것과 무조건적으로 휴식을 많이 하며 식사는 소식을 하고 혈관의 노화를 방지하며 체중을 줄여야 하고 혈압 약을 꾸준히 먹어야 한다 등으로 되어 있다.
 이런 설명은 마치 동대문을 찾아갈 사람에게 남대문 쪽을 가르쳐주는 것과 같다. 의사들이 이런 소리를 하니 국민 전체

그 원인을 바로 알면 치료할 수 있다

가 스트레스는 고혈압의 원인이라 믿고 착각을 하고 있다. 우리 목회자들 가운데 고혈압 환자가 많은데 그 원인을 물어보면 한결같이 목회생활 중에 스트레스를 많이 받기 때문이라고 변명을 한다. 그러나 그것은 전혀 그렇지 않다. 스트레스가 고혈압의 원인이 된다면 스트레스를 가장 많이 받고 있는 고3 학생과 그 부모들, 그리고 교도소에 갇혀 있는 분들은 모두 고혈압 환자가 되어 있어야 하나 실상은 전혀 그렇지 않다. 오히려 교도소에 들어가 있으면 고혈압도 자동으로 없어지고 있는 것이다. 그러므로 우리가 알고 있는 상식이 얼마나 잘못되어 있는지 알 수 있는 것이다.

최근 어느 중년 여인으로부터 강아지의 고혈압에 관한 상담이 있었다. 스트레스와 술, 담배가 고혈압의 원인이라면 강아지가 무슨 스트레스가 있었고 술, 담배를 하였을까 하며 설명을 해 줬다. 고혈압의 원인은 사람이나 강아지나 똑같다. 이런 점을 우리는 전혀 모르고 있다. 실제 고혈압의 원인은 동물성 식품의 과다섭취에 있다. 동물성 식품을 과다섭취하면 모세혈관의 직경이 좁아지게 되어 심장의 강한 박동으로 유출되는 혈액을 모세혈관에서 제대로 순환시키지 못하여 압력이 생기는데 그 압력이 바로 고혈압인 것이다. 이 원인을 알면 고혈압은 치료가 되는 것이다. 즉 모세혈관에 집적되어 있는 동물성 지방질을 깨끗이 청소해주면 되는 것이다. 그 청소제가 구연산이다. 구연산을 식수에 용해시켜 하루에 5회씩 2

개월 가량 복용하면 고혈압은 완전히 치료가 되는 것이다. 다만 그 복용기간에는 동물성 식품의 섭취는 일절 금하여야 한다. 만일 이때 동물성 식품을 계속 섭취하면 치료 효과가 전혀 없다.

여기서 고혈압의 원인과 치료법을 알게 되었으니 이제 고혈압에 겁을 낼 필요가 없다.

그 원인을 바로 알면 치료할 수 있다

강아지의 당뇨병

"강아지에도 당뇨병이 있는가? 웃기는 소리 마!" 하는 소리가 귓전을 두드리는 것 같다.
 나는 며칠 전에 모 여인으로부터 자기 집 강아지의 당뇨병이 완치되어 감사하다는 전화를 받았다. 이 여인은 3개월 전에 자기가 기르고 있는 고급 강아지가 병에 걸려 시름시름하고 있기에 동물병원에 가서 진찰을 받아보니 심한 당뇨병에 걸려있다는 사실을 알고는 몇 달간 치료를 받아오고 있으나 병세에 호전반응이 없어 내게 전화를 했다고 했다. 그 때 강아지의 당뇨병도 고칠 수 있다는 확신성을 먼저 심어주고 당뇨병에 관한 설명을 자세히 하여 주고는 다음과 같은 내용으로 원인과 치료법을 설명해 주었다.
 강아지의 당뇨병도 사람의 당뇨병과 다를 바 없이 동물성 식품의 과다섭취에서 일어나는 질병임을 가르쳐 주었더니 그 말씀이 맞는 것 같다는 대답이었다.
 이 여인의 이야기로는 강아지가 너무 귀엽고 값진 희귀종이라서 항상 고기, 갈비, 삼겹살, 햄, 소시지, 우유 등을 먹이로 주었더니 토실토실 살이 오르고 비만형으로 자랐다고 했다. 나의 설명과 강아지의 당뇨병 발생 원인과 어쩌면 그리 일치하느냐 하면서 감탄하며 나의 설명에 전폭 동의하는 반응이었다.
 사람이나 강아지는 동물성 식품을 과다 섭취하면 췌장의 인슐린 샘구멍이 막혀 인슐린 분비가 되지 않아 당뇨병이 되는 것이므로 막혀버린 인슐린 샘구멍을 뚫어주면 당뇨병은 완치가 된다 하고 그 뚫어주는 방법은 홍삼엑기스를 1회에 2g씩 1일 5회 먹이라고 가르쳐 주었다. 그런 전화가 있고 난 후 꼭 3개월 만인데 강아지의 당뇨병이 완전히 치료가 되었다며 기쁨이 넘쳐 전화를 했다는 것이다.

 처음에는 강아지에게 홍삼엑기스를 먹이라 하였더니 "홍삼엑기스는 사람이 먹는 것 아닌가요?" 하며 거부감을 표시하였다가 나의 강력한 충고를 받아들이고 의사에게 다시 상의를 하니까 절대로 홍삼엑기스를 먹이지 말라며 인슐린 주사만 고집하였다 한다. 만일 의사의 말만 믿고 있었다면 지금까지도 인슐린 주사에 매달려 있을 것이나 홍삼엑기스 치료법을 가르쳐 주신 덕분으로 강아지의 당뇨병이 완치되었다는 부연 설명이었다. 이런 상황에서 생각해 보면 의사가 말하는 당뇨병의 원인과 치료법이 얼마나 잘못된 것인지 알 수 있다고도 하였다.

 의사들이 말하는 당뇨병의 원인은 첫째로 유전병이라 했다. 그러나 이때 강아지의 어미가 당뇨병이었는지 아닌지는 지금 알 수가 없는 일이니 이 문제는 일단 접어두고, 둘째의 원인이라 하는 스트레스 문제였다. 그렇다면 이 집 강아지가 무슨 스트레스가 그리 많이 쌓였기에 당뇨병이 생겼을까? 강아지와 스트레스는 전혀 관계가 없었고 오히려 이 집 강아지는 너무나 호강 속에서 살아 온 것이라 했다. 따라서 스트레스가

그 원인을 바로 알면 치료할 수 있다

당뇨병의 원인이 아니라는 사실을 이 집 강아지는 확실히 증명해 준 것이다. 셋째로 운동부족이 당뇨병의 주범이라 알고 있는데 이 집 강아지는 주인과 함께 매일 등산을 해왔기 때문에 운동부족 상태는 아니었다 한다. 넷째로 설탕의 섭취가 당뇨병을 일으키는 요소가 된다 하나 그 강아지는 설탕을 입에 대지도 않는다 하였고 또 사과나 딸기 등 과일도 전혀 먹지 않는다고 하였다. 그렇다면 설탕의 과다섭취도 당뇨병의 원인과는 전혀 관계가 없음을 알게 된 것이다. 다섯째로 과로가 당뇨병의 원인이 된다고 의사들은 말하나 강아지가 무슨 과로가 있었을까 생각해 볼 일이다. 다음으로 술, 담배가 당뇨병의 원인이 된다는 학설인데 강아지가 무슨 술, 담배를 먹었을까. 실제 술, 담배가 당뇨병의 원인이라 한다면 이는 강아지가 웃을 일이다. 이와 같은 사실을 생각해 볼 때 우리가 알고 있는 당뇨병의 원인과 치료법은 얼마나 잘못된 것인지를 알 수 있는 것이다. 그 잘못된 상식을 옳은 지식으로 삼고 있으니 우리는 지금 당뇨대란 시대를 맞고 있는 것인지도 모른다.

내가 이런 사실을 설명해 주면 강아지와 사람의 당뇨병이 같으냐며 퉁바리를 맞게 되는 경우도 종종 있다. 분명히 말하거니와 당뇨병에 관한 한 강아지와 사람 사이에는 조금도 다를 게 없다. 애당초 당뇨병이란 질병을 찾아 낸 사람은 개가 배설한 오줌에 파리가 기어드는 것을 발견하고 이상히 여겨 그 소변을 분석해 보니 당분이 섞여 있어 파리들은 그 당분을 빨아먹기 위해 모여들었다는 것을 알고는 이것을 당뇨병이라 명명하였다는 것이다. 따라서 강아지와 사람의 당뇨병은 그 발생과 기작 면에서는 똑같다는 사실을 확실히 알게 되었으니 앞으로 우리의 당뇨병 치료에 참고가 되기를 바라는 마음에서 강아지의 당뇨병 사례를 소개해 본 것이다.

그 원인을 바로 알면 치료할 수 있다

아! 김무생씨

내가 지극히 좋아하던 탤런트 김무생 씨가 예고도 없이 갑자기 세상을 떠났다. 아직도 활력 있게 한참 일할 나이인 62세에 세상을 떠났으니 애석하기 그지없다.
나는 TV를 즐기진 않지만 김무생 씨가 출연하는 드라마는 빠짐없이 보아왔기에 그의 타계는 애인을 잃은 기분이었다. 그 중후한 인상에 굵은 목소리, 덕성이 충만해 보이는 연기솜씨에 마음이 끌려왔기 때문이다.
우리 한국 남자의 평균 수명이 76세라 볼 때 앞으로 15년가량 더 멋진 여생을 살아갈 단계에서 요절했으니 아쉽기만 하다. 나는 그의 타계 소식을 듣자마자 그 죽음의 원인을 알아보았더니 평소에 폐 질환이 있는데다 감기에 걸린 것이라 했다. 즉 죽음의 결정적 원인은 감기에 있었던 것이다. 그는 폐 질환을 치료받기 위해 병원 신세도 많이 졌을 것이고 그때마다 항생제 주사도 많이 맞았을 일이다. 특히 세계에서 항생제를 가장 많이 쓰는 나라가 한국이라 하니 김무생 씨도 항생제의 단골손님이 되었을 것은 분명한 일이다.
실제 항생제를 다량 사용하면 인체의 면역기능이 떨어진다는 것은 잘 알려져 있는 것이어서 선진 외국에서는 가급적 항생제를 쓰지 않는 것이 관행으로 되어 있다. 그런데 우리나라 의사들은 항생제 애호가가 되어 있기 때문에 일반 환자나 국민들도 항생제의 단골이 되어 있다. 감기에 걸려 병원에 가면 미국에서는 감기 치료약이 없다 해서 치료를 하지 않고 그대로 보내고 있으나 우리 의사들은 거의 효과 없는 항생제를 즐겨 쓰고 있다.

　우리나라에서 호흡기 질환의 최고 권위자라는 삼성 서울병원의 권오정 교수가 쓴 책에 보면 "지구상에 감기를 낫게 하는 치료제는 존재하지 않는다. 흔히 감기약이라 하는 것은 감기를 치료하는 게 아니라 감기의 결과로 나타나는 콧물, 기침의 증상을 완화시킬 뿐이다." 한 것으로 보아 감기에 항생제를 쓴다는 것은 효과 없는 무모한 치료를 하고 있다는 증거인 것이다.

　따라서 김무생 씨의 경우도 항생제를 계속 사용해 왔을 것이니 면역기능은 떨어질 대로 떨어져 있었을 것임은 불문가지이다. 그런 체질에 감기가 왔다면 폐렴으로 발전되기가 쉽고 폐렴이 되었다면 감기 바이러스는 기도에 염증을 유발시켜 기도가 부어오르게 했을 것이다.

　기도가 부어오르면 호흡 장애가 되고 좀 더 심해지면 질식 상태가 되는 것인데 이런 상태가 되면 생명은 몇 시간밖에 남지 않는 것이다. 이런 사실을 모르고 우리는 감기나 독감에 걸리면 거의 병원에 찾아가 항생제를 맞는다.

　김무생 씨도 폐 질환 치료를 해 오다가 감기에 걸려 효과 없는 진한 항생 치료를 받았을 것이니 기도가 부어올라 호흡 장애를 받다가 질식 상태가 된 것이 아닌가 한다. 여기서 생각해 보아야 할 것은 감기에 의한 폐렴 증상으로 기도에 염증

그 원인을 바로 알면 치료할 수 있다

이 생겼다면 질식의 우려가 있게 된다는 사실이다. 이것은 의사들이 더 잘 알고 있고 또 치료약이 없다는 것도 알고 있었을 일이다. 그러나 알고 있었던들 질식 상태에서는 속수무책일 수밖에 없으니 죽음을 막을 방법이 없었던 것이다. 감기 때문에 입원 중에 질식 상태로 타계한 분들이 많은데 그 중 대표적 사례를 들어보면 유명한 정주영 씨가 그러했고 한겨레신문의 창업자였던 송건호 사장, 그리고 이회창 씨의 부친, 최근에 서거한 요한 바오르 2세 등이 그러했다.

 환절기가 되어 감기가 유행하기 시작하면 TV, 라디오, 신문 등에서는 감기 걸리지 않게 조심하라는 보도가 나오나 어떻게 하는 게 조심하는 것인지 잘 모른다. 그때마다 감기 예방법이 소개되어 나오기는 하지만 모두 엉터리이다. 그러니 감기 시즌이 되면 조심하건 안 하건 무차별적으로 덤벼드는 것이므로 감기 바이러스의 침입을 막기가 쉽지 않다. 그러므로 감기에 조심하려면 먼저 감기 바이러스의 생리적 특성을 잘 알아야 한다. 감기의 생리적 특성은 건냉성(乾冷性)이다. 즉 건조하고 냉한 조건을 좋아하며 최적 온도는 33~34℃이다. 따라서 우리의 몸 관리를 바이러스가 생존하기 좋은 상태가 되게 하면 감기는 이때라 하여 덤벼드는 것이다. 따라서 감기를 예방하거나 치료를 하자면 그 반대 조건 즉 온습성(溫濕性)을 유지하면 들어오지도 못하고 들어온 감기도 퇴치가 가능해진다. 이 원리를 이용하여 개발한 것이 감기용 마스크이다.
 이번에 감기로 타계한 김무생 씨도 이 마스크를 착용했더라면 죽음에까지 이르지 않았을 것이다. 그의 죽음이 참으로 애석하다.

그 원인을 바로 알면 치료할 수 있다

허울 좋은 치료센터

 최근 날마다 시간마다 TV, 라디오, 신문 등 대중 매체에서 건강에 관한 보도와 기사가 홍수같이 쏟아져 나오고 있다. 이것은 불치병으로 고통을 받고 있거나 건강 불안을 느끼고 있는 국민들이 엄청나게 많다는 증거인 것이다.
 지금 우리 주변에서 보면 「아픈 것이 정상이요, 안 아픈 것이 비정상」이라는 해학적 유행어가 자연스럽게 번져가고 있다. 말할 것도 없이 그런 불치병은 모두 병원에서 고치지 못하고 있기 때문이다.
 일반적으로 병이 나면 누구나 병원을 찾아 치료를 받는 것이 공식화되어 있고 병원에 가면 모든 질병은 고쳐지는 것으로 알고 있다. 말할 것도 없이 모든 질병은 병원에서 고쳐져야 한다. 그것이 병원이나 의사들의 본분이요 사명이다.
 그러나 최근에는 그런 관념이 대단히 희박해져 있다. 아무리 병원에 다녀 봐도 고쳐지지 않고 헛돈만 쓰고 있다는 환자들의 푸념이 대단하다. 지금 TV, 라디오, 신문 등에 나와 설명하는 것은 모두 저명하다는 의사들인데 얘기를 들어보면 모두가 고칠 수 있는 듯이 말을 하고 있으나 실제로 병원에서 고칠 수 있는 질병이라면 언론기관에서 그런 의사들한테 특별히 부탁할 이유가 없을 것 같다. 사실상 그런 불치병을 만들어 낸 것은 의사들이 그 장본인인 까닭이다. 그런데도 TV, 라디오에 나와 허울 좋은 말만 그럴듯하게 늘어놓고 있다.
 얼마 전 미국에서 한국인 젊은 의사를 만난 일이 있는데 그는 의사가 된 것을 지극히 후회했다. 사연인즉 자기가 배워 온 의술로는 고치지 못하는 것이 허다하기 때문이라 했다. 사실은 의사의 이런 고민이 이 사람뿐이겠는가 하는 것이다. 일전에 모 일간지의 기사를 보니 우리나라 젊은 의사의 77%가 자기 직업에 만족치 못하고 있다는 것이다.

사실인즉 의사가 되기는 그리 쉬운 것이 아니다. 젊은 엘리트 학생 속에서 치열한 경쟁망을 뚫고 의과대학에 들어간 그들, 명의가 되어 질병으로 고통 받고 있는 사람들을 치료해 주고 돈도 많이 벌어 더 큰 행복을 추구해 보겠다는 청운의 꿈을 안고 의사가 된 사람들이다. 그런 의사가 자기의 직업에 만족치 않고 있다는 것은 이상한 일이다. 그러나 이상할 것도 없다. 질병 치료가 잘 되지 않아 의사로서의 보람을 느끼지 못하고 있기 때문이다.

지금 우리 주변에는 두통, 편두통, 어지럼증, 치매, 우울증, 녹내장, 백내장, 암, 허리 디스크, 무릎 관절염, 목 디스크, 좌골신경통, 아토피성 피부질환, 당뇨병, 신부전, 고혈압 등 환자가 수없이 많다. 최근 발생되고 있는 현대병의 대부분이 이런 질병들이다. 그런데 이런 질병은 의사들이 고치지를 못하고 있다. 뿐만 아니라, 어떤 질병은 그 원인조차 모르는 질병이라면 의사인들 어쩔 수 없다. 이런 환자들이 즐비하게 병원을 찾아가나 치료가 불가능한 것이다. 그러니 이런 환자가 나타나면 겁이 나게 된다는 것이다.

그런데도 우리 보건복지부에 질문서를 내어 알아보면 어떤 질병이든 모두 치료가 가능하다는 대답이다. 이렇게 보건복지부는 일선의 현실을 너무 모르고 있다.
 의과대학을 나와 의사 시험에 합격하고 의사가 되면 전문의 별로 소관 질병은 모두 치료가 되는 줄로 믿고 있다. 착각도 이만저만한 것이 아니다. 불치병 환자가 우후죽순 격으로 늘어만 가고 있으니 보건복지부는 의료시설이 부족하여 그런 줄 알고 의료센터를 건립하겠다고 발표하였다.
 의사들이 불치병을 양산하고만 있는데 그런 시설만 확대 증설하면 불치병 없는 세상이 되는 것으로 알고 있다. 즉 치료술이 없어도 건물만 크게 지어 놓으면 되는 것으로 인식하고 있다. 시쳇말로 소프트웨어는 없이 하드웨어만 있으면 다 해결되는 줄 알고 있다.
 또 최근 육군 의료 관계부서에서 발표한 기사를 보니 군인들의 자살 방지 대책의 일환으로 전국 각 군에 치유센터를 대대적으로 신설하겠다는 것인데 물론 그 뜻 자체는 좋다고 생각된다. 그러나 그런 시설을 했다 해서 자살이 방지되고 자살의 원인이 되는 우울증 환자가 치유되는 것은 아니다. 그렇게 해서 자살이 방지된다면 더 바랄 것이 없다. 그러나 그런 발상은 대추나무에 사과가 달리기를 바라는 것과 다를 바 없다.

자살병

 최근 세계적으로 자살자가 급증하고 있어 각 나라마다 그 원인 규명과 자살방지대책 찾기에 초비상이 걸려있다. 미국만 해도 연간 6만여 명이 그리고 중국이 29만 명, 일본이 3만여 명, 우리나라는 1만여 명이 원인 모르는 자살을 하고 있다는 것이 언론의 보도이다. 때문에 미국에서는 부시 대통령까지 나서서 자살과의 전쟁을 선포해 놓고 있다. 이렇게 각국마다 자살자가 증가 일로에 있기에 세계보건기구(WHO)가 나서서 그 실태를 조사해보니 선진국일수록 또 부자국가일수록 자살률이 높다는 것이나 그 원인에 대하여는 전혀 밝혀지지 않고 있다. 그래서 의학자, 심리학자, 철학자, 종교계 등의 연구결과를 분석하고 그 정확한 원인 규명에 나서고 있다는 것이다.
 현재까지 밝혀져 있는 자살의 원인 설명을 보면 신경정신과 의사와 사회학자, 심리학자, 경제전문가, 종교계가 서로 제 각각 다른 원인론을 내놓고 있다. 어느 신경정신과 의사는 자살은 희망이 없는 우리 사회의 병리현상이라 했고, 어떤 사회학자는 사회가 전반적으로 굉장히 힘들어 가는 복잡다단한 시대가 되고 있기 때문이라 했고, 어떤 심리학자는 고통이 있을 때 사회에서 대화를 나누어 줄 사람이 없다는 것이 그 이유라 했고, 또 어떤 사회분석학자는 경제 불황이 닥쳐오면 은행장들의 자살률이 높았던 것으로 보아 스트레스가 자살의 원인이 된다고 규정하고 있다. 그 외에 생계형 자살이 증가하고

그 원인을 바로 알면 치료할 수 있다

있는 것으로 보아 빈부 격차로 상대적 빈곤감에 좌절한 나머지 자살이 증가하는 것이므로 경제적 어려움이 자살을 유발한다고도 하였다.

 또 어떤 종교가는 종교계의 불감증이 심화되어 빛이 없는 흑암의 권세가 생명을 유린하여 성도가 타락하고 교회가 부패한 것을 원인으로 지목하고 있다. 한편 북경대학의 저명한 사회학 교수는 급속한 사회변화 속에 기존 생활양식이 무너지고 가치관 혼돈으로 삶의 의미를 잃어가고 있기 때문이라 하며, 중국은 심리학 연구자가 극히 적어 자살방지를 위한 사회 안전시스템이 구축되지 않고 있기 때문이며 15~34세의 젊은 층이 가장 높은 자살률을 보이고 있다고 하였다.

 한국의 의학계에서 밝힌 자살의 원인을 보면 생활고를 비관한 경우가 대단히 많고 직장생활에서 상사의 구타, 집단 따돌림에 못 견뎌 자살하는 경우, 학생은 학교 성적이 주요 원인이 되고 있다 하였고, 직업별 자살 경향을 보면 의사, 법관, 음악가, 연예인 등의 자살률이 높다는 통계가 있다고 하였다. 또 어떤 정신 분석가는 실연, 복잡하고 괴로운 가정, 경제적 빈곤이나 파산, 부부관계, 자신의 능력 부족에 대한 절망감, 알코올 중독증, 정신분열증, 타인에 대한 적개심과 복수심 등의 발생이 자살의 원인이라 하고 있다. 그러나 문제되고 있는 자살의 실제는 학자나 원인 분석가들이 밝혀 놓은 원인 설명과는 전혀 맞지 않는 것이다.

그런 원인 설명 가지고 지금 세계 각국이 문제시 하고 있는 자살 방지대책을 추진하겠다면 모두가 헛바퀴 돌리는 결과밖에 안 된다.
 사실상 자살에는 두 가지 유형이 있는데 하나는 유서를 남기는 것이고 다른 하나는 유서가 없는 것이다. 유서를 남기는 자살은 위에서 설명한 범주 내에 속한 것이므로 그 대처가 가능하나 자살의 90%를 차지하는 유서 없는 자살은 그 원인을 알 수 없는 것이다. 따라서 사회적으로 국가적으로 문제되고 있는 것이 바로 유서 없는 자살인 것이다.
 원인 모르는 자살은 뇌의 혈류장애 즉 산소 부족증이 원인이 되고 있는 것이고 이것이 자살병을 유발하는 제일 요소가 된다. 그러므로 머리에 산소 공급을 촉진시켜 주면 자살심리가 급속히 사라져 자살 병은 단시일 내에 치유되는 것이다. 이런 면에서 볼 때 자살 병은 정신과나 신경과의 소관이 아닌 내과 소관이라야 옳다.
 따라서 사회심리학적, 경제학적, 종교적 갈등설 등은 말할 것도 없거니와 부시의 자살 병과의 전쟁 선포도 실제는 강아지 나팔 부는 격에 불과한 것이다.
 필자는 이 자살 병에 걸려 있는 환자들을 산소 공급 촉진법으로 많이 치유케 한 일이 있다. 그런 체험과 이론이 축적되어 있기에 이런 자신 있는 설명이 가능해진 것이다. 머리의 산소 공급 부족이 자살병의 원인이라 발표하고 보니 어떤 의

그 원인을 바로 알면 치료할 수 있다

사는 치료실에 산소통을 설치하고 산소마스크를 착용케 하는 경우도 있었고 또는 높은 산에 올라가 맑은 공기를 마시는 치료법을 권유하는 의사도 있으나 이런 방법으로는 자살 병이 전혀 해결이 되지 않는 것이다.

건강, 우리는 너무 속고 있다

 우리는 지금 심각한 건강 불안시대에 살고 있다. 건강하던 사람이 어느 날 갑자기 심장마비로 죽어간 사례, 등산을 하고 돌아오는 길목에서 쓰러져 반신불수가 되는 사례, 평소에 건강하던 사람이 심한 치매 병에 걸려 방황하는 일, 또는 언제나 활기찬 활동을 해 오던 젊은이가 우울증에 걸려 신음하고 있는 사례, 기타 두통, 어지럼증, 디스크, 퇴행성관절염, 좌골신경통, 당뇨병, 고혈압, 심장질환, 신부전 등 헤아릴 수 없는 불치병으로 시달리고 있는 사람들이 부지기수로 많다.
 불치병이 이렇게 많으니 요새 만나는 사람마다 서로 "건강이 어떠신가요? 부디 건강하세요." 하는 인사가 입버릇처럼 교환되고 있다.
 언제 어떤 상황에서 그런 질병이 찾아올지 모르는 불안함이 있기에 이런 인사치레가 습관적으로 나오게 된다. 왜 이렇게 건강 불안시대가 되어 있는 것일까. 그 이유에 대하여 확실하게 설명하는 사람이 없다.
 그러나 나의 견해로는 첫째로 현대의술의 무능에 있고 둘째는 이 기회를 타고 들판의 잡초처럼 들고 일어나 있는 엉터리 (속임수) 건강론 때문인 것이다.
 채식주의자인 이 모 박사는 채식만이 건강의 요체라 하며 KBS 방송에 나와 열변을 토했는가 하면, 허 모 박사는 육식만이 우리 국민 건강의 기본이 된다며 채식주의자인 이 모 박사를 맹공하고 나섰고, 어떤 의학 박사는 사상체질론에 의한

그 원인을 바로 알면 치료할 수 있다

 건강론만이 건강 장수의 최선책이라 소리 높여왔고, 또 어떤 박사는 칼로리 중심의 영양관리만이 건강 확보의 본질이라 가르치고 있고, 또 어떤 의사는 스트레스 해소만이 만병통치의 비결이라 하고 있다.
 어떤 한의사는 기와 열과 허를 질병 퇴치의 원리로 삼고 있으며 어떤 의대교수는 신바람 운동만이 건강 유지와 만병통치의 기본이라 열을 올리고 있다. 이와 같이 의사마다 건강론자마다 모두 각각 딴 소리를 하고 있다. 이런 건강론을 듣고 있는 일반 국민들은 누구의 말이 옳은지 헷갈린다는 것이 중론이요 불평이다.
 이런 건강론은 모두 우리나라 최고 수준의 교수나 의사들의 설명이고 우리나라 최고의 방송과 신문들이 그 분들의 설명을 그대로 방송 또는 보도하고 있는 것이다. 이런 내용을 건강론자인 본인들에게 직접 물어보면 모두 상대편이 엉터리라는 대답이다. 이런 면에서 본다면 신문 방송이 보도하고 있는 건강론은 모두 엉터리라는 결론이다. 이런 엉터리 건강론이 진실을 가장하고 선량한 국민의 건강 상식을 흔들어 놓고 있다. 따라서 불치병이 그리 많은 것도 속임수 건강론이 판을 치고 있기 때문이다.
 지금 우리 주변에서 가장 심각한 문제로 부각되고 있는 당뇨병에 대한 의사들의 원인 설명을 들어보면 유전병, 스트레스, 당분의 과다섭취, 운동부족, 과로, 인슐린 샘구멍의 파괴,

임신성 당뇨, Virus, 환경적 요인, 술, 담배라 하고 있다. 그러나 실제 당뇨병의 원인은 이런 요인들과는 전혀 상관성이 없다. 즉 엉터리란 말이다. 원인부터 엉터리가 되어 있으니 당뇨병을 제대로 고치지를 못하고 있는 것이다.

 또 고혈압은 어떤가? 유전성, 스트레스, 운동부족, 신장의 이상, 짜고 매운 음식의 섭취, 술, 담배 등이라 하고 있다. 이 설명도 완전히 엉터리이다. 이 엉터리 원인 설명을 방송, 신문은 진실인양 계속 보도 선전해 주고 있다. 이런 엉터리 소리를 하고 있으니 고혈압은 관 속까지 가지고 가는 질병이란 말을 하게 되는 것이다.

 또 심장병은 술, 담배와 스트레스가 주범이라 하고 있고 무릎 관절염은 체중 과다가 주원인이라 하며, 허리병은 골다공증이 주요 원인이고, 어지럼증은 빈혈 또는 저혈압이 원인이고, 이비인후과 의사들은 와우관의 균형감각 이상이라 하고 있다. 또 우울증은 평소 우울한 생각의 집적, 경제적 불안, 가정불화, 주변 사람들로부터의 소외감이나 따돌림, 부부간의 불화라 하고 있다. 그러나 이런 원인론은 하나도 맞는 게 없다. 모두 엉터리란 말이다.

 그런데도 이런 빗나간 원인론에 대하여 반론을 제기하는 사람이 하나도 없다. 의사들의 설명이니 감히 누가 용기 있는 반론을 할 것인가 하는 것이다. 또 모든 국민들도 이런 엉터리 설명을 전폭 믿고 있으니 불치병을 고치지 못하고 고통을

그 원인을 바로 알면 치료할 수 있다

받다가 생명까지 빼앗기는 수가 있는 것이다.
 사실상 이런 엉터리에 대하여 틀렸다는 소리가 전혀 없으니 엉터리 속임수 건강론은 더욱 기승을 부리며 불치병을 부추기고 있는 것이다. (본인의 저서 "건강박사"에서 자세히 설명)

황우석 교수의 불치병 치료관

　서울대학교 황우석 교수의 줄기세포연구가 세계 제일의 업적으로 국내외에서 찬사가 대단하고 앞으로 노벨상 수상후보 0순위로 꼽힐 전망이라는 보도가 있었다. 그래서 우리나라에서는 황 교수의 연구 내용을 보호한다는 뜻에서 국정원과 경찰청에서 국가적 차원의 안보수준의 보호막을 치고 있다는 뉴스도 전해져 나왔다.
　사실상 황 교수의 연구실적은 세계가 놀랄 일이니 누구도 그의 업적을 부인하거나 절하할 수 없는 일이다. 우리나라 과학기술을 세계에 과시한 쾌거라 생각하여 황 교수에 대하여 아낌없는 찬사와 경의를 표하고 싶은 것이다. 그래서 국가에서도 황 교수의 연구 내용을 세계적인 것으로 인정하여 연구 지원금으로 30억 원씩 5년간 계속 지원한다는 계획도 발표되어 나왔다. 이런 발표가 있자 천주교에서는 배아 줄기세포 연구는 생명과학의 윤리성을 문제 삼아 그의 연구에 제동을 걸었고 황 교수는 인간복제와 생명윤리에 반하는 연구는 하지 않겠다는 뜻을 밝힌 바 있고 다만 세상에 널려있는 불치병을 치료하는 데만 목표를 두고 연구하겠다고 약속을 했다. 그러니까 황 교수의 줄기세포 연구의 최종목표는 불치병 치료에 있다고 한 것이다.
　인류 최종 그리고 최고의 목표는 불치병 없는 건강이라고 한 미래 학자들의 예언대로 황 교수는 명실 공히 인류의 건강을 위한 연구라는 면에서 전 인류의 존경을 받을 자격이 있다

그 원인을 바로 알면 치료할 수 있다

고 보여진다. 그래서 그의 연구, 그의 기술은 "신의 손, 신의 기술"이란 칭찬도 언론을 통하여 인정되어 나왔다.
 불치병 환자가 들판의 잡초 수만큼이나 많고 그런 불치병으로 생명을 잃어 가는 사람이 많다는 현실에서, 그런 불치병이 황 교수의 연구로 없어진다면 이는 분명 "신의 손, 신의 기술"이란 평을 받을 만하다.
 실제 우리 주변에 널려있는 불치병(의사들의 못 고치는 병)을 대략 살펴보면, 치매, 우울증, 두통, 편두통, 어지럼증, 졸음증, 만성피로와 무기력증, 팔다리 저림증, 파킨슨씨병, 목 디스크, 허리 디스크, 좌골신경통, 퇴행성 관절염, 류마티스 관절염, 아토피성 피부병, 알레르기성 체질병, 비염, 축농증, 파젯트병, 녹내장, 백내장, 당뇨병, 고혈압, 동맥경화, 심근경색, 협심증, 관상동맥, 동계, 심부전, 신부전, 전립선 비대증, 만성 생리통, 감기, 간장 질환, 각종 암, 뇌졸중, 팔다리 냉증, 갱년기 장애, 치질, 변비, 주부습진, 발톱병, 족부궤양, 발바닥병, 발꿈치병, 천식, 자살병 등을 들 수 있다.
 이런 불치병을 고치겠다면 얼마나 자랑스럽고, 세계가 놀랄 일인가. 이런 불치병을 고쳐서 헤아릴 수 없이 많은 환자들의 건강을 회복시키고 생명을 구해 낼 수 있다면 천주교에서 반기를 들고 나왔다 해도 당연히 연구를 해야 옳다.
 그러나 나는 이 연구에 대하여 회의적인 생각을 가지고 있다. 왜 그런가? 황 교수의 줄기세포 연구는 유전성에서 발생하는 불치병을 치료하는 데 목표가 있다 하니 그럴 수밖에 없다. 현재 의사들이 못 고치는 질병은 대부분 유전성으로 간주하고 있어 황 교수는 줄기세포로 유전형질에 변이를 일으켜 그 유전적 불치병을 고치겠다고 하니 문제가 있는 것이다.
 상기에 나열해 놓은 질병들은 황 교수도 의사들과 마찬가지로 유전성이라 믿고 있는 것에 문제의 심각성이 있는 것이다. 그런 질병들이 유전적 질병이라면 당연히 줄기세포 연구가 절실하다.
 그러나 위의 질병 중에 유전성 질병은 하나도 없다. 유전병이 아닌 것을 유전병이라 믿고 연구를 한다는 것이 얼마나 잘못된 것일까 생각해 볼 일이다. 나는 그래서 황 교수에게 질문 편지를 보냈다. "위에 적어 놓은 질병 중에서 유전성과 비유전성을 구분하여 회답하여 주기를 바란다"는 내용이었다. 그러나 황 교수는 한 달이 가깝도록 회답이 없었다. 그래서 재차 요구를 했더니 그런 질병들이 유전성인지 아닌지는 아직 연구가 되어 있지 않아 모르겠다는 회신을 보내 왔다.
 황 교수는 그런 질병들이 유전병인지 아닌지를 모르는 상태에서 불치병 치료에 목표를 두고 출발을 했다 하니 이 연구는 처음부터 잘못된 것이 아니었나 한다. 나는 위에 열거한 불치병들을 독자적으로 그 원인과 치료법을 완전히 연구해 냈다. 또 그 치료법도 대단히 간단한 것이다. 유전병이 아니기 때문에 그 치료법의 연구가 가능했던 것이다.

그 원인을 바로 알면 치료할 수 있다

이렇게 치료법을 모두 해결해 놓았는데 황 교수는 이제부터 그 치료법을 연구하겠다 하니 그것이 5년 후가 될지 10년 후가 될지 기약이 없다. 이렇게 본다면 황 교수의 치료목표는 헛바퀴 돌리는 격이 되지 않을까. 나는 정부의 지원 한 푼 없이 모두 해결해 놓았으니 자랑스러운 일이 아닌가 한다. 우리 정부는 이를 믿지 않고 있으나 중국에서는 이 기술을 알고 대단히 탐내고 접근해 있는 실정임을 참고로 적어 본다.

중국의 당뇨병 치료술

 최근에 중국 한의사의 초청을 받고 중국을 다녀왔다. 이때 그 곳에서 발간되는 신문에 어느 한의사가 쓴 당뇨병의 원인과 치료법에 관한 칼럼을 읽고 아연실색한 일이 있다. 중국의 한의술이라면 우리 한국 사람들은 대단히 높은 수준으로 알고 있고 때문에 서울 한복판에서도 중국 한의사가 있다면 우리 한의원을 제쳐놓고 그곳으로 몰려가는 속성이 있어왔다.
 원래 한의학이라 하면 중국의 옛 한나라 시절부터 유명한 의술이 발달되어 이것을 한의학(漢醫學)이라 하여 중국의 의술을 배워 온 우리나라에서도 漢의학이라 하여 왔는데 중국 사람들은 중화사상 운운하면서 이것을 중의학(中醫學으)로 고쳐 부르게 되었다. 그래서 우리 한의학계에서도 漢의학이란 이름을 韓의학으로 고쳐 부르게 되었다. 어쨌든 우리 한의학은 중국이 원조임을 부인할 수 없는 역사적 산물인 것이다. 때문에 중국, 특히 대만에서는 漢의학을 왜 韓의학으로 고쳐 부르느냐 하는 항변도 있었으나 우리는 그것을 묵살하고 韓의학으로 바꿔 부르고 있는 것이다.
 이런 상황에서 중국을 방문하여 그 쪽의 의술 수준을 알아볼 기회를 얻었다는 것은 다행한 일이 아니었나 한다.
 이때 그 쪽에서 발간된 신문에 게재된 한의사의 당뇨병에 관한 칼럼을 깊은 관심을 가지고 읽어 봤는데 그 내용은 한마디로 말해 순 엉터리였다.
 당뇨병은 세계적으로 못 고친다는 것이 정설인데 중국에서

그 원인을 바로 알면 치료할 수 있다

는 혹시나 하고 호기심을 가지고 읽었으나 중국은 오히려 더 낮은 수준이었음을 확인하게 되었다.
 그 한의사(교수)의 당뇨병 설명을 발췌해 보면 ① 당뇨병은 췌장뿐 아니라 간장과 신장과도 밀접한 관계가 있고 ② 당뇨병은 췌장이 굳어지는 현상이며 ③ 췌장의 인슐린 분비량이 많아지면 혈당치가 높아진다 ④ 굳어져가는 췌장을 부드럽게 해주면 오장의 내분비를 적당하게 조정하여 체내에 각종 원소가 충분히 균형 있게 공급되어 자연적으로 혈당치가 건강 수치에 도달한다 ⑤ 당뇨병이 완치되려면 소염, 해독, 배독하여 체내에 필요한 미량원소를 충분히 보충하여 체내 각 기관의 기능을 정상으로 회복시키는 것이 근본적 치료법이다 ⑥ 혈당관계로 음식을 조절하면 신체적 불균형 상태가 나타나며 이로 인하여 건강을 해치는 결과가 초래될 뿐 아니라 오히려 합병증을 유발시키는 원인이 된다 ⑦ 여기서 주지시켜야 할 것은 과식을 하지 말아야 한다 ⑧ 당뇨병의 잠복기간은 3~5년으로 이 기간 혈당치는 상승하지 않는다 ⑨ 오장 내분비를 평형시켜 오장이 회복되면 췌장의 기능이 정상으로 회복되어 인슐린의 공급능력도 정상으로 회복된다. 등으로 설명되어 나왔다.
 나는 10년 전 중국의 부주석 조남기 장군의 당뇨병 치료 때문에 초정되어 갔을 때 중국의 의술로는 장군의 당뇨병을 고치지 못하기 때문에 나를 초정했다는 이야기를 들었다. 중국의 한의사들이 당뇨병을 이런 정도로 알고 있기 때문에 당뇨병을 못 고치고 있었던 것이다.
 위에서 설명된 당뇨병의 원인과 치료법이 완전히 엉터리이지만 그 중 특히 ③번의 경우 인슐린 분비량이 많아지면 혈당치가 높아진다는 것은 당뇨병의 기질을 전혀 알지 못하고 있다는 증거인 것이다. 혈당치가 높아진다는 것은 인슐린 분비량이 많아서가 아니라 오히려 인슐린 분비량이 지극히 부족할 때 일어나는 증상인 것이다. 그러니까 완전히 거꾸로 알고 있다는 것이다. 또 ⑥번의 경우 당뇨병은 체내에 독소가 집적되어 있거나 미량원소가 부족할 때 생기는 것으로 알고 있으며 체내의 여러 기관의 기능이 조화롭게 되지 않는 것이 원인으로 알고 있다. 또 미량원소란 용어는 한의학의 용어가 아닌 양의학의 용어인데 이것을 한의학적으로 설명한다는 것은 한의사답지 않다. ⑥번의 영양관리인데 섭취하는 음식을 조절하면 오히려 영양부족으로 합병증이 유발될 원인이 된다 하나 영양상태 때문에 합병증(병발증)이 생긴다는 것도 잠꼬대 같은 설명인 것이다. 또 ⑨번의 경우 오장의 내분비에 평형이 잡혀 오장이 회복되면 육부도 회복되고 당뇨병이 고쳐지는 줄 알고 있으나 당뇨병은 오장육부와는 전혀 상관성이 없는 것이다.
 이와 같이 중국에서도 유명하다는 한의사가 이런 소리를 하고 있으니 중국의 한의술의 수준을 알 수 있는 일이고 중국의

그 원인을 바로 알면 치료할 수 있다

한의술이 세계 최고의 의술이라 자랑하고 있다는 것은 넌센스다. 당뇨병의 진정한 원인은 동물성 식품의 과다섭취에 의한 췌장의 인슐린 샘구멍의 막힘에 있음을 다시 한 번 강조해 둔다.

법장 스님의 입적

지난 9월 12일 조계종 총무원장인 법장 스님이 입적(타계)했다는 소식이 주요 일간지에 크게 보도되어 나왔다.
"한국 불교의 선맥을 정립하고 정법 수호에 앞장서 오신 분"이라며 대통령의 애도담이 있었거니와 스님은 생명 나눔 실천회장, 한국 종교지도자 협의회장 등 활발한 활동을 하신 분인데 아깝게도 세수 64세에 입적을 했다. 64세이니까 지금부터 더 왕성한 종교 활동을 할 분이어서 불교계에서는 큰 별을 잃은 셈이다.
나는 처음에 스님이 조계종 총무원장으로 선임되었다고 TV에 소개되어 나왔을 때 '큰일 났구나'하는 생각으로 그 분의 건강을 걱정한 바 있다. 그 분의 풍채로 보아 심장병 아니면 뇌졸중으로 쓰러질 염려가 있음을 걱정해 본 것이다. 그러니까 그 분의 타계는 협심증 수술을 받고 입원가료 중에 돌연사한 것으로 보면 나의 예상이 그대로 적중된 것이다.
이때 병원의 의사들은 그 분이 심장 발작으로 돌연사 할 것은 전혀 예상을 못했던 것이다.
일반인들은 그 분의 풍채나 외모로 보아 대단히 건강한 것으로 보였을 것이나 나의 눈에 비친 스님의 건강은 대단히 위험수위에 있었던 것으로 판단했던 것이다.
스님의 질병은 혈액이 탁해서 발생하는 협심증, 심근경색에 의한 것으로 순환기 계통의 심각한 증상이었던 것이다. 그렇다면 스님은 왜 혈액이 탁해졌을까? 이것은 혈액 중에 동물

그 원인을 바로 알면 치료할 수 있다

성 지방질이 섞이게 된 탓이다. 혈액 속에 지방질이 많이 섞이게 되면 모세혈관 내벽에 지방질이 부착되어 내벽의 직경이 좁아지는 것이고 내경이 좁아지면 혈액순환의 장애를 받게 되는 것이다. 특히 심장의 근육에 분포되어 있는 모세혈관의 내벽이 좁아지면 심장 박동이 잘 되지 않고 심장의 근육이 경직되어 통증이 일어나고 심하면 심장에도 산소 공급량이 떨어져 심장이 멈추게 되는데 이것이 심장마비의 원리인 것이다. 스님은 바로 이 증상으로 병원에 입원하여 혈관 수술을 받았을 것이나 수술 후 요양 중에 심장마비가 되었다면 심장 내의 또 다른 혈관에 경색증이 일어난 것으로 생각된다.

여기서 우리가 숙고해 볼 것은 스님의 혈액은 왜 탁해졌을까 하는 문제인데 이것은 동물성 식품의 과다섭취에 의한 것이다. 고기, 생선, 우유, 계란 등 동물성 식품을 즐겨 먹으면 혈액이 탁해져 모세혈관이 좁아지고 이렇게 되면 누구든지 고혈압이 생기고 이어서 심장병 또는 뇌졸중에 걸리게 되는 것이다. 즉 스님은 사회 활동을 하면서 동물성 식품 과다섭취의 기회가 많았을 것이고 여러 가지 식품 중에서 동물성 식품이 맛이 있으니 그런 기회가 있을 때마다 사양치 않고 드셨을 것이다.

그런데 스님이 고기류를 많이 드신다는 것이 이상한 일이다. 불교의 교리를 보면 5금계(五禁戒) 즉 다섯 가지 금기 사항이 있다. 그 중 불살생계(不殺生戒)가 있는데 살생을 금하라는 것 즉 고기를 먹지 말라는 계명이다. 그러므로 스님들이 고기를 섭취했다는 것은 계명을 지키지 않은 것으로 보는 것이다. 이 5금계만 지켰다면 고혈압, 심장병은 절대로 발생할 수가 없는 것이다. 그러나 최근 스님들 중에는 고혈압, 당뇨병 환자가 대단히 많다. 이것은 고기 섭취와의 밀접한 관계가 있는 것이다. 항간에 떠도는 말에 옛날 스님들이 고기를 먹으려면 식당에서 커튼을 치고 먹었는데 최근에는 커튼 없이 일반인들과 똑같이 고기를 먹는 풍조로 변했다는 것이다. 즉 승복을 입고 고기 먹는 것은 예사가 되었다는 것이다. 그러니 스님들 중에 고혈압, 당뇨병이 많지 않을 수 없게 된 것이고 그런 질병이 있으니 스님들 중에 심장마비, 중풍 환자가 많이 발생하는 것이다. 여기서 우리가 눈여겨 볼 일은 깊은 산중에서 참선만 하고 있는 고승들 중에는 고혈압, 당뇨병 환자가 전혀 없다는 사실이다.

지금 당뇨병, 고혈압 환자는 목회자들 중에도 대단히 많다. 성경 다니엘서 1장에도 고기를 먹지 않아도 몸에 더욱 유익할 수 있다는 말씀이 분명히 기록되어 있다. 현대를 살아가는 우리들에게 대단히 소중한 성경구절이다. 이 말씀대로 식생활을 해 나간다면 목회자 중에 당뇨병, 고혈압, 심장병, 뇌졸중 환자가 있을 리 없다.

나는 몇 차례 다니엘서 1장의 설교 말씀을 들어본 일이 있다. 그때마다 고기를 과식하지 말라는 말씀은 전혀 하지 않는

그 원인을 바로 알면 치료할 수 있다

다. 이 귀한 말씀을 빼놓고 설교를 하고 있으니 우리 교인들 중에 고혈압, 당뇨병 등 순환기 계통의 환자가 많을 수밖에 없다.
 이번 법장스님의 심장마비사를 거울삼아 동물성 식품의 과다섭취가 얼마나 무서운 것인가를 다시 한 번 깨우쳐 보면서 이 글을 남겨본다.

내 사전에 불치병은 없다 II

김대중 전 대통령의 건강문제

김대중 전 대통령의 건강문제가 자주 신문, 방송에 보도되어 나오는데 그 내용을 분석해 보면 건강이 대단히 심각한 수준에 있음을 알게 된다.

그 분이 처음 대통령에 출마했을 당시 건강에 관한 기자들의 질문에 "보청기를 끼고 있는 것 이외에는 아무런 이상이 없다"고 하였다. 그러나 나의 판단으로 보청기를 끼고 있을 정도라면 순환기 계통 즉 혈압이나 당뇨병 등과 깊은 관계가 있을 것이 아닌가 하는 의구심이 들었다. 그러나 대통령이 된 후 주치의를 결정했다는 소식에 알고 보니 연세대 의대의 당뇨병 전문의였다. 이때 왜 당뇨병 전문의가 선정되었을까 하는 문제는 물어보지 않아도 알 수 있는 일이었다. 즉 나의 예상이 적중된 것이 아닌가 했다. 그 후 대통령이 된 1년 후 국민과의 대화를 위하여 2시간 동안 생방송으로 질의응답을 한 바 있는데 나는 그 날 대통령의 표정에 나타난 건강상태를 체크해 보았다. 그 때 대통령의 모습에서 건강상에 큰 이상이 있음을 발견하게 되었다. 즉 대통령의 눈이 1분간에 120번 가량 깜박이고 있음을 보고 기존 병세에 두뇌의 산소공급체계 이상이 겹친 것으로 판단된 것이다. 일국의 대통령이 생방송으로 국민과의 대화를 한다면 눈망울에 생동감이 넘치고 눈빛에 총명이 발산되어야 하나 그 때의 표정은 병색이 건강을 덮쳐 자신감이 없어 보였다.

나는 그 날 대통령의 건강에 이상이 있음을 직감하고 즉시

그 원인을 바로 알면 치료할 수 있다

청와대에 나의 견해를 알리면서 치료를 제안했으나 청와대에서는 "대통령의 건강에 깊은 관심을 가지고 있는 것에 감사하나 청와대에는 주치의가 있고 의사가 정성껏 치료를 하고 있기 때문에 머지않아 건강이 회복될 것이다"라는 회답을 받았다.

 그러나 그 후 대통령의 건강은 점점 악화되었을 뿐 호전 기미가 없어 보였고 잦은 감기 증세마저 있어 불안한 느낌이 들었다. 고혈압에 당뇨, 난청, 신장투석 등 연속된 치료를 받게 되어 면역기능이 떨어졌을 것이니 감기가 자주 침범하게 된 것으로 보여지는 것이었다. 이런 건강상태가 지속되자 대통령직 5년 임기를 마친 지금에 와서는 1주일에 3회의 신장투석과 감기와 폐렴에 많이 시달리고 있는 것으로 보도되었다. 청와대에는 한의사 등 주치의가 2명이나 있었고 지금도 주치의가 따라붙어 있을 것인데도 김 전 대통령의 건강은 전혀 호전되지 않고 있다. 왜 그럴까? 현대의학으로는 해결할 수 없는 질병이라 헛바퀴 돌리는 치료밖에 할 수 없는 것이니 그럴 수밖에 없다.

 그 여독이 쌓이고 쌓여 김 전 대통령은 지금 폐렴 증상으로 Y대 병원에 몇 차례 입원 치료 중에 있다. 면역기능이 떨어진 상태에서 감기에 의한 폐렴이 왔다 하면 기도가 부어오른다. 기도가 부으면 열이 나고 호흡이 곤란해지고 더 심해지면 질식하게 된다. 요한 바오르 2세가 그러했고 현대 명예회장인

정주영 씨가 그랬고 유명한 탤런트 김무생 씨가 그 때문에 질식사로 세상을 떠났다. 그러므로 면역기능이 떨어진 상태에서의 폐렴은 생명에 위협을 주는 무서운 결과가 올 수도 있는 것이다.

김대중 전 대통령의 질병을 의사들에게만 맡기면 영영 고치지를 못한다. 그러나 나는 그 분의 병세를 호전시킬 방법이 있다. 즉 1주일에 3번씩 하는 신장투석은 돈 써 가면서 죽어가는 질병이나, 구연산을 하루에 5회 이상 열심히 복용하면 완치가 가능한 것이다.

또 당뇨병은 홍삼엑기스를 열심히 복용하면서 동물성 식품을 억제하면 3~4개월가량에서 완치가 될 일인데 의사들의 말만 믿고 버티다가 영영 고치지를 못하고 잘못하여 심장으로 옮겨가면 협심증, 심근경색의 발작으로 돌연사 할 위험성이 있다.

사실상 고혈압도 심장병과 마찬가지로 구연산 요법으로 치료를 한다면 말끔히 치료가 되는 것이고 또 감기와 폐렴도 필자가 개발한 감기용 특수 마스크를 착용하면 단기간 내에 치료가 가능한 것이다.

그러므로 김 전 대통령이 가지고 있는 질병은 병도 아닌 것인데 이것을 불치병만 양산하고 있는 의사들에게만 의존하고 있으니 결국 불치의 상태로 소중한 생명에 위협을 받게 되는 것이다.

그 원인을 바로 알면 치료할 수 있다

 만일 이런 사실을 의사들에게 이야기하면 검증되지 않은 것이라 일언지하에 거절을 당한다. 그렇다면 지금 못 고치고 있는 의술은 검증된 것이란 말인가. 검증되고 안 되고를 따지고 있을 때가 아닌데 의사들의 체면 때문에 어려운 고비에서 벗어나지 못하고 있다.

담배와 허리병

며칠 전 KBS 뉴스에서 담배를 피우면 허리병의 원인이 된다고 보도되어 나왔다. 미국에서 연구 발표되어 나왔다며 대단히 신빙성 있는 뜻으로 방송을 했다.

때마침 심한 허리병으로 오래 세월 고생을 해 왔다는 모 교회 권사님이 이 방송을 듣고 "거짓말도 잘 하네"하며 즉석에서 성토를 하는 것이었다. 자기는 평생 담배 근처에 가보지도 않았는데 무슨 소리냐 하는 것이다. 또 그 권사님이 소속되어 있는 교회에도 일부 교역자님을 비롯하여 장로, 권사들에도 허리병 환자가 많은데 그 분들이 담배를 피워 허리디스크에 걸렸다는 것인가 하며 혀를 차고 있었다.

"흡연이 허리병을 유발한다"는 것은 미국에서 연구되어 나오는 것이라고 부연설명을 했는데 우리 방송은 미국에서 연구 발표 되었다 하면 무조건 보도하는 것이 속성처럼 되어 있다. 그러나 실제 미국에서는 이런 수준의 연구는 3류급의 연구자들만이 하는 짓이다. 1류급 학자들은 이런 유치하고 수준 낮은 연구는 하지 않는다. 우리 금연협회나 금연 운동가들은 미국의 금연 단체와 손을 잡고 이런 연구 정보를 얻었다 하면 즉시 방송사에 보내고 방송사는 이것을 여과 없이 보도해낸다. 그래서 너무나 어처구니없는 방송이 되곤 한다.

사실상 허리병(디스크)의 원인은 척추 4-5번의 추간판의 탈출에 의하여 이곳을 지나가는 신경 줄이 눌려 일어나는 통증이다. 그 추간판은 흡연에 의하여 탈출되는 것이 아니라 평소

그 원인을 바로 알면 치료할 수 있다

생활자세가 다소 잘못되었거나 약간의 허리 충격, 또는 무거운 짐을 잘못 들었을 때, 때로는 기침이나 재채기를 했을 때, 같은 자세로 오래 있다가 갑자기 허리를 돌렸을 때에 발생하는 것이다.
 따라서 그 치료는 탈출된 추간판을 원위치로 들어가게 하면 되는 것이다. 우리가 흡연하는 연기나 니코틴은 절대로 척추관이나 추간판에 들어가지도 않고 들어갈 수도 없다. 때문에 흡연이 허리병의 원인이 된다고 주장하는 것은 이런 원리를 전혀 알지 못하는 미숙한 연구자들이나 하는 소리이다.
 여기서 심각하게 생각해 볼 일은 우리 금연협회 회원들은 대부분 의사들이다. 그런 의사들이 모인 단체인데도 자기네의 전통의술에 역행하는 판단으로 흡연이 허리병과 깊은 상관성이 있다고 언론에 유포시키고 있다. 만일 흡연이 허리병 발생과 관계가 있다는 사실을 허리병 전문의인 정형외과 의사들한테 물어보면 펄쩍 뛸 일이다.
 KBS는 이런 사실을 알지도 못하고 앞, 뒤 가리지도 않고 무책임한 방송을 해댄다. 그런데 일반 국민들은 대부분 KBS만 타면 모두 진실인양 믿고 있다.
 우리 주변에는 불치병 환자들이 헤아릴 수 없이 많다. 중년 이후가 되면 남녀 할 것 없이 안 아픈 사람이 없을 정도이다. 그런 불치병 얘기만 나오면 담배는 약방의 감초 격으로 그 주범인 것처럼 방송을 해댄다. 몰라도 너무 모르고 있다. 실제 국민의 건강을 위한 것이라면 진실을 말해 주어야 한다.
 그 외에도 무릎병, 당뇨병, 고혈압 등도 담배가 원인이라고 선전하여 건강 상식이 없는 환자들을 현혹시키고 있다. KBS의 보도대로 담배가 그런 불치병의 원인이 된다면 담배 안 피우는 사람들은 그런 불치병에 걸리지 말아야 할 것 아닌가.
 필자는 젊어서 심한 허리병으로 엄청난 고통을 받아왔다. 지금 방송대로라면 담배 피워 그랬다 하여야 하나 필자는 그때나 지금이나 담배와는 전혀 인연 없이 살아오고 있다. 그러므로 담배와 허리병은 아무런 상관관계가 없음을 내 스스로 실증해 오고 있는 것이다.
 담배가 허리병과 관계가 있다는 보도는 금연 운동가들에게는 호재가 될지언정 허리병 환자들에게는 빨간 거짓말이 되는 것이다.
 우리 주변에는 이런 엉터리 건강론이 수없이 쏟아져 나와 있고 앞으로도 계속 나올 것이다.
 우리 방송들은 매일같이 건강에 관하여 보도하고 있는데 이것은 불치병 환자들이 그리 많다는 증거인 것이다.
 방송에서 말하는 질병의 원인은 언제나 담배, 스트레스, 운동부족, 신경성, 불안감 등이 빠지지 않고 있으며 무릎병의 경우는 체중을 줄여라, 고혈압은 짜고 매운 것을 금하라, 변비는 물을 많이 마셔라, 치매는 정서관념의 순화나 손재주를 늘려라 등등 설명을 한다.

그 원인을 바로 알면 치료할 수 있다

 모두가 엉터리인데 우리는 이것을 엉터리인 줄 모르고 방송을 철저히 신뢰하고 있다.
 실제 불치병을 없애려면 그런 엉터리 방송을 먼저 없애야 한다. 그런 엉터리 건강론이 활개치는 한 불치병은 더욱 활개를 치게 된다는 사실을 알아야 한다.

P목사의 뇌출혈

남서울중앙교회 P목사가 미국의 한인교회에서 성회를 마치고 돌아오던 중 뇌출혈 발생으로 모 대학병원에 긴급 입원하였다가 뇌수술을 받았다는 충격적인 소식이 전해져 왔다.

P목사는 국내외적으로 엄청난 열정을 가지고 동분서주, 종횡무진으로 부흥회 및 성회집회를 인도하여 한국교회 부흥에 지대한 공헌을 해 온 분으로 널리 알려져 왔다. 그런 P목사가 왜 뇌출혈이 되어 쓰러지게 되었을까? 그 분을 잘 알고 있는 분들의 얘기를 들어보면 엄청난 과로와 스트레스에 운동부족이 원인이 된 것이라 말하고 있었다. 그 분들의 설명대로 P목사는 넘치는 열정으로 건강과 몸을 돌보지 않고 천국운동에 앞장서 왔기에 대단한 과로가 겹쳐져 있었을 것임은 분명한 일이다.

그러나 과로가 뇌졸중이나 뇌출혈의 원인이 된다고 생각하는 것은 의학 상식이 전혀 없는 사람들의 견해인 것이다. 우리 인체는 아무리 과로해도 그런 질병이 발생하지 않게 창조되었다고 믿어야 한다. 다시 말해서 인간은 인류사회의 복지와 발전을 위하여 전력을 투구하며 일을 해야 하는 능력과 자격을 받았다고 확신하는 것이 옳은 생각이다. 남들보다 더 과로하며 열심히 뛰어야 탁월한 업적이 쌓여지게 된다는 것은 설명의 여지가 없다.

만일 과로의 집적이 그런 질병의 원인이 된다면 누가 과로하며 일을 해 나갈 것인가 하는 것이다. 일반적으로 알려져

그 원인을 바로 알면 치료할 수 있다

 있는 바와 같이 과로가 졸도의 원인이 된다면 심한 과로에 묻혀 살아온 마라톤 선수 황영조나 이봉주 씨 같은 분은 벌써 뇌출혈의 희생자가 되어 있어야 할 것이고 지금 올림픽에서 금메달 획득을 목표로 맹훈련을 받고 있는 태능 선수촌의 운동선수들은 모두 그런 질병에 걸렸거나 걸릴 위험성을 안고 뛰어야 할 것 아닐까. 그러나 그들은 그런 질병은 과로와는 전혀 상관없는 것으로 알고 있기 때문에 과로 속의 훈련을 거듭하고 있는 것이다. 따라서 그런 선수들에게는 과로가 오히려 금메달감의 보약으로 믿고 뛰고 있는 것이다.
 여기 P목사의 졸도의 원인은 뇌출혈인데 그 뇌출혈은 뇌에 분포되어 있는 모세혈관의 파열에 의한 것이다. 그 모세혈관의 파열은 절대로 과로에 의한 것이 아니다. 모세혈관에 집적된 동물성 지방질 때문에 모세혈관의 직경이 좁아졌고 여기에 심장에서 박동되어 나가는 혈류를 제대로 순환시키지 못하는 상태에서 계속적인 압력을 받았기 때문에 발생한 것이다. 모세혈관의 내벽의 직경이 좁아지지 않았다면 혈액순환이 순조로워 절대로 압력을 받지 않으며 압력이 없으면 파열은 되지 않는 것이다. 이런 원리를 모르는 일반인들이니 과로 때문에 뇌출혈이 되었다고 알고 있는 것이고 의사들도 똑같이 생각을 하고 있으니 뇌졸중, 뇌출혈 정도의 예방을 못하고 있는 것이다.
 사실상 이런 질병이 발생했다 하면 아무리 좋은 병원에 가도 치료가 안 되어 건강은 그것으로 끝장나게 되는 것이다.
 P목사는 입원 후 곧 수술이 성공적으로 되었다는 병원 측의 설명이었으나 수술 성공의 뜻이 무엇인지 알쏭달쏭한 것이다. 성공적인 수술이 되었다면 정상적인 건강으로 회복될 것이라는 설명이어야 한다. 두개골을 개복하여 잘 봉합이 된 것만으로 성공이라 한다면 속임수이다. 이 수술로 정상회복이 안 된다는 것은 의사들이 더 잘 알고 있는 것이다. 그렇다면 수술을 무엇 때문에 하는 것일까. 의사들의 일거리를 하나 더 보태주고 의료수가를 올려주는 수단에 불과한 것이다.
 여기서 다시 강조해 두거니와 P목사의 뇌출혈의 원인도 과로나 스트레스가 아니라 뇌의 모세혈관에 동물성 지방질이 집적되어 심장에서 박동되어 나오는 혈액이 순환되지 못하여 높은 압력을 받아 파열되었기 때문이다.
 P목사는 그 수많은 부흥집회 인도를 위하여 초청되고 그 때마다 대단한 동물성 식품의 대접을 받았을 것임은 설명의 여지가 없다. 생선, 고기류 등이 중심을 이룬 음식에 찌들다시피 한 식생활의 연속이면 혈액이 탁해질 대로 탁해져 모세혈관의 직경이 좁아지지 않을 수 없다. 이때 심장의 모세혈관이 좁아지면 심장마비, 뇌의 혈관이 막히면 뇌졸중, 이것이 파열되면 뇌출혈이 되는 것이다.
 우리의 목회자들 중에 뇌졸중, 뇌출혈, 심장마비로 쓰러지는 분들이 많이 있다. 모두 목회 현장에서 동물성 식품의 과다섭

그 원인을 바로 알면 치료할 수 있다

취에 의한 것이지 과로나 스트레스에 의한 것이 아님을 알아야 한다.
 이번 P목사의 뇌출혈 소식을 접하면서 건강생활에 필요한 한 마디를 남겨 본다.

황우석 교수의 충격파

 지금 황우석 교수의 줄기세포 연구를 두고 그것이 진짜다 가짜다의 논란으로 세상이 대단히 시끄럽다. 이 연구가 당초 황 교수의 말대로 불치병 치료에 큰 효과를 거두게 된다면 이는 세계적인 영웅으로 떠오르게 될 것이라는 기대 속에서 노벨상 후보의 0순위에까지 올라서게 되었다는 것은 너무나 당연했다. 그래서 청와대는 황 교수를 국가 중요인사를 보호하는 수준으로 보호하여 왔고 총리실, 과학기술부는 매년 몇 백 억 원의 연구지원금을 지급하겠다고 나섰고 황 교수의 연구 프로젝트를 정권적 프로젝트로 격상시켜 지원하겠다며 최고의 찬사를 하자 수많은 기업체들도 이에 동조하여 그의 연구 지원에 발 벗고 나섰고 서울대 의대에서는 줄기세포 허브라는 세계적인 연구센터를 설립하여 세계인의 이목을 집중시켜 왔다.
 나는 이런 단계에서 황 교수의 줄기세포 연구에 의한 불치병 치료 연구는 헛바퀴 돌리는 허황된 연구라고 지적하며 우리 「교회신보」에 칼럼으로 지적한 바 있다. 이때 이 글을 읽어 본 분들은 계란으로 바위치기라며 나의 견해를 우습게 판단을 하고 있었다. 그런 비난 속에서도 나는 청와대 국무총리실, 감사원, 과학기술부와 모 정당에도 이 칼럼을 첨부하여 그 연구 지원을 재검토하라는 건의를 하였으나 모두 묵살당하고 말았다. 그러던 중 황 교수와 함께 줄기세포를 연구해 온 미즈메디병원 노성일 이사장이 황 교수의 줄기세포 연구

그 원인을 바로 알면 치료할 수 있다

는 전면 가짜라는 폭탄선언을 하고 나와 황 교수를 영웅시하여 온 전 국민에게 천지가 무너지는 실망감을 안겨 주었다. 그래서 들뜬 온 나라의 분위기는 하루아침에 무너졌고 우리의 과학계와 정치계에서는 이 날을 국치일이라며 분통을 터뜨리기도 하였다.

한편 불치병 치료를 희망하며 줄기세포 연구 허브에 등록한 환자 2만여 명에게는 얼마나 많은 실망감을 안겨 주었으며 황 교수의 연구를 돕겠다며 난자 기증을 지원한 수많은 여성들에게는 얼마나 허탈감을 안겨 주었을까 생각해 볼 일이다.

이렇게 되고 보니 국가의 체면은 국내외적으로 구겨질 대로 구겨지게 되었다. 이런 면에서 고려할 때 과학은 언제나 진실과 정직을 바탕으로 연구가 되어야 하고 그 진실 속에서 연구되어진 결과만이 세상의 빛이 된다는 진리를 남겼다. 실제 우리 주변에는 황 교수뿐만이 아니라 진실을 가장한 엉터리 연구가 얼마나 많은지 알 수가 없다. 남의 연구 논문에 이름만을 올려 무임승차 하려는 대학 교수나 연구자들도 얼마나 많은지 알 수가 없다. 뿐만 아니라 건강에 관한 문제도 사정은 마찬가지이다. 엉터리 연구 논문이 하루가 멀다하게 발표되어 나오고 있고 엉터리 건강론이 활개를 치고 있어 제2, 제3의 황 교수와 같은 분들이 득실거리고 있다.

병원에서 의사들이 못 고치는 질병이 허다하니 유명 무명의 인사들이 엉터리 건강론을 가지고 날뛰고 있다. 건강은 바로 생명과 직결되어 있으므로 가짜 건강론이나 엉터리 건강론을 가지고 방송이나 신문 등에 나타나 큰소리친다는 것은 죄악이요 재앙이다.

즉 "스트레스가 만병의 원인이 된다", "운동이 만병통치의 기본이다", "억지로라도 웃으면 건강해진다", "우울증은 우울한 생각의 집적과 불안 심리의 지속에서 생긴다", "무릎병은 체중과다에서 오므로 체중을 빼야 치료가 된다", "당뇨병은 운동부족, 당분의 과다섭취와 술, 담배가 원인이다", "고혈압은 유전성이고 짜고 매운 것을 먹으면 생긴다", "우리 국민은 아직까지도 영양부족 상태이니까 고기를 많이 먹어야 한다", "우리의 밥상은 의사다", "만보 걷기는 건강의 요체이다", "과로는 졸도사의 원인이 된다", "뇌출혈은 과로의 집적에서 발병된다" 등의 건강론이 쏟아져 나왔고 수많은 사람들이 그런 건강론을 철석같이 믿고 있다.

이런 건강론은 황 교수의 "줄기세포가 만병치료의 미래형이다"하는 소리와 다를 게 하나도 없다. 모두가 엉터리요 진실성 정직성이 없기는 마찬가지이다.

왜 이렇게 엉터리와 속임수가 판을 치고 있는 것일까? 그 진정한 원인은 의사들에게 있다. 의사들이 불치병을 양산하고 있으니 어중이떠중이 할 것 없이 엉터리 건강론과 치료법을 가지고 나와 떠들어대고 있다. 황 교수의 경우도 의사들이 불치병만 만들지 않았다면 그런 허황된 연구를 하지 않았을 것

그 원인을 바로 알면 치료할 수 있다

이다.
 이런 점에서 나는 불치병 없는 세상 만들기에 온 지혜를 쏟아 황 교수의 충격파로 땅에 떨어진 나라의 체면을 되살려 놓을 생각으로 가득 차 있다.

빗나간 겨울철 건강관리론

 모 기독교 신문에 어느 한의사가 쓴 겨울철 건강관리론을 재미있게 읽었다. 재미라야 그 내용이 신비스럽다거나 탁월한 건강론이었기 때문이 아니다. 한 마디로 코미디 같은 건강론이었기에 재미가 난 것이다. 한의사이기에 분명히 한의과대학을 졸업했고 그 중에서도 기독교 신문에 기고할 수준이라면 대단히 실력 있는 한의사라 인정받고 발탁된 것이고 그런 한의사가 쓴 건강론이니 누구나 높은 신뢰성을 가지고 그 글을 읽어 왔을 것이다. 그런 명성이 높은 한의사가 쓴 건강론이 코미디 수준이고 보니 더욱 재미가 나지 않을 수 없었다. 건강론을 잘 모르는 일반인들이야 유명한 한의사가 쓴 글이니 그 내용을 전폭 믿고 건강 유지에 참고를 하게 될 것이고 여기서 얻은 건강 지식은 이웃에게도 널리 전달하게도 되었을 것이다. 이런 면에서 본다면 코미디 수준의 엉터리 건강론은 이제 접어두는 것이 바람직한 일이다.
 우리 주변에 불치병이 많고 불치병 환자가 늘어만 가고 있다는 것은 이런 빗나간 건강론이 활개를 치고 있기 때문이다.
 그 한의사가 설명한 겨울철 건강론을 요약해 보면 ① 날씨가 춥고 건조해지는 겨울철에는 몸이 움츠려지고 혈관이 수축해져 혈액순환 장애로 손, 발끝이 차가워지고 저린다 ② 날씨가 건조하여 피부가 건조해지면 뇌혈관의 순환장애로 심한 어지럼증, 두통, 중풍이 발생할 수도 있다 ③ 몸이 움츠러져 마음도 위축되어 짜증이 잘 나서 우울증이 심해질 수도 있다

그 원인을 바로 알면 치료할 수 있다

④ 겨울철에는 혈관이 수축하여 혈압이 높아지기 쉽고 심혈관 계통의 합병증이 발생하기 쉽다 ⑤ 평소에 허리와 무릎이 약한 사람은 그 부분을 강화시켜 줘야 한다 ⑥ 실내 공기의 환기가 잘 안 되어 감기나 호흡기 질환이 발생할 우려가 있다 ⑦ 공기가 건조하면 피부도 건조해져 저항력의 약화로 알레르기나 아토피 질환이 생기기 쉽다는 등이다.

한의사가 설명한 건강론 치고는 너무나 수준이 낮고 건강 원칙에도 맞지 않는다. 한의과 대학에서 배운 것을 그대로 설명한 것인지 아니면 한의사 개인이 꾸며낸 의견인지는 알 수 없으나 이런 엉터리 소리를 하면 겨울철 건강관리 요령으로는 완전 코미디 수준이다.

겨울철 날씨가 추워지면 혈액순환에 장애를 입게 될 것이니 옷을 두툼하게 끼어 입으라 하고 있으나 날씨가 추우면 누구나 자동적으로 옷을 끼어 입어 체온을 유지하게 되어 있다. 설혹 옷이 얇아 추위를 느낀다 해도 혈액순환 장애가 되는 것이 아니다. 실제 혈액순환에 장애가 생긴다면 대단히 심각한 문제가 될 것이므로 체온은 의류 등의 착용으로 자동 유지되도록 하게 되어 있다. 이때 만일 혈관이 수축된다 해도 이는 일시적인 현상이지 질병으로 이어지는 것은 아니다. 또 날씨가 추워지면 피부가 건조해져 혈액순환 장애로 두통, 어지럼증, 중풍이 발생할 위험이 있다고 하나 이것도 두통, 어지럼증, 중풍의 병리학적 원리를 모르고 하는 설명이다.

두통, 어지럼증은 뇌의 산소공급체계 이상에서 나타나는 질병으로서 날씨나 중풍과는 전혀 상관없는 질병인 것이다. 실제 중풍은 겨울철에 많이 발생된다는 통계가 나와 있으나 이것은 날씨가 추워져 혈관이 위축되어 발생하는 것이 아니고 동물성 식품의 과다섭취로 혈액이 탁해져 뇌의 모세혈관의 내경이 좁아져 혈액순환의 장애로 발생하는 것으로서 차가운 날씨와는 상관이 없다. 대개 중풍은 날씨가 차가운 밖에 외출할 때 걸리는 것이 아니고 따듯한 집 안에 왔을 때 발생하는 것이 일반적이다.
 심혈관 환자들에게는 항상 찬 외기와 노출되지 않도록 충고를 받아왔기에 겨울철에는 거의 외출을 삼가고 있다. 때문에 날씨가 찬 외부에서 발생하는 경우는 극히 드물다. 그렇다면 왜 겨울철에 많이 발생하는 것일까. 기나긴 겨울밤을 지내면서 동물성 식품 등 보양식과 접하는 시간과 농도가 짙다. 따라서 겨울철에는 탁혈 즉 혈액이 탁해지기 쉽다. 때문에 겨울철 중풍 발생률이 높은 것이지 겨울철 날씨가 중풍을 유발하는 것은 아니다.
 또 날씨가 차고 건조한 겨울철에는 피부가 건조하여 알레르기, 아토피성 피부질환이 많이 생긴다 하나 이것도 한의사 개인이 꾸며낸 추측이지 질병학의 원리와는 전혀 맞지 않는다. 알레르기성이나 아토피성 피부 질환은 부신피질 호르몬과의 상관성이 있는 것이지 날씨와의 관계는 전혀 없는 것이다.

그 원인을 바로 알면 치료할 수 있다

 한의사들이 질병의 특성과 발생기작, 생리적 기능 등 과학적인 연구가 된 바탕에서 언론에 발표를 해야 진실한 국민의 건강에 도움이 될 일이지 그렇지 않고 한의사마다 중구난방 식으로 설명을 한다면 한의학 발전에도 큰 장애가 될 일이다.

이스라엘 총리의 뇌경색

 최근 이스라엘 샤론 총리가 뇌경색에 이은 뇌출혈로 쓰러져 위독한 상태라는 소식이 언론을 통하여 보도되었다.
 샤론은 팔레스타인과의 평화협상을 추진하여 중동평화에 혼신의 노력을 경주하여 오고 있던 차에 격무가 겹쳐 쓰러졌다고 하니 애석한 일이다.
 나는 오래 전부터 언론에 나온 그의 모습을 보고 심장병 아니면 뇌혈관 경색이나 파열로 쓰러질 위험이 있다고 여러 친지들에게 예언을 해 왔는데 이렇게 되고 보니 나의 예언이 적중된 셈이고 그 예언을 인지해 온 친지들은 영웅이라 추켜세우는 이도 있다. 그러나 그런 것 가지고 영웅이라 할 수는 없는 것이다. 오랜 세월 건강문제를 연구해 온 입장에서 보면 그런 수준의 예언은 일종의 공식 풀이에 불과한 것이다. 단지 일반 사람들은 그 공식을 모르니 나의 예언이 신비하게 느껴졌을 뿐이다.
 샤론의 얼굴 표정으로 보아 뇌졸중이나 심장병의 전형적인 상이어서 어떤 루트를 통해서 이 뜻을 전해 주고 싶은 생각도 있었으나 그 길을 찾지 못하고 있다가 결국 이 병의 희생자가 되게 한 것이다. 뇌경색은 일반적으로 중풍이라고 하는데 우리나라에서는 1년에 20만 명 이상씩 발생하고 있다니까 엄청난 숫자여서 세계 최고 발병률을 기록하고 있는 실정이다.
 이 중풍에 걸리면 평소에 아무리 건강하게 보이는 사람이라도 그 건강은 그것으로 끝장인 것이다. 이 병이 발생하면 반

그 원인을 바로 알면 치료할 수 있다

신불수와 언어장애까지 겹치는 경우도 있으니 그럴 수밖에 없다. 물론 가볍게 온 사람은 회복되는 경우도 있겠으나 그렇지 않은 중풍은 치명적이어서 정상적인 건강으로의 회복은 기대하기 어렵다.

 그렇다면 이 병은 왜 생기는 것일까? KT&G의 기관지 격인 ㄷ신문에 6년째 계속 건강칼럼을 쓰고 있는 한의사 조 모 씨의 설명을 읽어보면 ① 40살이 넘어 기운이 약해질 때 ② 동의보감에서는 지나치게 기뻐하거나 근심하거나 성을 내어 기가 상하면 중풍이 온다면서 동의보감에 중풍의 원인을 기대어 설명하고 있고 ③ 중풍은 이처럼 기운이 쇠약할 때나 정신적 스트레스를 받았을 때 발병이 잘 된다 ④ 부모나 가족 중에 걸린 병력이 있거나 심장질환이 있어도 발병률이 높고 ⑤ 두통이 심하게 오거나 언어와 지각장애가 있고 심장박동에 이상이 있으면서 시력장애, 귀울림, 아래 혈압의 상승도 중풍을 유발한다 등으로 되어 있으나 이런 원인론은 한 마디로 말해 엉터리이다.

 그렇게 유명하다고 추켜세우고 있는 한의사의 원인론이 엉터리라 한다면 믿어 줄 사람이 없을 줄 안다. 실제 중풍의 원인론이 너무 빗나가 있으니 엉터리일 수밖에 없다. 의사들이 이런 헛소리를 하고 있으니 1년에 20만 명씩이나 발생하고 있는 중풍을 막지 못하고 있는 것이다. 한의사가 그리 많고 한의과 대학이 그리 많은데도 중풍의 원인을 제대로 찾지 못하고 500년 전 비과학 시대에 쓰인 동의보감에 줄을 대고 있으니 이 얼마나 엉성한 한의술인가. 그래서 우리나라에서 가장 먼저 한의과 대학을 설립한 조 모 박사는 현재의 한의학을 원시적 기술이라 비판을 했던 것으로 알고 있다. 우리 한의과 대학의 과학적인 질병 연구가 절실한 것이다. 현대의학이 새로운 의술을 하루가 멀다 하고 발표하고 있는데 동의보감을 그들의 경전처럼 알고 거기에 생명을 달고 있는 한 우리의 한의술의 미래는 희망이 없는 것이다.

 중풍의 진정한 원인은 한의사가 열거한 여러 가지가 아닌 것이다. 모든 질병의 원인이 한 가지이듯이 중풍의 원인도 한 가지인 것이다. 이것을 여러 가지로 나열해 놓고 있다는 것은 그 진정한 원인을 모른다는 것을 스스로 증명하고 있는 것이다.

 사실상 중풍의 원인은 동물성 식품의 과다섭취에 의한 탁혈이 원인인 것이다. 탁혈, 즉 혈액이 탁해지면 모세혈관의 내벽이 좁아져 혈액순환에 장애를 받는 뇌경색이 되고 이것이 심해지면 모세혈관이 파열되는 뇌출혈 현상이 일어나는 것이다.

 이런 원리를 모르고 엉뚱한 소리를 하는 한의사가 있다면 이는 자격 없는 의사라 해도 틀리지 않는다.

 이스라엘의 샤론 총리의 뇌경색, 뇌출혈도 이것이 결정적 원인이다. 이 원리를 모르고 엉뚱한 데서 원인을 찾아 설명한다

그 원인을 바로 알면 치료할 수 있다

면 제2, 제3의 샤론이 탄생할 것은 틀림이 없다.
 다만 일단 뇌경색이나 뇌출혈이 발생했다면 건강인생은 끝이 난 것이니 이 병에 걸리지 않게 평소 동물성 식품의 과다섭취의 견제와 구연산 복용을 적극 실천해 나가는 것이 현명한 일이다.

노인자살률 세계 최고

 최근 KBS를 비롯한 주요 일간지에 우리나라 노인 자살률이 OECD 국가 중 최고라는 보도가 나왔다.
 사실상 OECD라면 세계 선진국과 그 수준에 도달하여 있는 나라들이 가입되어 있는 국제기구인데 그런 나라 중 우리나라 자살률이 가장 많다는 것은 대단히 놀랍고 부끄러운 일이 아닐 수 없다. 어느 면에서 보면 우리나라의 노인복지정책이 가장 낙후되었다거나 노인 학대국으로 오인될 우려도 있을 수 있기 때문이다.
 지금 의학계와 언론 및 사회단체에서 밝히고 있는 자살 이유를 보면 ① 경제적 어려움 ② 오래 살아가는 재미가 없고 ③ 몸이 아프고 ④ 소외감의 누적 ⑤ 주위 사람들과의 대화 부족 ⑥ 고민의 축적 ⑦ 자손들의 무관심 ⑧ 사회적인 냉대 등으로 집약되어 나와 있다. 이런 이유를 사회적인 통념으로 판단해 본다면 OECD에 가입되어 있는 나라치고는 부끄럽기 그지없는 일이다. 보통 상식으로 판단할 때는 위에서 열거한 자살 원인은 모두가 그럴듯하게 느껴지기에 이는 마치 비문명국의 현상으로 인식되기도 쉬운 것이다.
 그러나 실제의 자살 원인으로는 앞에서 적시된 내용은 진정한 원인이 되지 않는 것이다. 물론 개중에는 그런 문제로 자살하는 노인도 한 둘 있겠지만 대부분은 그렇지 않은 것이 실질적인 사실이다. 그러므로 앞서 열거한 내용들은 피상적인 생각일 뿐이다. 지금 자살자가 많다는 것은 정확한 자살 원인

그 원인을 바로 알면 치료할 수 있다

과 대처 방안을 모르고 있기 때문이다. 이것은 우리나라뿐이 아니라 미국이나 일본, 유럽 등 선진국도 마찬가지이다. 그래서 이들 선진국에서도 원인을 모르는 자살 때문에 심각한 상태 하에 있는 것이다.

우리도 자살자의 증가로 우울한 사회 분위기 속에서 국가적인 뾰족한 대처 방안이 없이 일부 민간에서 자살협회나 자살예방 운동본부도 생겼지만 소리만 요란하고 간판만 크게 달았을 뿐 실속은 전혀 없는 것이다. 따라서 이런 단체에서 추진하고 있는 자살방지대책은 헛바퀴만 돌리는 결과밖에 없다.

외신에 의하면 지금 미국의 일부 지역에서는 투신자살이 자주 일어나는 어느 강가에 자살자의 키보다 높은 철제 담장을 설치하고 보니 자살자가 3분의 1로 줄었다며 이것이 곧 자살방지대책에 큰 성과를 거두는 묘안이라는 자랑을 한다. 그러나 그것은 실제 자살자가 그 곳을 버리고 딴 곳에서 자살하고 있다는 사실을 전혀 고려하지 않고 있는 것이다. 참으로 어리석고 유치한 대책이다.

실제 자살을 방지하려면 자살에 관한 정확한 원인을 알아내야 한다. 정확한 원인을 알지 못한 채 자살을 방지하겠다는 발상은 발바닥으로 박수치는 꼴과 다를 바 없다.

즉 우리 주변에 나돌고 있는 자살방지대책은 Hardware만 있지 Software가 없는 실상이다.

최근 일부 의사들은 자살의 원인이 되는 우울증을 조기에 발견하면 80%는 예방과 치료가 된다고 발표하고 있으나 실제 우울증의 원인도 밝혀내지 못하고 있는 상태인데 이런 말을 곧이들을 일인가?

지금 병원마다 MRI, CT 등 최첨단 의료장비가 설비되어 있지만 그런 의료장비가 우울증의 원인을 찾아내지 못하고 있는데 어떻게 정확한 진단과 치료를 한다는 것인지 알 수 없는 일이다.

실제 우울증 환자들은 강박관념, 가슴이 답답하고, 조이고, 아프고, 불안하고, 긴장, 초조감에 의욕상실, 대인공포증, 기억력 감퇴 등 고통이 심한데 병원의 MRI, CT 등 진단에서는 아무 이상이 없다 하니 환자들은 죽을 맛이라 하고 있다.

실제 우울증에 걸리면 머릿속에서 "죽어봐라 죽으면 행복이 온다"라는 등 환상이 떠오르며 죽음에 대한 공포증이 없어진다고 한다. 그래서 자살을 겁내지 않고 투신을 하게 된다.

자살을 유발하는 우울증은 머리에 혈류장애를 받아 산소 공급 부족으로 일어나는 질병이다. 따라서 혈액이 두뇌로 순환되는 통로인 경동맥을 치료하여 산소 공급이 촉진되도록 하면 우울증은 쉽게 고쳐지게 되고 그렇게 우울증이 없어지면 자살심리도 완전히 사라지게 되는 것이다. 이 신기하고 간단한 원리를 모르고 세계 각국은 자살문제로 심각한 고민 속에 빠져 있고 미국은 대통령이 직접 나서서 자살과의 전쟁을 선포까지 했다.

그 원인을 바로 알면 치료할 수 있다

필자는 이 간단한 산소 공급촉진 치료법으로 두뇌기능 활성화를 위한 보조기구를 만들어 보라는 은사를 받아 그대로 제작하여 시험해보니 즉각 효과가 나타남을 알게 되었다. 앞으로 이 기구를 활용한다면 자살 방지에 큰 성과가 있을 것으로 기대가 된다. 지혜를 주신 하나님께 감사드린다.

잘못된 어느 민간요법

 나는 매주 전주 지방에서 보내주는 모 교단 신문을 감사히 받아 보고 있다. 그 중에서 매번 빠지지 않고 게재되어 나오는 동양학 전수학회 지부장이라는 어느 목사님의 건강 칼럼을 관심 있게 읽고 있다.
 읽어보면 참으로 재미가 있다. 내용에 특별한 재주나 유머가 담겨있어 그런 것이 아니라 이색적이고 깜짝 놀랄 설명이 계속되어 나오기 때문이다.
 그래서 나는 그 분의 글을 빠짐없이 스크랩하고 있는데 그것은 나의 건강 상식에 보탬을 주기 위해서가 아니라 잘못된 건강론을 바르게 고쳐갈 자료를 얻기 위해서이다.
 2년 가까이 연재되고 있는 기사를 모아 총평을 해 본다면 배가 아프면 배꼽에 고약을 바르고, 머리가 아프면 머리의 정수리에 부항을 떠서 어혈을 빼고, 무릎이 아프면 체중을 줄이며, 변비가 생기면 물을 마시면 좋다 하는 식의 어느 돌팔이 민간요법사의 수준과 같으니 재미가 나지 않을 수 없다.
 나는 처음부터 목사님의 글이니 언젠가는 신비하고 진실한 건강론이 나올 수도 있겠지 하고 기대하여 왔으나 날이 갈수록 실망이 가중되고 있는 것이다.
 최근에 나온 그 분의 건강론 한 편을 적시해 보면 ① 기력이 쇠한 것은 아무래도 음식일 것이다 ② 질병의 대부분은 음식에서 오는 경우가 많다 ③ 흰쌀밥, 흰빵, 흰 설탕을 많이 먹는 사람은 병이 많으며 이것은 죽음을 부르는 식사이다 ④ 짜고

그 원인을 바로 알면 치료할 수 있다

매운 음식은 고혈압과 동맥경화의 원인이 되고 ⑤ 생선을 많이 먹는 습관을 붙이면 고혈압, 동맥경화를 막는다 ⑥ 밀가루 음식을 즐기면 피부염이 생긴다 ⑦ 돼지고기는 기름기를 제거하고 먹으면 좋다 ⑧ 운동을 꾸준히 하면 고혈압, 동맥경화에 좋다 등이다.

사실상 이런 내용은 시중에 떠도는 아낙네들의 건강론 수준이어서 조금도 신비하거나 수긍될 내용이 못 되는 것이다. 그러나 목사님의 글이니 일반 독자들로서는 믿지 않을 사람이 없을 것 같다.

다만 일부 엉터리 건강론자들이 주장하는 내용에 목사님의 개인적 생각을 접목시켜 글로써 엮어 놓은 것이어서 진실한 건강론으로 인정받기 어려운 것인즉 이를 사실대로 평가를 해 본다면 첫 번째, 기력이 쇠약한 것은 음식일 것이다 하였는데 "일 것이다"하는 것은 잘 모른다는 표현이나 마찬가지이다. 확실한 사실이라면 "음식이다"하고 자신 있게 표현을 했어야 했고 또 음식이 기력을 쇠약하게 만든다 하면 어떤 음식이 무슨 질병을 발생시키기 때문이라는 구체성이 있어야 한다. 그런 애매모호한 표현방법은 확실히 모른다는 사실을 비켜가는 위장술로 오인받기 쉬운 것이다.

두 번째, 대부분의 질병은 음식에서 온다는 주장인데 이는 세 살짜리의 잠꼬대 같은 소리여서 평가할 필요도 없다고 본다. 세 번째, 흰쌀밥, 흰 설탕, 흰 빵은 죽음을 부르는 식사법이라 하였는데, 사실상 이 글을 쓰고 있는 목사께서는 죽음을 피하기 위하여 쌀밥, 밀가루, 설탕은 일절 입에 대지 않고 있는지 매우 의심스럽다. 참으로 엉터리일 수가 없다. 네 번째의 짜고 매운 음식은 고혈압, 동맥경화의 원인이 된다는 것인데 이 부분은 고혈압의 원인도 전혀 알지 못하는 수준에서 모 민간요법 단체의 총재직을 겸하고 있으면서 민간요법을 주장하고 있다. 고혈압, 동맥경화는 짜고 매운 음식과는 전혀 무관하다는 사실을 알고 있어야 할 것인데 참으로 아쉬운 일이다.

다섯 번째의 생선을 많이 먹으면 고혈압, 동맥경화를 막는다는 것도 전혀 상식 밖의 건강론이다. 나는 일본 유학시절 그곳의 대표적 장수마을을 찾아간 적이 있다. 그 마을 사람들은 고기, 계란 등은 일절 먹지 않고 생선만을 먹고 사는 동네인데도 이 마을의 60세 이상 된 노인들의 70%가 고혈압, 당뇨병에 걸려 있다는 사실을 알게 되었다. 이런 경우 목사님은 어떻게 설명할 것인지 궁금하다.

한편, 밀가루 음식을 즐기면 피부염이 생긴다는 것도 이상한 주장이다. 실제가 그렇다면 밀가루 음식을 많이 먹고 사는 미국인이나 중국, 인도, 유럽 사람과 최근 우리나라 국민의 경우 피부염이 많이 걸렸어야 하는데 실상은 전혀 그렇지 않으니 목사님이 잘못된 건강 지도를 하고 있는 것이 아닐까 한다.

그 원인을 바로 알면 치료할 수 있다

 일반 국민들이 학교에서 건강학을 전혀 배우지 않아 건강학을 모르는 형편에 있기에 어중이떠중이 이런 수준의 건강론을 들고 나와 아무 저항 없이 질병예방과 치료법을 제멋대로 소리 높이고 있다. 따라서 우리는 이런 엉터리 건강론에 묻혀 각종 불치병에 시달리고 있는 실정이다.
 진실로 진정한 건강을 확보하려 한다면 이런 엉터리 건강론에 현혹되지 말아야 한다. 따라서 목사님의 민간요법도 더 심층 연구하여 진실한 건강론을 밝혀 갔으면 하는 생각이 간절하다.

내 사전에 불치병은 없다 II

25가지 건강 장수법

어느 지성인들의 모임에서 그 모임의 대표가 회원들에게 최고의 선물을 준다며 "25가지 건강장수 비법"이란 페이퍼를 돌리면서 부연 설명을 하자 많은 찬사를 받았다.
어떤 모임에 가든지 건강문제는 빠지지 않고 나오는데 이 날도 이 문제가 중심이 되어 진지한 대화가 오갔다.
대개의 경우 건강수칙이라면 10가지 정도가 기준이 되는데 이 날은 25가지가 적혀있어 무슨 기발한 건강 비법이라도 담겨져 있는 것으로 생각되어 관심이 집중되어 있었다.
그러나 자세히 알고 보니 그동안 귀동냥으로 들어왔던 "건강 10훈", "백세장수비법", "10소 10다", "건강 식생활", "불로장수 100가지의 지혜", 생로병사, "밥상이 의사다", "신바람 건강법", "TV 동의보감", "10가지 건강 실천법", 기타, TV, 신문, 잡지 등에 수없이 나와 있는 것들에서 하나 둘씩 뽑아 자기 의견을 가미해서 작성한 건강수칙인 것 같았다.
그런데도 이 건강 수칙을 받아들은 회원들은 소중한 자료를 얻은 것인양 대단히 기뻐하고 있었는데 그 내용의 주요 골자를 분석해 보면 다음과 같이 대부분의 내용이 허술하게 되어 있다.
① 마늘을 하루 1~2알 정도 섭취하면 노화방지와 수명 연장에 효과가 있고 관절염, 기력 감소, 치매 예방에 효과가 있다는 것. 실제 마늘은 옛날 이집트의 피라미드 건설 당시부터 그 효능을 인정한 기록이 나와 있고 최근에는 조류독감 예방,

천식, 정력 증진, 아로나민의 주성분 등의 효과가 있다고 널리 알려져 왔으나 관절염과 치매 예방에 효과가 있다는 것은 이번이 처음이다. 그러나 세계적으로 마늘을 많이 먹는 나라는 우리 한국인데 왜 우리나라에 관절염이나 치매 환자 수가 세계 상위권 수준에 와 있을까.

이런 면에서 본다면 마늘을 지나치게 부각시켜 놓은 것으로 믿어지는데 실제 마늘과 관절염, 치매와의 연관성은 전혀 없다. ② 산책 등 적당한 운동을 하면 심장질환 위험이 감소된다는 것. 그러나 등산애호가, 조깅 예찬론자, 만보걷기, 헬스 운동가, 야구 감독, 테니스 애호가 등 운동을 건강 제일의 요소로 믿고 있는 사람들이 어느 날 갑자기 심장마비로 쓰러졌다는 보도가 연달아 나오고 있어 안타까운데 이런 불행한 일들은 운동이 만병통치의 요체라 믿고 모든 건강을 운동에만 의지하고 살아가는 분들에게 심심찮게 찾아드는 재앙인 것이다.

③ 야채와 과일을 많이 섭취하면 뇌졸중, 심장병, 당뇨병 등을 예방할 수 있다는 것. 물론 야채와 과일은 많이 섭취하는 것이 좋은 일이나 고기, 생선, 계란 등 동물성 식품을 과다 섭취한 체질에는 그런 야채류를 아무리 먹어도 뇌졸중, 심장병, 당뇨병 예방과 치료에는 전혀 도움이 되지 않는다. ④ 생선을 많이 먹으면 면역체계를 강화하며 심장병 예방에 탁월한 효과가 있다는 것, 생선을 많이 먹으면 성인병 예방에 좋다는

언론의 보도가 자주 나오니까 고기를 절식하는 대신 생선으로 달라붙는 이가 많으나 생선도 단백질인 이상 우리 몸 안에 들어가면 고기와 똑같이 지방질로 전환되어 혈액을 탁하게 하여 고혈압, 당뇨병, 심장병의 원인이 되는 것이다. 내 주변에 당뇨병에 걸려 고생하고 있는 친구가 있었는데 고기를 먹지 말고 홍삼엑기스 복용으로 고치라고 충고해서 완치가 되었는데 그 후 재발이 되었다기에 "또 고기를 먹었구나" 호통을 치니 고기 대신 생선을 먹었다는 것이다.

이와 같은 경우에서 알 수 있듯 생선도 고기와 마찬가지로 단백질인 이상 당뇨병이 되고 만다는 사실을 알아야 한다.
⑤ 소금은 심장병, 고혈압의 위험 요소이니 적게 먹으라는 것. 소금이 고혈압, 당뇨병의 원인이 된다고 하는 것은 이미 30여 년 전부터 나와 있는 것으로서 새삼스러운 일이 아니지만 현대의학이 지금껏 이 병인론을 계속 주장하고 있으니 고혈압 당뇨병은 불치병으로 남아있을 수밖에 없는 것이다.

원래 나는 혈압이 낮은 편이라 짜게 먹지 않으면 소화가 잘 되지 않아 보통 사람들보다 소금을 2~3배 더 먹는 습관이 생겨 평생 그런 식생활을 계속 하여 오고 있다. 그런데도 고혈압이나 당뇨병 근처에는 전혀 가 있지 않다.

기타 25가지의 건강비법을 전부 지적하기에는 한정된 지면으로 아쉽기 그지없지만 그 나머지 부분도 모두 이런 수준이니 일일이 열거할 필요가 없을 것 같다.

그 원인을 바로 알면 치료할 수 있다

우리는 항상 이런 엉터리 건강론에 묻혀 건강을 잃고 있다. 이런 빗나간 건강론은 우리의 현명한 판단으로 하루 속히 추방해 나가야 한다.

김형곤 씨의 애석한 돌연사

인기 절정의 코미디언 김형곤 씨가 어느 날 사우나의 화장실에서 갑자기 쓰러져 숨을 거두었다는 소식이 크게 보도되었다.

46세의 젊은 나이에 요절했으니 참으로 애석하고 안타까운 일이다. 그는 체중이 130kg의 비대한 체구였으나 평소부터 심장마비의 위험성을 안고 살아 온 것이다. 그런데도 자신은 심장마비가 올 것이라는 예측은 전혀 하지 못했을 것이다.

심장마비의 원인을 모르고 살아왔으니 그럴 수밖에 없다. 그는 그 과체중을 빼기 위하여 1주일에 4~5회 헬스클럽을 찾아 꾸준한 건강관리를 해 왔고 또 사우나에서 20~30분씩 땀을 빼면서 찬물에 들어갔다가 다시 사우나를 하고 이어서 달리기를 40~50분간을 해 와서 3개월 만에 35kg을 뺐다고 했으니 엄청난 시간과 노력을 투자해 온 셈이다.

그의 돌연사의 원인은 미국의 카네기홀 공연을 앞두고 심한 스트레스를 받았을 것이고 사우나, 운동 등으로 심하게 땀을 빼어 탈수된 상태에서 혈액순환을 악화시킨 것이 심근경색을 유발한 것이라고 의사들은 발표하였다. 또 봄철과 같이 일교차가 크면 혈관수축이 일어나고 혈압이 올라가며 이 때문에 봄철에는 뇌졸중과 심근경색증 환자 발병률이 많아진다고도 했다.

이런 증상은 가족력이 있는 분들로서는 사전에 심장 검사를 받고 운동을 하거나 체중 감량을 해야 한다고 충고를 한다.

그 원인을 바로 알면 치료할 수 있다

 그러므로 이런 심장질환을 예방하기 위하여 첫째로 담배를 끊어야 한다며 담배가 심장병 유발의 가장 큰 원인이 된다고 하였고 심장병 환자는 하루 한 알의 아스피린을 복용하라고 하였다. 그 외에 당뇨병, 비만, 스트레스, 운동부족도 협심증과 심근경색의 발병 원인이 되며 특히 당분은 혈관의 탄력성을 감소시키므로 당분의 섭취를 억제하고 지나친 음주도 삼가야 한다고 하였다.
 일반인들로서는 이상 열거한 내용이 의사들의 설명이니 굳게 믿음이 갔을 것이나 나의 견해로는 이들 설명이 모두 빗나가 있다는 사실을 지적해 보는 것이다. 즉 김씨의 돌연사의 원인은 심장마비임에는 틀림이 없다. 그러나 그 심장마비의 원인은 심장에 정교하게 분포되어 있는 모세혈관에 동물성 지방질이 부착되어 혈관의 내벽에 직경이 좁아져 혈액순환에 심각한 장애를 받게 되었기 때문이다.
 그러니까 혈관의 내벽에 기름기가 쌓여 있는 원인은 담배도 아니요 스트레스도 아니요 운동부족이나 음주도 아니다. 이것은 평소 과다 섭취해 온 동물성 식품 즉 고기류, 생선류, 우유, 계란, 햄, 소시지 등에 함유된 단백질과 지방질이 흡수되어 이것들이 모두 지방질로 전환되어 혈액을 탁하게 만들고 그 끈끈하고 탁한 혈액이 모세혈관을 순환하면서 그 내벽에 부착하여 내경을 좁혀 혈액순환에 장애를 받게 한 것이 결정적 원인인 것이다.

따라서 담배, 스트레스, 운동부족, 음주 등은 심장병의 원인이 되는 것이 아니다. 특별히 비만형인 체질은 모세혈관의 내벽이 좁아져 심장질환의 위험성이 높아질 확률이 대단히 큰 것이다. 때문에 과체중인 사람들은 살을 빼어 체중을 감소시키려고 열심히 운동, 헬스, 조깅 등을 한다. 그러나 아무리 살을 빼어도 모세혈관 내에 끼어있는 기름기는 빠지지 않는다. 이것이 심장병을 난치상태로 묶어놓게 되는 원인이 되는 것이다.

 김형곤 씨가 열심히 살을 빼고도 심장마비사 하였다는 것은 바로 이 때문이다. 이 원리를 모르고 엉뚱한 데 이유를 댄다는 것은 말장난에 불과한 것이어서 심장병에 걸리지 않게 하려면 평상시 동물성 식품의 과다섭취를 하지 말아야 하며 일단 심장질환이 있는 환자들은 심장의 모세혈관에 집적되어 있는 동물성 지방질을 깨끗이 씻어내야 한다.

 지금 병원에서 처방해 주는 아스피린이나 고혈압 약은 일시적인 혈관 확장 역할밖에 하지 못한다. 그 심장병 약은 약기가 있으면 모세혈관이 확장되고 약기가 떨어지면 다시 좁아지는 물리적 작용밖에 못한다. 그래서 심장병 약이나 고혈압 약은 죽는 날까지 복용해야 하는 것이다.

 그러나 구연산이나 홍삼엑기스를 복용하면 모세혈관 내의 기름기를 깨끗이 씻어주게 됨으로써 심장질환이 완전히 없어지는 것이다. 우리는 이 간단한 방법을 모르고 치료효과도 없는

그 원인을 바로 알면 치료할 수 있다

병원 약에만 의존하려는 성향이 강하다.
 이 원리를 모르고 병원 신세만 지게 되면 제2, 제3의 김형곤 씨의 경우와 같은 불행을 자초하게 될 위험성이 높다는 사실을 알아야 한다.

일 중독증(?)

 최근 모 주요 신문에 일 중독증에 관한 기사가 대서특필되어 나왔다. 만일 일을 하다가 일 중독증에 걸리면 자기의 건강도 망치고 회사도 망친다 하여 일은 적당히 해야 한다는 충고였다.
 일 중독증에 관한 기사는 캐나다의 모 대학교수가 연구한 것이라며 무슨 새로운 사실의 발견인양 크게 보도되어 나온 것이다.
 사실상 일 중독증이란 용어는 의학사전에도 없고 세상에 잘 알려지지도 않은 것으로서 이는 연구한 교수가 만들어낸 신조어에 불과한 것이다.
 내용을 검토해 보니 대학교수가 연구한 것으로서는 건강의 진수를 모르는 상태에서 나온 수준의 것이다.
 그럼에도 우리의 언론은 이를 여과 없이 기사화하여 애독자들의 혼란을 야기시키고 있다. 이런 면으로 고려할 때 우리의 언론도 건강문제만큼은 좀 더 연구가 있어야겠다는 생각이 간절하다.
 원래 중독증이라 하면 국어사전에서 정의하고 있는 바와 같이 약물중독, 알코올중독, 마약중독, 니코틴중독, 식중독, 농약중독 등이 있는데 이것들은 모두 입을 통하여 들어간 음식류가 독성을 일으켜 건강에 위협을 주는 것을 말하는 것이다. 따라서 정신적인 피로감이나 음식과 관계없는 육체적인 질병은 중독증이라 하지 않는다.

그 원인을 바로 알면 치료할 수 있다

 토요일, 주일 없이 또 휴가도 반납하며 헌신적으로 일을 하고 있는 것을 일 중독증이라 한다면 크게 잘못된 것이다.
 일을 자기 생명처럼 아끼며 일을 위해 태어난 사람, 자기의 직장을 위해 헌신적으로 일하고 있는 사람을 일 중독자라 하며 환자 취급을 한다는 것은 사회악을 조장하는 발상인 것이다.
 우리는 열심히 일을 하고 있는 사람들 때문에 사회와 국가의 발전 속에서 편안하게 살아가고 있는 것이다. 일 중독이 무서워 세상을 어슬렁거리며 적당히 살아가려는 사람이 있다면 그는 사회의 침체와 발전을 저해하는 사람이 된다는 사실을 알아야 한다.
 사람은 누구나 일등의식을 가지고 자기가 맡은 분야에서 먼저 성공하기를 원한다. 치열하게 전력을 다해 먼저 목표 지점에 도달하기를 원하는 것이 일반적인 바람이다.
 작게는 운동경기에서도 볼 수 있듯이, 항상 일등을 해야 선수로서의 목표를 달성한 것이어서 훌륭한 대접을 받게 되고 국민적인 열광을 받게 된다. 그런 선수가 되자면 엄청난 훈련과 남다른 노력이 필수적이다.
 학교 성적에서도 그렇거니와 국회의원이나 대통령 선거에서도 1등만이 성공이요 2등은 1등의 들러리 신세밖에 안 된다.
 경제계에서는 또 어떤가? 삼성이나 현대, LG, 선경, 한화 등 재벌기업들이 자기네들이 하고 있는 분야가 세계 1등이 되려고 온갖 지혜와 정성을 다하고 있는 것이다. 그런 생각 없이 기업을 끌고 갔다면 오늘날의 큰 기업으로 키우지 못했을 것이다. 즉 일 중독에 걸리지 않은 집단이 되었다면 그들은 재계에서 이미 도태되었을 것임은 자명한 일이다.

또 1등 의식을 가지고 일하는 사람치고 스트레스를 받거나 일이 지겹게 느껴지는 사람은 하나도 없다. 일이 두렵고 짜증나는 사람은 이미 경쟁사회에서는 뒷전으로 밀리고 말았을 것이다. 1등 의식을 가지고 주야 가리지 않고 뛰어 온 사람들은 절대로 일 중독증에 걸려 건강을 해쳤다는 사실이 없고 오히려 훌륭한 건강을 유지하며 보람찬 인생을 살아가게 되는 것이다.

나도 평생 일을 좋아하고 일거리만 보면 신바람이 나서 공휴일, 휴가 없이 하루 10시간 이상 일을 하며 엄청난 성과를 올리고 있다. 그래서 주위 사람들로부터는 일을 위해 태어난 사람, 일에 미친 사람이란 별명을 들어가며 지금 77세의 고령에도 건강을 유지하며 즐겁게 살아가고 있는 것이다. 그래서 일은 나의 건강의 수단이요 일의 성취감 속에서 세상 살아가는 재미를 만끽하고 있고 일에 미쳐보니 일은 나의 보약이요 정신적 휴식처가 되고 있는 것이다.

어떤 분은 큰일을 벌이고 있는 과정에서 불의의 질병을 얻거나 쓰러지는 경우가 있다. 이럴 때 주위 사람들은 일에 지쳐 과로가 그런 불행을 자초했다고 입을 모은다. 그러나 일

그 원인을 바로 알면 치료할 수 있다

때문에 지쳐 쓰러진 게 아니라 당초부터 가지고 있는 지병이 그 시기에 발작한 결과이지 일 자체가 사람을 쓰러뜨리지는 않는다. 일 때문에 쓰러졌다는 것은 일종의 핑계에 불과한 것이다.

또 우리 주변에는 일중독과 비슷한 과로사라는 문제가 있으나 이 과로사도 죽음을 미화한 표현에 불과한 것이라 할 수 있다. 그러니까 우리는 일 중독증이란 말을 만들어 낸 캐나다 교수의 수준 낮은 연구내용에 우리의 중심을 잃지 말아야 한다.

제2부
기미와 여드름의 공포 '끝'

인삼 성분인 사포닌으로 용해된 기름집 벽을 뚫고 게르마늄이란 산소공급 촉진제가 들어가 혐기성의 여드름 서식 환경을 호기성, 즉 공기가 충만한 상태로 조성하게 되니까 여드름 균의 세력이 꺾이게 된다.

기미와 여드름의 공포 '끝'

기미란?

얼굴의 순수한 피부 색깔에 그을음이 낀 것같이 흑색 또는 흑갈색의 얼룩이 생기는 것을 기미라 하고 의학용어로는 피부가 검게 변색된 증상이라 해서 흑피증(黑皮症)이라 한다. 기미는 일단 얼굴에 생기면 좀처럼 없어지지 않기에 일종의 피부 질환으로 분류한다.

기미는 피부의 어떤 자각증상이나 가려움증·통증 등이 없어 슬며시 생기기 때문에 언제 어떻게 생겨났는지 잘 모른다. 여성의 경우는 항상 거울과 가까이 하기 때문에 발생 시기는 대충 짐작할 수 있을 뿐이다.

기미는 소녀들이나 중년을 넘어선 할머니에게는 좀처럼 생기지 않거나 거의 없는 게 일반적이다. 그러나 한창 예쁘고 아름답게 가꾸고 싶을 나이 때에 기미가 생기므로 젊은 여성들로서는 크나큰 고민거리가 아닐 수 없다.

여성의 얼굴은 잡티가 없어야 미인이며, 그럴수록 자기의 미를 과시하고도 싶어 한다. 아무리 화려한 옷에 단장을 잘 해도 얼굴에 기미가 있으면 여성미는 사라지게 마련이다.

얼마나 억울한 일인가.

여성의 얼굴에는 기미가 없어야 아름답다. 안타깝게도 그 기미를 여성 자신이 만들고 있으니 문제가 아닌가.

기미는 여성에게만?

기미는 남성·여성 다같이 생기는 증상이나 남성보다 여성에게 압도적으로 많다. 아니 오히려 여성의 전유물이라 할 수도 있다.

피부 조직학적으로 보면 남성 피부나 여성 피부나 다를 것이 없으나 기미가 유독 여성에게만 많이 생기는 이유가 무엇일까.

여성에게도 20세가 넘어선 연령, 특히 한창 예뻐져서 그 미를 마음껏 과시하고 싶은 나이에서부터 나타나기 시작하여 10년 또는 20년 벗겨지지 않고 있다가 더 진행되면 얼굴의 전면을 덮어 버리는 경우가 적지 않다.

같은 여성 피부이지만 옛날 할머니들은 기미라는 것을 그리 심각하게 생각하지도 않았거니와 문제 삼지도 않았다.

그러나 생활이 윤택해지면서 피부 관리의 관심이 많아졌지만 기미가 여성의 미에 복병이 됐다.

옛날보다 생활이 편하게 변화된 오늘날, 몸과 얼굴을 좀 더 예쁘게 가꾸어 나들이도 자주하여야 할 때, 이런 달갑지 않은 기미가 수많은 여성의 얼굴에 나타나고 있으니 그 괴로움이란 이루 말할 수 없는 일이다.

기미와 여드름의 공포 '끝'

기미는 동양 사람들만의 특산물

　기미는 동양사람, 즉 황색인종에게나 나타나는 증상이다. 백색인종에게는 기미가 안 생길뿐더러, 그런 질환이 없기 때문에 기미라는 용어 자체도 없다.
　왜 황색인종에게만 생기는 것일까.
　황색인종에게는 피부 속에 멜라닌 색소 생성세포가 있다. 이 세포가 어떤 환경요인에 의해 발원되거나 체질상의 이상이 생겼을 때 그 세포가 활성화하여 멜라닌 색소를 생출해서 표피 밖으로 그 색을 드러내기 때문에 거무스레한 색으로 얼굴을 뒤덮게 되는 것이다.
　그러나 백색인종에게는 그런 멜라닌 색소 생성층이 없어 검은 색깔이 피부에 나타나지 않으므로 그들은 기미라는 것을 모르고 살아간다.
　반면에 흑색인종, 즉 흑인들에게는 멜라닌 생성세포가 대단히 발달되어 있다. 흑인이야 검은 색깔의 피부가 미인이기 때문에 기미가 생겨도 별 문제가 없을 것이다.
　그러나 우리 황색인종의 경우는 다르다. 멜라닌 색소 생성세포가 어떤 원인에 의하여 활성화되면 체면이고 사정이고 가리지 않고 고운 얼굴을 뒤덮게 된다.
　즉, 기미는 황색인종에게만 나타나는 달갑지 않은 불청객이다.

현대 의학이 못 밝힌 기미의 원인

기미의 원인이 다양하고 광범위한 것은 현대 의학이 그 원인을 정확히 밝혀 내지 못하고 있기 때문이다.

자료의 빈곤 탓일까. 기미의 원인은 의사마다, 병원마다 상식선에서 크게 벗어나지 않는다.

그러나 기미가 생겨 병원을 찾은 환자들은 그런 의사의 말을 믿지 않을 수 없다. 가령 냉증이 기미의 원인이라는 설명을 들은 여성 환자는 냉증만 치료하면 기미가 없어지는 줄 알고 냉증 치료에 열중한다.

하지만 오랜 치유기간을 거쳐 마침내 냉증이 완전히 치료되어도 기미가 그대로 남는 경우가 허다하다.

이럴 경우 과연 의사는 어떻게 설명할까.

또 처음부터 냉증이 없는 여성의 기미 원인은 어떻게 설명할까. 어떤 이유를 들어도 설명할 수 없으니 이번에는 빈혈증이니 비대 체질이니 그 원인이라고 하기도 한다.

이렇게 막연하게, 초점 잃은 원인 설명을 그대로 믿을 수밖에 없는 여성은 안타깝게도 기미를 고치지 못해 마음의 상처를 받게 되는 것이다.

피부의 노화가?

기미는 20세 미만의 청소년 또는 어린이들에게는 발생하지 않는다. 기미가 생기는 연령층은 대부분 20세를 넘어선 여성들이다. 남성들은 체질상의 특별한 이유가 없는 한 기미가 발생되지 않는다.

하필이면 기미는 왜 가장 예뻐지고 싶고 세련된 여성미를 마음껏 뽐내고 싶을 때 생기는 것일까.

기미 연구의 전문가들이 분석한 원인에 의하면 여성은 20세부터 서서히 피부의 노화가 진행되기 때문이라고 주장한다.

기미 연구의 전문가들이 분석한 원인 중 피부의 노화만을 두고 따져 본다면 기미 발생의 고통은 20대가 아니라 30대, 40대, 50대 또는 그 이후의 연대가 기미에 대해 더 걱정을 해야 한다.

20대에 생긴 기미라도 30대, 40대에 가면 슬며시 없어지는 경우가 있는데, 이런 경우는 나이가 들면서 피부가 젊어져서 없어졌다고 보아야 할 것인가.

또 20대 남성의 피부는 여성보다 노화가 진행이 되지 않아 기미가 안 생기는 것일까.

이런 원인을 면밀히 고찰해 보면 피부의 노화와 기미의 발생 원인을 연계시켜 생각한다는 것은 잘못된 판단이라 할 수 있다.

피부의 세포는 항상 신진대사 작용에 의하여 구피질은 신

(新)피질과 교체되기 마련이다. 그 작용은 20대의 여성에 있어서는 절정에 있으므로 피부는 이때가 가장 보드랍고 윤기 있고 곱다.

 사실이 이러한데 20대 여성의 피부가 노화되어 기미가 생긴다고 하는 설명은 사실과는 크게 빗나간 이야기라 생각된다.

기미와 여드름의 공포 '끝'

기미는 왜 얼굴에만 생기나

 피부의 노화가 기미의 발생 원인이 된다면 얼굴의 피부만이 노화가 촉진되는 것일까.
 피부 노화가 원인이라면 목덜미·손·발·어깨·엉덩이·가슴 등 인체의 몸 전체가 기미로 뒤덮여야 맞는 이치인데 하필이면 얼굴만의 노화를 문제 삼는 것일까.
 기미가 발생한 여성들을 잘 관찰해 보면 외부에 노출된 목덜미 부위나 팔다리, 앞가슴 등에는 기미가 없다. 피부 조직학적으로 볼 때 얼굴이나 목덜미에도 똑같이 생겨야 하는데 기미가 얼굴에만 생기는 이유가 어디 있는 것일까.
 이러한 의문을 근거로 원인을 찾아내지 않고 체질상의 문제, 식사 방법의 잘못이니, 변비·빈혈·냉증 등에 그 원인을 돌리는 것은 기미 치료에 자신이 없어서가 아닐까.
 길거리를 활보하는 여성이나 야외활동을 즐기는 여성은 한결같이 양산이나 기타 방법으로 얼굴을 가려 햇빛을 막는다. 왜 얼굴만 가릴까.
 여성 자신들도 햇볕에 노출되어도 팔다리, 앞가슴 등에는 기미가 생기지 않는다는 것을 확신하고 있고, 기미는 얼굴에만 생긴다는 사실을 잘 알고 있기 때문에 자동적으로 얼굴만을 가리는 것이다.

기미의 유형

 여성들에게 생기는 기미에는 몇 가지 유형이 있다.
 그 한 가지는 20세 이후 화장을 짙게 했을 때 얼굴 표피의 색깔이 전면적으로 엷은 청회색으로 변색되어 원래 가지고 있던 맑은 피부색이 아닌 경우이다. 이것은 기미라고 하기보다는 화장품에 의한 피부의 변색증상이다.
 또 임신했을 때 임신독에 의해 생기는 기미가 있으나 아기를 출산한 후 서서히 가셔지므로 그리 문제될 것 없다.
 또 다른 유형은 남성들에게 생기는 기미의 종류와 같이 간장 또는 소화기능 장애, 심인성(心因性) 또는 체질상의 문제로 생기는 기미와 스트레스의 누적에서 나타나는 기미가 있다. 이런 경우의 기미는 남성 기미의 요법과 같은 방법으로 하면 서서히 없어지게 된다.
 여성의 기미 중에서 가장 문제되는 것은 얼굴의 양볼·눈밑·코밑·이마·귀밑 등 군데군데 생기는 기미이다. 심하면 전체가 암회색 대형 얼굴 반점 형으로 생기는 기미이다.
 통계에 따르면 우리나라 여성의 80%가 이런 유형의 기미로 고통을 받았거나 괴로워하고 있는 것으로 나타난다.
 기미는 한번 생기면 오랜 세월 가시지 않고 남아 있어 마치 얼굴에 그을음을 묻히고 다니는 것 같기에 여성들에겐 영원히 가슴에 남을 상처가 되는 경우도 있다.

남성들에게 생기는 기미

그 동안 기미는 여성들의 전유물인 것으로 생각되나 최근에는 남성들에게도 생기는 경우가 간혹 있다.

남성들의 기미는 여성들보다는 신경 쓸 일이 적으니까 큰 문제가 되지 않을 수도 있다. 남성들의 기미는 심인성(心因性)에서 오는 불안 또는 스트레스 증상이 쌓이거나 알레르기성 체질, 소화기능 장애, 체질상의 이상한 쇼크 등으로 생기는 기미가 있다.

이것은 체질 이상에서 오는 뇌하수체의 멜라닌 세포 자극 호르몬이 그 조정 기능을 상실했을 때, 또는 과격한 자극을 받았을 때 급진적으로 나타나는 증상이다.

이때 발생하는 기미도 현대 의학에서는 치료가 어렵다고 하나, 심인성에서 나타나는 기미는 안정을 회복하고 조개류·김·미역 등 해산물과 식물성 단백질(콩·두부 등)을 충분히 끈질기게 섭취하면 서서히 없어지게 된다.

그 외에 알코올의 과음으로 생기는 기미가 있다. 이것은 알코올 중독증과 비슷한 기미로서 목덜미에서부터 안면에 연결된 부위로 퍼지는 갈회색 얼룩반점으로 이것은 간장(肝臟)의 이상 또는 간의 색상과 닮았다 하여 간반(肝斑)이라고도 한다. 이 간반은 발생 부위와 정상 부위와의 경계가 확실히 나타나는 갈반성(褐斑性) 기미인데 이는 주로 중년 이후의 성인에게 나타나는 것으로서 알코올을 중지하기 전에는 없어지지 않는 반점성 기미이다.

기미가 잘 안 생기는 얼굴

 남성들이 아침에 세수할 때 면도가 필수적이듯 여성에 있어서도 화장은 필수이다.
 그런데 화장을 하게 되면 기미라는 불청객이 따라붙게 되어 불안스럽기 한이 없는데 화장을 하는 여성 중에도 기미가 생기지 않는 사람이 있다. 바로 크림 마사지를 강하게 하지 않는 여성들이다. 석유제품으로 만든 크림류가 피부 속으로 스며들지 않으니 기미가 생길 리 없다.
 또 유액이나 로션류 등만을 사용하는 여성의 얼굴은 천연색 피부 그대로 유지가 되고 기미도 생기지 않는다. 유액이나 로션 등 수용성 화장품에는 광물성 유지가 함유되어 있지 않으니 이 또한 기미를 만들지 않는다.
 아무리 자외선 차단용 크림일지라도 광물류(석유류 계통의 유지 성분)가 함유되어 있다면 이것 또한 기미를 막을 수 없으나 이것을 바르지 않는 여성의 얼굴에는 기미가 생성되지 않는다.
 또 취침 전에 바르는 영양 크림이나 나이트 크림류에 광물류(바셀린, 파라핀류) 성분이 다량 함유되어 있다면 기미가 생기는 것을 막을 수 없다.
 따라서 취침 전에는 이런 종류의 크림을 세안으로 말끔히 씻어 버리는 여성은 그렇지 않은 여성에 비하여 기미가 적게 생긴다.
 식물성 유지 성분 크림을 사용하는 여성에게도 기미는 생

기미와 여드름의 공포 '끝'

기지 않으므로 크림류의 선택을 잘하는 여성에게는 기미의 걱정 없이 깨끗한 피부를 그대로 유지하게 된다.
 크림류로 마사지를 했다 해도 강한 태양광선을 받지 않게 되면, 기미가 갑자기 생기거나 짙은 기미는 잘 생기지 않는다. 또 피부가 건성이 아닌 지성이거나 보드라운 피부와 백색계통의 얼굴에는 기미가 잘 생기지 않는다.

변비가 기미의 원인인가?

 기미는 변비가 그 원인이라고 쓴 책이나 기사를 많이 접하게 된다. 하지만 한 마디로 변비와 기미는 아무런 상관관계가 없다.
 변비는 칼로리 중심의 영양관리 식생활에서 나타나는 질병으로서 인체의 소화기 계통의 병 중 항문과 가까운 직장에 생기는 염증이다. 변비는 현대인에게 생기는 병이다. 특히 다이어트를 하기 위해 소식을 하는 젊은 여성들에게 더 많이 발생하는 질병이다.
 소화가 잘 되는 음식을 섭취하면 피부가 아름답고 고와진다는 감언이설에 현혹되어 거친 음식, 즉 섬유질이 많은 음식을 기피하는 여성에게 찾아드는 질병이다. 소화기 계통, 즉 식도에서 위·십이지장·소장·대장·직장 할 것 없이 장 계통은 항상 적절한 운동을 해야만 장 자체의 혈액순환이 잘 되고, 소화기 계통의 기능을 정상적으로 발휘한다.
 그러나 지나치게 소화가 잘 되는 음식만을 섭취하면 그것이 대장·직장까지 오기 전에 거의 소화 흡수되어 항문에 가까운 직장은 항상 할 일 없어져 열중쉬어 상태가 된다. 직장의 근육이 제 기능을 상실하면 굳어지거나 협착이 되어 버린다. 변비는 바로 여기서 시작된다.
 대변은 하루에 한 번은 보아야 장의 기능이 정상화된다.
 이것이 2~3일 또는 4~5일 간격에 1회 정도 하게 되면 직장에 문제가 생긴다. 이것이 지속되면 변비증상으로 고통을

기미와 여드름의 공포 '끝'

받는다. 변비로 고통을 받지 않으려면 1일 1회 정도 규칙적인 통변이 되는 식생활 또는 체질관리가 필요하다.
 여성들은 이 원리를 모르고 높은 칼로리에 소화흡수가 탁월한 영양식만이 여성미 창조의 최고인 줄 알고 이를 선호한다. 변비는 이와 같이 직장의 기능 저하에서 오는 것이다.
 그런데 변비가 기미의 원인이 된다고 주장하는 이들이 많다. 우리나라 여성의 50%가 변비증상이 있고 기미 환자도 그 숫자 이상으로 많으니 그렇게 연결지어 생각할는지 모르나 변비와 기미는 완전 별개의 문제이다.
 변비가 생기면 고통스럽고 스트레스가 쌓여 심적으로 기미 형성세포의 억제작용을 하는 호르몬 분비가 줄어 기미가 생기는데 어느 정도 영향은 있을 것이다. 그러나 변비가 기미 생성의 직접 원인이 아님을 분명히 알아야 한다.
 예뻐지고 싶은 욕망에 고칼로리의 영양식만을 선호하여 변비라는 무서운 병을 얻어 스트레스나 심적 부담으로 연결된다면 이는 이율배반적인 미용효과가 되는 것이 아닐까.
 음식물 중 식물성 섬유질이 여성미용의 안내자임을 알고 우선은 변비가 발생되지 않도록 식생활에 유의해야 한다.

177

생리불순과 기미

생리불순이 기미 발생의 원인이 된다는 설명도 많다. 생리는 여성으로서 엄마가 될 수 있는 자격을 부여받는 생리적 특수 징후이다. 월경은 사춘기에서 갱년기까지 매월 나타나는 자궁으로부터의 출혈 현상이다.

자궁은 매월 수정될 수 있는 난자(卵子)가 착상될 수 있도록 준비를 하게 되는데 수정임신이 되지 않으면 자궁내막의 일부가 박탈되어 출혈이 되어 나온다.

이런 원리를 모르던 옛날 사람들이나 종교적 영향을 받은 과거에는 월경 기간 중의 여성은 부정하다고 하여 이 기간의 성행위는 금기 사항으로 인식되고 그런 생활 관습은 현재에도 뿌리 깊게 남아 있다.

그러나 월경에 의한 출혈은 부정할 것도 없고 성행위를 한다 하더라도 남녀 간에 아무런 피해도 없으며, 그 경혈이 난관(卵管)에 밀려들어갈 일도 없으니 걱정할 일이 못된다.

여성은 대개 12~13세가 되면 초경이 있고 이보다 빠르거나 훨씬 늦어지는 소녀도 있다.

월경은 체중의 감소나 신경성 식욕부진으로 단식이나 편식을 하게 되면 멈추는 때가 있다. 또 젊은 여성으로 체육교사나 발레와 무용 선수, 육상경기 선수 등도 가끔 월경이 멈추는 경우도 있다.

여성의 체질은 항상 체중의 10%가량의 지방분이 필요한데 그렇지 않을 경우는 '에스트로겐'이란 여성 호르몬의 분비가

기미와 여드름의 공포 '끝'

적어져 배란(排卵)이나 월경이 멈추게 된다.
 이런 경우에 간혹 기미의 증상이 나타나기도 한다. 이런 기미는 건강관리만 잘 하여 체중이 회복되면 생리는 규칙적으로 회복이 되고 그에 따라서 생긴 기미도 바로 없어진다.
 월경을 할 때 심한 복통을 느끼는 여성도 있으나 이런 체질은 응혈이 그 원인으로 순조로운 생리가 안 되어 일어난다. 이때 아스피린을 복용하면 응혈현상을 해소하여 생리불순을 억제할 수 있다.
 생리불순으로 일상의 일을 제대로 못하고 매월 1~2일은 고통이 심하여 구토나 설사, 두통, 실신, 피부의 발작 등이 일어나는 수도 있다. 그러나 이것이 모두 기미 생성과 연결된다고 하는 것은 생리적 특성상 모순이 많다.
 어쨌든 이러한 생리불순에서 오는 기미는 화장품 사용의 잘못으로 생기는 기미와 근본적으로 달라서 체력 또는 체질이 회복되면 바로 해소되므로 그리 걱정할 일이 못 된다.

내 사전에 불치병은 없다 II

기미를 제거하는 방법

　기미가 일단 생기면 별의별 방법을 다 써도 좀처럼 벗겨지지 않는다. 기미가 생긴 여성의 고민은 바로 여기에 있다.
　기미는 피부 깊숙한 진피부층의 멜라닌 색소 형성세포에서 자외선을 받아 화학반응으로 생성된 것이므로 피부의 겉 표면에 아무리 신경을 쓴다 해도 없어지지 않는다.
　기미를 제거하기 위해서는 우선 크림류 마사지를 절대로 피해야 하고 피부 조직의 활성화로 혈액순환이 잘 되도록 해야 한다.
　혈액순환이 잘 되게 하자면 피부가 활력을 되찾아야 한다. 크림류로 마사지를 하면 피부세포에 석유류의 기름기가 피부 속에 스며들어 피부의 숨통을 막아 버린다. 피부의 숨통이 막히면 피부의 호흡작용이 억제되어 피부의 노화가 진행된다.
　일반적으로, 기미의 생성 원인으로 피부의 노화를 그 제일로 꼽고 있는 것은 타당성이 있는 진단이라 사료된다. 그러나 여성이 20대부터가 자연적인 피부 노화의 시초가 되는 것이 아니고 이 연령대에 들어서면 화장품(크림류) 속에 함유되어 있는 석유 성분을 계속하여 침투시키는 데서 일어나는 인위적인 피부 노화를 촉진시키고 있기 때문이다.
　따라서 기미 제거의 원리는 피부 깊숙이 축적되어 있는 석유 성분을 밀어내거나 용해하여 밖으로 제거시키는 일이다. 그러자면 피부층 세포의 활력화를 도모하고 신선한 혈액의

기미와 여드름의 공포 '끝'

순환이 잘 되도록 돕는 방법이다.
 피부층의 혈액순환이 잘 되게 하자면 피부에 자극을 주어야 한다. 그 자극은 피부를 가볍게 두들겨 주는 방법이다. 세수할 때 물뺨을 때려 주거나 화장을 할 때, 로션 액이나 유액을 바르고 얼굴의 살갗이 붉은 색이 돌아올 정도로 손바닥으로 가볍게 때려 주면 혈액순환은 촉진된다.
 매일 아침저녁으로 세수할 때마다, 또는 화장을 할 때마다 이러한 처리를 하면 세포의 신생작용도 촉진되어 멜라닌 색소층의 검은 피부를 위로 밀어올리고 그 자리에는 새로운 세포가 형성되고 그 신생세포가 생성되는 상황에 따라 속에서 흰색 반점이 솟아나게 된다.
 이렇게 물뺨 때리는 것을 한 달이고 두 달이고 계속하면 표피층 속에서 흰 반점이 나타나게 되고 이것이 점점 확대되어 기미의 검은 색은 서서히 없어지게 된다.
 혈액순환 촉진으로 신생세포의 활성화를 도모하면 기미 발생 이전의 피부로 환원되어 곱고 예쁜 얼굴을 되찾게 된다는 확신으로 꾸준히 노력하는 것이 현명하다. 그 노력과 기미 제거 정도는 정비례한다는 사실을 알고 실천해야 한다.

홍삼엑기스 마사지로 효과 증진

물뺨을 때려 피부가 불그스름하게 된 얼굴에 홍삼엑기스를 발라 마사지를 하면 피부 조직 속으로 사포닌 성분과 게르마늄 성분을 침투시켜서 피부의 활력을 한층 도와준다.

특히 게르마늄 성분은 피부 조직 속에 산소공급 촉진작용을 하기 때문에 광물성 기름의 축적으로 피부 호흡작용에 장애를 받아 활력을 잃어버린 피부에 신선한 산소공급을 촉진함으로써 활력을 되찾게 하는 작용을 한다.

사포닌은 피부의 신생세포의 생성과 증식을 크게 도와 활력을 잃은 피부의 세포를 서서히 제거하고 그 자리에 신생세포가 생성되게 하기 때문에 홍삼엑기스의 마사지는 피부의 재생·미용·활력을 도와 피부의 탄력을 크게 증진시키는 작용을 하게 되어 기미의 제거·소멸에 큰 효과가 있게 된다.

엑기스 마사지는 다음과 같이 실시하면 좋다.

먼저 세안을 잘 한 다음, 여기에 크림 마사지를 한 때와 같이 얼굴의 몇 군데 엑기스를 찍어 바르고 여기에 양쪽 세 손가락에 따뜻한 물을 묻혀 가며 마사지를 한다.

이때, 끈적끈적한 엑기스를 그대로 문지르면 마사지가 잘 되지 않을 뿐더러 무리하게 하면 피부의 겉 표면이 벗겨져 얼굴의 색깔을 더 검게 변색시킬 우려가 있으므로 물을 자주 찍어 발라 매끈매끈하게 마사지를 한다.

마사지는 1회에 15~20분가량 하고 마사지가 끝나면 물수

기미와 여드름의 공포 '끝'

건으로 엑기스를 닦아내는 정도면 된다. 물수건으로 닦아낸 후에는 로션·유액 등 아무것도 바를 필요가 없다.
 대개의 경우 취침 전에 크림·로션·유액 등을 바르도록 습관화되었고 이것이 피부 관리의 필수조건으로 인식하고 있는 여성들에게는 아무것도 안 바르면 피부에 이상이 있을 것으로 믿는다. 그러나 엑기스 마사지를 하고 나면 피부의 살결은 아기 살같이 보드랍고 윤기가 난다. 그러므로 마사지 후에는 아무것도 바를 필요가 없다.
 엑기스 마사지는 하루에 한 번 취침 전에 하면 되고, 이튿날 아침에는 평상시와 마찬가지로 세수를 하고 크림류를 제외한 가벼운 화장을 하고 활동을 하면 된다.
 엑기스 마사지를 해보면 단 한 번으로 그 효과를 느낄 수 있다. 며칠간 계속하는 동안 얼굴의 땀구멍이 다소 확장되는 경우도 있다. 땀구멍이 커지는 것은 엑기스 마사지를 함으로써 피부 내에 침식되어 있는 불순물을 제거해 주고 여기에 게르마늄(산소공급 촉진제)이 침투되어서 땀구멍이 커지는 것으로 이것은 홍삼엑기스의 마사지 효과가 크게 나타나는 증거이므로 걱정할 필요가 없다.
 일단 마사지 방법으로 치료가 진행되면 그 땀구멍은 차츰 원상회복이 되고 더 조밀한 피부조직으로 형성되어 얼굴 표면은 유리알같이 맑게 투명해지고 윤기가 넘친다. 이렇게 되면 화장발도 잘 받게 되고 값싼 화장품도 피부 화장에 좋은 효과를 거둘 수 있게 된다.

 인삼이 몸에 잘 받지 않는다는 여성이 간혹 있다. 이런 여성의 경우는 홍삼엑기스 마사지를 하게 될 때 얼굴에 좁쌀만한 열꽃이 돋는 경우가 있다. 이럴 때는 이틀 가량 쉬었다가 열꽃이 가신 후에 다시 시작하면 인삼이 피부에 적응되어 곧 엑기스 마사지 효과가 나타나게 된다.

 인삼 체질화를 서둘지 말고 서서히 해 가면 아무 탈이 없게 된다.

여드름 치료 방법의 실제

　여드름 치료제로서 홍삼엑기스(홍삼정)를 선정했다.
　원래 인삼은 만병통치약으로 전래되어 사실상 질병 치료의 영약으로 인식되어 온 것이다. 그 귀한 인삼은 주로 내장기관의 강장제로서 약탕기에 넣고 달여 그 즙액을 음복함으로써 소위 속병이라는 여러 질병이나 허약 체질의 기력 회복제로서 값지게 이용되어 왔다.
　이토록 내복용, 즉 눈에 보이지 않는 속병에 치유 효과가 있다면 눈에 보이는 피부의 질병에도 효과가 있을 것이 아닌가 하는 착상으로 여드름 치료제로 시험하고 활용해 본 것이다. 그 결과 예상이 적중되어 건버짐, 무좀 등 난치의 피부질환에 속 시원한 치료 효과가 있음을 발견하게 되었다.
　여러 가지 인삼제품이 시중에 출하되고 있으나, 그중에서 홍삼엑기스는 6년 근 홍삼을 쪄서 거기서 축출된 즙액을 농축하여 만든 것이므로 이것은 어느 인삼제품보다 탁월한 효과가 있을 것이란 판단이 서게 된 것이다. 이 홍삼엑기스를 여드름이 발생하고 있는 환부에 침투시켜 여드름 균을 박멸하고자 하는 것이 치료법의 원리이다.
　그 구체적인 치료 방법을 설명해 본다.
　첫째로 홍삼엑기스의 성분을 얼굴의 피부 깊숙이 스며들게 하기 위하여 홍삼엑기스를 얼굴에 바르고 마사지를 해야 한다. 마사지를 하기 전에 먼저 비눗물로 얼굴을 깨끗이 닦아낸 후 얼굴에 콜드 마사지를 하듯 홍삼엑기스를 얼굴의 몇 군데에 찍어 바르고 자그마한 접시에 떠다 놓은 따뜻한 물에 세 손가락 가량을 물에 적셔 마사지를 하면 참기름 친 듯 원활하게 마사지가 잘 된다.
 마사지를 하다 보면 수분이 증발되는데 수분이 증발되면 끈끈해져서 마사지가 잘 안 된다. 이렇게 되면 다시 손가락에 물을 칠하여 마사지를 하면 다시 매끈매끈하게 된다.
 이때 끈적끈적한 상태에서 그대로 마사지를 하면 눈에 보이지 않을 정도로 피부가 벗겨지며 상처를 입게 되어 안면이 검게 변색될 염려가 있으니 표피가 벗겨지지 않게 유의하여야 한다.
 둘째로 마사지 시간인데 이는 1회에 15~20분가량 계속하면 된다. 마사지의 시간은 길면 길수록 효과가 크게 나타나는 것이지만 너무 긴 시간을 하면 대단히 피로하게 되니까 이 기준 시간만을 지켜 간다면 치료 효과는 충분하다. 홍삼엑기스는 고약같이 검은 색상이므로 얼굴에 바르고 보면 흑색인종의 얼굴같이 보여 흉측하게 보이므로 여성의 경우는 혼자서 마사지를 하고 끝난 후에 다른 사람의 눈에 뜨이게 하는 것이 좋은 일이다.
 셋째로 마사지가 다 끝나면 따뜻한 물수건으로 닦아낸다. 비눗물로 세수를 하게 되면 피부 속에 침투된 엑기스 성분이 세척되어 나올 염려가 있으므로 세수는 하지 않는 것이 좋다. 이렇게 물수건으로 훔쳐내면 검은 색의 엑기스는 표면상으로는 보이지 않게 되고 성분은 침투된 피부 속에 그대로 남아 있으므로 여드름 균의 활동을 억제하고 끝내는 숨을 죽이게 된다.

 넷째로 이런 마사지 요령은 1일 1회만으로 족하다. 마사지는 낮이건 밤이건 상관없으나, 밤에 할 때에는 마사지 후 세수하지 않고 잠자리에 들면 되고 이튿날 아침에 세수를 하고 평상시와 다름없이 활동을 하면 된다.

 엑기스 마사지 후에는 아무것도 바르지 않아도 된다. 여성의 경우는 피부의 악화 방지라는 생각으로 로션이나 유액 등을 바르는 것이 좋을 것이라 생각하고 있으나, 사실은 안 바르는 것이 더욱 효과적이다.

 다섯째, 1일 1회 마사지 방법으로 치료해 나가는데 경증인 경우에는 7~10일이면 완전 효과가 있고, 중증(中症)인 경우는 10~15일이면 되고, 중증(重症)인 경우는 15~20일 가량이면 효과가 있다.

 문제는 마사지 방법의 정성 여하에 따라 치료 효과에 큰 차이가 생기므로 꾸준히 열심히 하는 것이 좋다.

여드름 치료의 과학적 근거

 인삼은 예부터 만병통치약이라 높이 평가받아 왔다는 것은 인삼이 가지고 있는 여러 가지 신비한 성분과 그 성분들이 인체에 미치는 영향에 따른 질병치료 효과가 있기 때문이었음은 두말할 필요가 없다.
 다만 옛날에는 성분을 분석할 학술적 수준이 정립되어 있지 않아 경험적 효능만으로 전래되어 왔기에 현대 의학의 멸시 대상이 되어왔을 뿐 아니라, 실제 그 응용 범위마저 널리 찾지 못했던 것이다.
 그러나 최근 인삼의 효능이 차츰 널리 알려져 세계 여러 나라에서 그 신비성을 찾아내어 약용작물로서의 가치를 인정하기에 이른 것이다.
 이제까지 밝혀진 인삼의 성분도 많지만, 그 중에서 인삼이 내포하는 대표적 성분으로 사포닌을 손꼽을 수 있다. 그 사포닌 성분이 바로 여드름 균의 제거에 도움을 주는 길잡이가 되고 있는 것이다.
 사포닌은 원래 'Sapona'라고 해서 희랍의 비누라는 말이 원어인데 변형되어 Saponin이란 학술용어로 정착이 되었다. 우리나라 인삼의 Saponin 성분은 약 25종이나 되어 인삼성분 중 압도적인 위치를 점하고 있다.
 홍삼엑기스로 마사지를 하게 되면 Saponin 성분이 얼굴에 분비되어 붙어 있는 기름기를 분해하여 담백한 피부로 조정이 된다.

기미와 여드름의 공포 '끝'

　여드름의 발진물은 여드름 균이 얼굴 피부에 침투하여 기름 덩어리의 집을 만든 것인데, 사포닌은 그 기름집의 벽을 녹여 사포닌은 물론 엑기스에 함유되어 있는 다른 유효성분이 피부의 조직 속으로 용이하게 들어갈 수 있도록 한다.
　여드름집의 벽이 용해되면 엑기스에 함유되어 있는 항생물질, 항 종양성 성분, 피부 조직 속에 산소공급을 촉진시키는 게르마늄 성분 등 다양한 성분들이 피부 속으로 스며들어 여드름 균을 에워싸고 그 세력을 감소시키거나 활력을 잃게 한다.
　여드름 균은 곰팡이 균 중 혐기성 균으로 공기를 싫어하는 성질이 있어 공기가 스며들지 않게 차단하기 위하여 그들 스스로 기름집을 짓고 그 속에서 안주하면서 그 뿌리를 피부 조직 내의 여러 곳으로 뻗쳐 여드름을 확장시켜 간다.
　그러나 사포닌으로 용해된 기름집 벽을 뚫고 게르마늄이란 산소공급 촉진제가 들어가 혐기성의 여드름 서식 환경을 호기성, 즉 공기가 충만한 상태로 조성하게 되니까 여드름 균의 세력이 꺾이게 된다. 그 위에 각종 항생물질과 항 종양성 성분이 복합적으로 뒤덮여 여드름 균이 박멸되는 것이다.
　이것이 여드름을 없애게 하는 간단한 이론인데 현대 의학이나 양약이 여드름을 없애지 못하는 이유는 여드름집을 용해시키는 기작과 여드름 균을 이런 방식으로 소멸케 하는 방법을 몰라 그렇다. 만일 이런 비법을 개발만 한다면 여드름은 그리 어렵지 않게 치유가 될 수 있다.

과로 및 피로와 여드름

 과로도 여드름 생성의 일종이 된다는 설명도 있다. 하지만 이것은 그다지 이치에 맞지 않는 원인 설명이다.
 사람이 세상을 살다 보면 과로할 때도 있고 편할 때도 있는 것이 실제 생활의 사이클이다. 특히 여드름이 가장 많이 생기는 연령대인 젊은 층에서 과로가 극히 심한 생활을 하는 젊은이들을 본다.
 운동선수로 올림픽에 출전을 준비하고 있는 젊은이들은 일반인들의 상상을 초월하는 고된 훈련으로 매일매일 과로의 연속 생활을 하고 있다.
 과로가 여드름의 원인이 된다면 이런 과로 속에서 파묻혀 사는 운동선수들은 몽땅 여드름 대장이 되어 있어야 하지 않을까?
 그러나 서울올림픽이나 바르셀로나에서 금메달을 따낸 우리 선수들의 얼굴에는 여드름의 흉한 모습을 발견할 수 없었다. 우리 선수들만이 아니라 외국 선수들의 얼굴에서도 보기 흉할 정도의 여드름은 구경조차 할 수 없었다.
 과로가 여드름의 원인이라면 편안한 생활을 하는 젊은이들에게는 여드름이 생기지 않거나 생겼다가도 없어져야 할 텐데 여드름 발생이 심한 젊은 층 남녀의 생활을 관찰해 보면 지극히 편안한 생활을 하고 있는 사람에게서도 여드름을 볼 수 있다.
 이런 면을 고려해 보면 과로나 편안한 생활 모두가 여드름

기미와 여드름의 공포 '끝'

발생과는 아무런 상관관계가 없다는 결론을 얻어낼 수 있는 것이다.
 여드름의 발생 원인을 확실히 밝혀 내지 못한 상태에서 그 원인을 설명하라 질문을 하니 고양이 보고 호랑이라 이름 지어 주는 능청거림이나 다름없다.

스트레스와 여드름

　스트레스는 현대병 창출의 요인이 되고 있다는 사실은 잘 알려지고 있다.
　문명이 발달하여 각종 복잡하고 정밀한 기계 기구가 생활 주변을 덮고 있다. 이러한 환경은 생활의 편익성과 함께 정신세계를 둘러싸고 복잡하고 위해한 요소들로 작용한다. 한편 사회생활의 긴장감의 고조, 남들과의 치열한 경쟁 등으로 매일 매일의 정신적 긴박감이 심해지고 있다.
　결국 현대를 살아가는 모든 이들은 스트레스에 싸여 현대의학이 해결을 못 하는 갖가지 질병을 유발하게 되고 그 겹겹이 쌓여 있는 스트레스를 해소한다 하여 술로, 담배로, 신경안정제 등 약품에 의지하게 되어 건강을 더욱 악화시켜 가고 있는 것이 오늘을 살아가고 있는 많은 이들의 생활 실상이다.
　때문에 현대병의 80%는 스트레스에 의하여 생긴다고 의학계에서는 말하고 있다.
　외국의 어느 유명한 의사가 90세를 일기로 세상을 떠나갈 때 남긴 유명한 말이 있다. 그는 존경받는 의사로 일생을 살아왔지만, 자기가 환자들에게 복용케 한 약의 전체 분량은 한 보따리도 안 된다고 했다. 그가 처방하여 환자에게 나누어 준 약은 거의가 밀가루, 쌀가루 등 식물성 분말이었지만 병의 치료가 잘 되었고, 그 때문에 유명해지기도 했다는 것이다.
　밀가루를 주면서 "이 약을 먹으면 당신의 병은 확실히 완치

기미와 여드름의 공포 '끝'

가 됩니다" 라며 정신적 치료를 해줬다는 것이다. 그 의사는 "모든 지병은 정신적 쇠약, 또는 스트레스의 집적에서 오는 것이다"라고 위대한 증명을 남기고 세상을 떠난 것이다. 이 얼마나 멋있고 훌륭한 명언인가. 우리는 깊이 음미할 필요가 있다.

스트레스에 의하여 질병을 유발케 하는 중대한 기능을 하는 것은 뇌하수체와 부신피질이다.

어느 문제로부터 스트레스의 공격을 받으면 뇌하수체는 부신에 지령을 내려 부신피질 호르몬의 분비를 증가시켜 스트레스 반응을 억제하는 강력한 반 쇼크 상황을 일으킨다. 그래서 이때 받은 스트레스는 해소가 되어 일단 진정된다. 제2단계의 다른 스트레스가 닥쳐오면 전번의 강한 항 스트레스 반응이 지배하여 이때의 스트레스에 대하여는 저항력의 감소로 무기력 상태가 되고, 또 제3의 다른 스트레스가 밀려오면 거의 저항력을 잃어버려 생명의 위협마저 느끼게 된다.

스트레스로 죽어간 동물의 시체를 해부해 보면 동맥의 경화, 심장과 신장의 중대한 장해가 발생하고 있었음을 발견하게 된다. 관절염이나 류머티즈염에 흡사한 병증을 나타낸 경우도 있다.

이와 같은 병증이 생기는 것은 뇌하수체나 부신에서 상출되는 성장 호르몬이 지나치게 많이 쌓여져 그 원인으로 생기는 증상이라 했다.

어쨌든 정신적인 스트레스에 의하여 생겨진 피로는 육체적 노동에 의하여 생긴 피로보다 그 회복시간이 2배 이상 걸리게 된다.

이와 같이 스트레스는 내분비액의 증가·생성·억제 등에 의하여 생체의 활동과 직결되는 것이지, 피부질환인 여드름의 발생과는 아무런 관계가 나타나고 있지 않다는 것이 현대 과학의 설명이다.

따라서 스트레스가 여드름의 원인이 된다고 하는 것은 이와 같은 과학적인 범주를 떠난 제멋대로의 어설픈 원인 설명에 불과한 것이라 생각해야 한다.

기미와 여드름의 공포 '끝'

세안 부족과 여드름

　세안 부족이 여드름의 원인이 된다고 하여 여드름 환자가 하루에도 3~4회 가량 세안하는 것을 여러 번 보았고 또 듣기도 했다.
　여드름은 접촉성 피부질환이기 때문에 외출했다 돌아오면 세수를 하는 것이 좋고 그렇게 하면 여드름에 걸릴 확률은 적어질 수도 있을 것 같다.
　그러나 일단 걸려 있는 여드름은 아무리 세수를 여러 번 한다 해도 치료 효과는 전혀 없다.
　여드름은 백선균이란 곰팡이에 의하여 생기는 것이고 일단 생긴 여드름은 피부 깊숙이 뿌리를 박고 있기 때문에 세안을 아무리 정성들여 해도 그 뿌리를 제거할 수도 없고, 그렇기에 아무리 세안을 자주 해도 치료 효과는 전혀 없는 것이다.
　얼굴에 묻어 있는 먼지나 때를 벗겨 내면 여드름이 안 생기고 세안을 게을리 해서 그대로 두면 여드름이 생긴다면 먼지가 많은 일터에서 일하는 사람들 중 여드름 범벅이가 되지 않을 사람이 없을 것이다.
　또 깨끗한 환경에서 일을 하는 근로자는 여드름이 안 생겨야 될 텐데, 이 역시 실제와는 맞지 않는다.
　오래 전에 우리 집 막내 녀석이 하루에 3~4회씩 세안을 하는 것을 발견하고는 그 이유를 물었더니 인삼비누로 자주 세수하면 얼굴에 생겨 있는 여드름이 없어진다 하기에 세수를 자주 한다는 대답이었다.

그 아이는 몇 달째 계속 그런 세안을 해왔는데도 여드름이 줄기는커녕 오히려 여기저기 새로 여드름이 자꾸 돋아난다는 짜증스러운 푸념을 하고 있었다.

그 말이 옳은 것이다. 세안을 잘 하고 못 하고에 따라 여드름이 생기고 없어지는 것과는 아무 상관성이 없다는 사실을 알아야 한다.

불규칙적인 생활과 여드름

'불규칙적인 생활이 여드름 발생의 원인이 된다,' 라고도 한다. 사람이 살다 보면 규칙적인 생활만을 할 수 있는 것이 아니다.

때로는 늦잠을 잘 수도 있고 때맞춰 식사를 하지 못하는 경우도 많고 피로할 때가 있는가 하면 편안할 때도 있을 뿐만 아니라 때로는 밤새워 공부나 일을 할 수도 있다. 어린 학생들에게 엄마나 선생님이 마련해 준 생활 시간표대로만 살아가게 하는 것이 여드름과 상접하고 있는 연령대인 젊은 이들의 실생활이다.

그렇다면 그런 시간표대로 정확히 살아가는 사람은 여드름 발생이 없고 반대의 생활자는 여드름이 생긴다는 것일까?

여드름 발생이 많은 중년 부인이 자기는 가정생활을 꾸려가다 보면 일정 시간표대로의 규칙적인 생활은 도저히 할 수 없으므로 여드름은 내 인생에 있어 불치병이 되는 것 아니냐는 푸념을 했다.

이렇게 잘못 진단한 여드름의 생성 원인 때문에 좌절의 일생을 살아가게 한다는 것은 일종의 죄악이다. 불규칙적인 생활이 생체 기능에 어떠한 영향을 주어 그것이 여드름 발생과 어떤 관계가 되고 있다는 과학적인 근거를 밝혀줘야 하는데, 그것을 못 하고 주먹구구식 해명으로 넘겨 버리면 여드름 퇴치는 영영 할 수 없다는 충격을 받게 할 뿐이다.

호르몬 분비의 불균형과 여드름

 호르몬 분비의 불균형은 내분비 기능 장애에서 일어나는 증상이다.
 내분비계는 신체의 대사작용을 조정함으로써 체내의 기능을 일정하게 유지하게 하며 몸체가 주변 환경의 변화에 대응할 수 있도록 하는 기능을 발휘하게 한다.
 내분비계는 10개 정도의 내분비선으로 되어 여기서 각종 호르몬을 생성한다. 생성된 호르몬은 혈액을 타고 신체의 각 부분에 보내져 거기서 활동을 자극하거나 정지시키는 생화학적 성분이다.
 특히 호르몬 분비선의 중요한 역할을 하는 뇌하수체에서 생성되는 호르몬은 성장 호르몬, 갑상선 자극 호르몬, 젖산 자극 호르몬, 성선 자극 호르몬, 부신피질 자극 호르몬 등이 있는데 성장 호르몬은 뼈의 생육성장을 촉진하여 몸체의 성장을 조정하는 역할을 한다.
 갑상선 호르몬은 갑상선을 자극하여 그 호르몬이 생성되고 젖산 자극 호르몬은 유방의 젖산에서 젖의 생성을 촉진하는 기능을 한다.
 성선 자극 호르몬은 생식과 기타의 성적 행위에 극히 중요한 역할을 하는 성선, 즉 남성의 고환과 여성의 난소에 영향을 준다.
 만일에 뇌하수체에 종양 등 이상이 생기면 심한 호르몬 부족 상태가 되어 고환이나 난소에서 생성되는 호르몬 분비

기미와 여드름의 공포 '끝'

부족으로 성 기능이 현저히 저하되며 시력 저하, 두통, 수면이나 성욕에도 영향을 준다.

뇌하수체의 성선 자극 호르몬의 분비가 불량해지면 남녀 다같이 성선이 현저히 위축되어 남성의 경우는 정자의 생성이 중지되어 성욕이나 성교 능력이 떨어지며 사정 양도 현저히 감소된다. 또 얼굴에는 수염도 나지 않고 체모도 감소될 뿐 아니라 체중 감소, 근육의 쇠약증이 생기기도 한다. 이런 증상은 테스트론 호르몬 주사 요법으로 쉽게 회복될 수 있다.

여성의 경우 뇌하수체에 이상이 생기면 대개 배란이 안 되고 에스트로겐 호르몬이 부족하면 불임증으로 이어질 수가 있다. 또 에스트로겐 호르몬 부족이 되면 질의 점막이나 유방의 조직이 위축되고 성욕이 감퇴되며 절정 반응이 둔해지기도 한다.

반대로 뇌하수체 호르몬이 과다해지면 두통이나 시력장애가 되며 얼굴에 표면이 거친 기복이 생기거나 두개골이 비대해져 턱이 돌출되며 손발이 커지기도 한다. 이것이 사춘기 이전에 오면 거인증이 되고 뼈의 장골이 과다 성장을 하여 병적 장신증이 되기도 한다.

이러한 장애가 있는 여성은 대개 월경불순이 되거나 중지되기도 하며, 성적 충동이 저하되기도 한다. 또 황체 자극 호르몬이나 최유 호르몬 분비의 수준이 높아져 젖의 생출량이 많아지기도 한다.

 한편 랑게르한스섬의 β세포 즉 인슐린 호르몬의 분비선이 막히면 체내의 탄수화물 대사 기능이 떨어져 당뇨병에 걸리기도 한다.

 그 외에 부신피질에서 분비되는 호르몬은 6종류의 활성 호르몬이 있는데 그중에서 잘 알려진 것은 코티슨이란 호르몬이다. 이 호르몬은 전분질이나 단백질, 지방질이 포도당으로 변화되게 조력하여 혈액 중의 포도당을 증가시켜 체력을 증진시킨다.

 또 부신 호르몬의 부족은 피로, 체중 감소, 저혈압, 피부 색소의 증가, 식욕 부진, 구역질, 복통, 성격의 변화 등에 영향이 있다. 특히 여성에 있어서는 체모의 감소가 염려되기도 하고 때로는 성욕의 현저한 감소도 있게 된다.

 성 호르몬 분비선의 이상 현상은 남성에 있어서는 2개의 고환, 여성에 있어서는 2개의 난소에서 일어난다. 이들 호르몬 분비선은 정자 또는 난자를 생성하나 성 호르몬도 생성한다.

 남성 호르몬은 총칭하여 안드로겐이라 하며 이것은 고환에서 생성되는 주요한 남성 호르몬이다. 이 호르몬은 굵은 목소리의 변성, 수염, 남성적인 체구를 만든다.

 난소는 여성 호르몬인 에스트로겐을 만든다. 에스트로겐은 유방의 성장과 유두의 크기, 월경의 주기성 등을 조절한다.

기미와 여드름의 공포 '끝'

 이상에서 보듯 체내의 호르몬은 생체 기능의 조정 역할에 크게 작용하는 것이어서 이것이 불균형 분비가 되었다 해서 피부 질환의 일종인 여드름 발생과 관계가 있다는 것은 잘못된 지적이요, 진단이다.
 필자가 수많은 여성과 남성들의 여드름을 치료하여 얻어진 결과에서 볼 때, 호르몬의 불균형은 여드름 생성과의 상관관계가 전혀 없다. 여드름 환자 중에는 내분비 기능 장애로 고통을 받고 있지 않은 사람이 대부분이었기 때문에 그런 결론을 얻어낼 수 있게 된 것이다.
 설령 내분비 장애가 있는 사람의 경우 그런 증상을 고치지 않았어도 여드름은 쉽게 고쳐질 수 있었다는 점에서 호르몬 분비의 불균형은 여드름 발생의 원인이 되지 않는다는 결론을 얻어낼 수 있었다.

당분 과다 섭취와 여드름

 당분 섭취가 여드름 발생이 된다는 설도 맞지 않는 이론이다. 우리가 매일 섭취하고 있는 밥이나 면류, 채소 등에 함유되어 있는 함수탄소는 모두 소화기 내에서 당분으로 분해되어 장으로부터 흡수, 혈관을 통하여 몸 전체의 조직 속에 공급된다.
 그러니까 당분이 되었건 전분질이 되었건 간에 일반 포도당 또는 과당으로 분해되어 흡수되기는 마찬가지이다. 식사를 많이 한 사람은 여드름이 생긴다는 이론이라면 비만증이거나 비대한 사람은 여드름이 생겨 있어야 할 것 아닌가?
 당분 과다 섭취가 여드름의 원인이 된다고 해서 젊은 여성들은 당분 섭취를 금기시하고 있는 것이 일반적인 경향인데, 당분 섭취의 억제가 피부미용에 효과적이라는 학설도 과학적 근거와 일치되지 않는 원인의 하나이다.
 당뇨병 환자들에게 당분이 당뇨병의 원인이라서 설탕의 섭취를 일체 금지시켜 오히려 뇌 조직 내 당분 결핍으로 혼수상태를 야기시키고 때로는 위태로운 상태로까지 몰고 가는 처방과 다를 바 없다.
 당뇨병이 설탕의 과다 섭취에서 생기는 병이 아닌데도 엉뚱한 설명으로 오히려 당뇨병 환자의 건강을 더욱 악화시키는 것처럼 여드름이 당분의 과다 섭취에 문제가 있다는 처방을 하거나, 이를 믿고 그대로 실행하면 건강에 지장만 있을 뿐 여드름 치료에는 아무런 도움이 되지 않는다.

기미와 여드름의 공포 '끝'

기름진 음식과 여드름

 기름진 음식을 섭취하면 여드름이 생긴다는 설명도 많다. 체력 유지를 위해 기름기를 안 먹을 수도 없고, 여드름이 두려워 기름기를 먹을 수도 없다. 물론 여드름 환자가 닭고기·돼지고기 등 기름진 육류의 섭취가 많으면 얼굴에서 유지 분비량이 증가된다. 이때 지방분의 분비와 함께 여드름 발생 부위도 함께 부풀어 여드름이 심하게 느껴질 수 있다.
 그러나 그런 유지 식품이 여드름 균 발생을 증대 촉진시키는 것은 아니다. 여드름 때문에 막혀 버린 피지선에 기름기가 축적되어 여드름 자리가 심하게 노출되는 것뿐이다.
 체내의 지방분은 반드시 동물성 지방분의 섭취로만 축적되는 것이 아니다. 체내에서는 함수탄소도, 단백질도 필요에 따라 지방분으로 전환되어 지방대사 작용을 하게 된다. 초식동물인 소가 풀만 뜯어 먹어도 체내에 기름기가 생성되어 에너지원으로 활용하고 있는 것과 다를 바 없다.
 이런 면에서 고찰하면, 여드름은 섭취하는 음식물 전체가 여드름이 될 가능성이 높다고 인정되어야 하며, 푸줏간 주인이나 닭고기·돼지고기·설렁탕·곰탕·불고기와 인연이 깊거나 이런 음식을 선호하거나 비만 체질을 소유한 모든 이들은 한결같이 여드름 환자가 되어 있어야 할 일이다.
 그러나 결과는 그것이 아니란 걸 살펴보면 기름진 음식이 여드름 발생을 부추긴다는 설은 일종의 피상적 추측에 불과하다.

변비와 여드름

우리나라 여성의 50%가 변비 환자라는 통계가 나와 있는 것을 보면 변비는 국민 건강을 좀먹는 고질병이다. 여성뿐만이 아니고 남성들에게도 역시 변비 환자가 매년 증가되는 추세이다.

이것은 어려서부터 우유·버터·치즈·계란·아이스크림·초콜릿·라면 등의 식생활로 바뀌면서 증가되는 체질병이다. 칼로리 중심의 영양식 습성이 식물성 섬유질 식품을 몰아낸 필연적 결과인 것이다. 채식을 멀리하면 변비는 따라붙는 병이므로 채식과 변비는 상관성을 가지고 있다.

변비는 직장의 기능 이상에서 오는 질병이다. 직장은 채식을 게을리 할 때 그 기능이 약화되어 용변 시에 배변 역할 즉, 밀어내는 힘이 떨어져 생기는 것이다. 이 직장의 기능이 떨어졌다고 해서 여드름이 생긴다는 것은 목욕을 하지 않아 생긴 때가 몸의 이가 되어 나온다는 역설과 같은 것이다.

오히려 변비는 치질의 원인이 된다면 이는 적중되는 말이지만, 변비가 여드름 생성의 중요 원인이 된다고 말하는 것은 너무 성급한 결론이 아닌가 싶다.

변비가 있으면서 여드름이 없는 경우가 얼마든지 있고, 여드름이 있으면서 변비가 없는 경우가 많다는 사실은 변비와 여드름은 인과관계에 있지 않다는 증거인 것이다.

편식·과식과 여드름

우리가 일상 필요로 하는 3대 영양소가 있다. 탄수화물·단백질·지방이 그 요소임을 모르는 이가 없다. 여기에 비타민, 염류를 합하여 5대 영양소라 한다.

편식이라면 이들 영양소 중 어느 한 가지의 요소를 결핍되게 섭취하는 뜻인가. 콩나물은 먹되 숙주나물은 안 먹는 등의 식품 선호도를 설명하는 것인지 기준이 모호하다. 소고기는 먹되 개고기는 안 먹는다는 것도 편식의 일종인지 분간하기 어렵다.

사람은 누구나 음식물의 선호 성향이 있게 마련이다. 먹고 안 먹는 음식의 종류가 많다. 엄격히 따져 이런 습성이나 기호성을 편식이라 한다면 인스턴트식품을 비롯한 식품의 다양화 시대에 살고 있는 우리로서 편식을 안 하는 사람이 없을 것이고 그렇다면 여드름에 걸리지 않을 사람이 없을 것 같다.

그러므로 편식을 여드름의 중요 원인으로 내세운다는 것은 배가 아픈 사람보고 배꼽에 고약 바르지 않아서 그렇다는 이치와 다를 바 없다.

과식도 마찬가지다. 일상생활을 하다 보면 평상 기준량보다 양이 많아질 수도 있는 것이고, 사람에 따라 식사하는 양의 과소가 있게 마련인데 이때 과식 성향의 사람은 여드름이 잘 생긴다고 진단한다면 믿어줄 사람이 없을 것 같다.

술·담배와 여드름

 여드름 발생과 치료법을 읽어보면 반드시 술·담배 얘기가 등장한다. 술을 마시면 여드름이 생기고 또 담배를 피워도 여드름의 원인이 된다는 설명이 많이 나온다.
 사실인가?
 우리나라의 음주 인구는 국민 전체의 반수가 넘고 1인당 술의 소비량은 세계 상위권에 들어서 있다.
 담배 인구도 1,200만이나 된다고 한다. 1인당 흡연 양도 세계 정상급에 있다는 통계를 본다면 우리나라 여드름 환자는 세계 으뜸이 되어야 할 형편이다.
 그러나 사실은 그렇지가 않다. 그렇다면 술·담배가 여드름의 원인이 된다는 설명은 설득력이 없다.
 엄격히 따져 술은 여드름과 상관성은 전혀 없다. 만일 음주의 정도가 여드름 발생과 밀접한 관계가 있다고 한다면 요릿집이나 음식점에서 술시중을 들어 음주객과 함께 술을 듬뿍 들이마시는 젊은 여성들은 여드름투성이가 되어야 할 것 아닌가.
 술은 일단 마시게 되면 장에서 흡수되어 간으로 이송된다. 이송된 알코올은 일단 분해되어 폐를 거쳐 심장으로 이송되어 여기서 혈관을 타고 신체의 조직 속으로 퍼져 나가는데 이때 얼굴이나 몸 전체의 피부 색깔이 다홍색으로 변하는 사람이 많다.

기미와 여드름의 공포 '끝'

어떤 사람은 적은 양으로도 붉어지는가 하면 많은 양으로도 잘 붉어지지 않는 체질이 있다. 이것은 술의 강약에서 오는 증상이 아니고 알코올이 간장에서 분해될 때 생성되는 '아세트알데히드'와의 관계에서 나타나는 증상이다.

알코올 분해과정에서 생성된 아세트알데히드는 교감신경이란 자율신경을 자극해서 안색이나 몸체의 피부색을 일시적으로 붉게 변화시킨다. 때로는 얼굴을 창백하게 변색시키거나 심장을 뛰게 하기도 한다.

원래 대주가가 되면 아세트알데히드의 양은 증가하지 않아 붉어지지 않으나, 반대로 많이 마시지 못하는 사람은 적은 양으로도 그 양이 많아져 취하게 된다. 이것은 간장이 약하거나 강해서 나타나는 증상이 아니고 아세트알데히드의 분해 생성량의 차이에서 나타나는 것이다. 다만 알코올의 다량 음주가나 습관성 주벽이 있는 체질은 간장에 많은 지장을 주게 된다.

간장은 사람의 내장의 장기 중에서 가장 큰 것이어서 그 무게가 1kg 가량 된다. 여기서 우리가 섭취하는 모든 음식의 자양분은 분해되고 유독 성분은 해독을 시켜 순환이 되게 한다.

최근 알코올에 의한 간장질환 환자가 급격히 증가되어 간장 질환으로 사망하는 수만 해도 세계 최고의 수치를 기록하고 있다.

알코올에 의하여 간장을 약화시키면 신체의 모든 기능에도 장애를 받아 정상 활동에 큰 지장을 받게 되는 것이지, 그 장애가 여드름에 직접 영향을 끼치는 일은 없다.

 간장의 기능이 악화되면 피부의 색깔에 변화가 오거나 붉은 반점이 생기는 경우가 있으나, 이것이 여드름으로 발전되는 일은 없다는 것을 인식해야 여드름의 예방과 치료가 가능해진다.

 담배도 똑같은 이치다. 담배 연기가 여드름 균의 발생을 촉진시킨다는 임상학적 역학적 실험통계는 지금껏 한 편도 나와 있지 않다.

 다만 여드름의 발생 원인을 잘 모르고, 또 그 치료 방법을 모르니 적당히 떼어 붙인 원인 설명에 불과함을 알아둘 필요가 있다.

제3부
불치병 치료

구연산을 복용하면 피가 맑아지고 면역
기능이 강화되어 순환기 계통의 질병에는
만병통치약이라 할 정도의 신비성을
가지고 있는 것이다. 그래서 필자는
구연산을 신비의 영약으로 믿고
평생 애용하면서 만인의 건강을 위해
지혜를 모아 도와주고 있다.

당뇨병의 치료법

 모든 질병이 다 그러하지만 병을 고치자면 먼저 그 원인을 찾아내야 하는 것이 치료의 순서요 정석이다. 그러니까 원인을 모르고 치료한다는 것은 모두 엉터리요 거짓이다.
 이제까지 우리가 당뇨병을 못 고치고 있다는 것은 그 원인을 확실히 모른 채 고쳐 주겠다고 대들어 온 무모함 때문이다. 지금 당뇨병을 병원에서 못 고치고 있으니 어중이떠중이 나서서 고쳐 주겠다며 여러 가지 방법으로 환자들을 현혹시키고 있다. 그래서 병은 한 가지인데 약은 백 가지란 말이 떠돌고 있다.
 그러니까 이제까지 우리가 알고 있는 당뇨병에 관한 상식과 고정관념을 말끔히 씻어 버리고 여기서 설명하는 원인과 치료법을 받아들여야 당뇨병을 완전히 퇴치시킬 수 있게 되는 것이다.
 실제 우리 주변에서 보면 당뇨병에 관한 책도 엄청나게 많이 쏟아져 나와 있다. 그런 책들을 읽어보면 의사들이 말하는 내용과 엇비슷한데 다만 몇 가지 살을 더 붙이거나 짜깁기, 조립한 방법이 다소 다를 뿐이다. 이런 책을 읽고 당뇨병을 고치겠다는 것 자체가 한심한 일이요 어리석은 짓이다.
 몇 해 전에 중소기업을 경영하는 어느 사장이 심한 당뇨병 때문에 그 기업체와 가족을 버리고 치료를 위해 깊은 산 속으로 들어갔다. 이때, 시중 서점에 나와 있는 당뇨병에 관한 책 20여 권을 사 가지고 가서 탐독하며 그 책들에 나와 있는 여러 가지 치료법을 다 해 보았으나 6개월이 지나도 하등의 차도가 없고 오히려 당뇨병은 악화되어 고심하던 중에 그 모친께서 사 보낸 나의 졸저 「건강혁명」을 보고 그대로 실천해 보았더니 10일, 20일, 날이 갈수록 호전되는 것을 느끼게 되어 이것이 진짜 치료법이구나 하며 기왕에 구입해 온 당뇨병 책을 모조리 불태워 버렸다는 소식이 전해져 오기도 했다.

남의 질병을 고쳐주겠다는 사명감이 있다면 그 내용에 진실이 담겨 있어야 한다. 진실을 가장하고 엉뚱한 약품을 팔 목적이거나 단순히 사람을 웃기며 코미디식 건강론으로 인기를 모으려 한다는 것은 건강의 탈취 또는 간접 살인행위와 다를 바 없으므로, 이런 것들은 우리의 힘으로 퇴출을 시켜야 할 일이다.

필자는 당뇨병의 원인과 치료법을 연구하기 위하여 20여 년간을 투자해 오면서 시중에 나와 있는 당뇨병 책을 모조리 읽어 보았다. 그러나 그것들이 모두 엉터리라는 사실만 확인했을 뿐, 진정한 원인과 치료법을 발견하지는 못했다.

한편 병원에서 말하는 치료법도 보면, 운동요법과 식이요법, 약물요법의 3가지가 있으나 이것도 전혀 당뇨병의 치료에 도움이 되지 않는다. 그러기에 당뇨병 환자가 그리 많고 불치의 당뇨가 되어 있는 것이다.

당뇨병의 원인은 인슐린 샘구멍을 동물성 기름기가 막아 생긴 질병이니까 그 막힌 구멍을 뚫어 주면 되는 것이다. 그 뚫

불치병 치료

는 방법은 췌장 내에 집적되어 있는 동물성 지방질을 씻어내면 되는 것이다.

우리 몸의 살갗에 묻어 있는 기름기를 닦아 내려면 세제를 사용해야 한다. 그런데 췌장 안에 집적되어 있는 기름기는 어떤 세제를 써야 할 것인지 의문이다. 실제 세탁비누, 세숫비누, 하이타이 등의 세제는 먹을 수 없으니 먹을 수 있는 비누 성분을 선택해야 한다.

필자는 그 먹을 수 있는 성분을 찾아냈다.

그것은 Saponin 즉 먹을 수 있는 비누성분인 것이다. 원래 Saponin 이란 말은 Sapona 라는 희랍어에서 나온 말이다. 그 Saponin 은 인삼 즉 홍삼 엑기스에 많이 함유되어 있으므로 홍삼 엑기스를 복용하면 비누를 복용하는 결과가 될 것으로 믿고 여러 번의 임상 실험을 해 본 결과 그것이 적중되기에 이른 것이다.

그 홍삼 엑기스를 1회에 5g씩 1일 5회, 그러니까 하루에 25g 가량을 3시간 간격으로 집중 복용토록 해 보니, 보통 2-3개월이면 혈당치가 정상으로 내려가서 당뇨병이 완치되기에 이른 것이다.

체질에 따라 병세에 따라 늦으면 5-6개월 가량 걸리는 경우도 있고 빠르면 2개월 정도에서 완치가 된 경우도 있었다. 그 유명한 류달영 박사와 과거에 문교부 장관을 지낸 민 모 씨도 이 방법으로 꼭 2개월 만에 완치가 된 것이다.

단, 여기서 주의할 것은 홍삼 엑기스 복용 중에는 동물성 식품의 섭취를 완전히 금지해야 하고, 홍삼 엑기스 복용 방법을 그대로 잘 지켜야 한다는 것이다. 만일 이 기준을 지키지 않으면 10년을 복용해도 못 고치게 되는 것이다.

당뇨병의 재발 가능성

　당뇨병이 일단 치료가 되면 재발이 되어서는 안 된다. 이런 말은 하나마나한 소리이다. 그러나 잘못하면 재발되는 경우가 많아서 하는 소리이다. '잘못한다'는 것은 동물성 식품의 과다 섭취의 재탕인 것이다.
　당뇨병이 동물성 식품의 과다 섭취에 의한 췌장의 인슐린 샘구멍의 막힘에서 일어나는 질병이라는 사실일진대, 치료가 된 후에 다시 동물성 식품의 과다 섭취가 되면 또다시 췌장의 샘구멍이 막히게 됨은 설명의 여지가 없다. 막혀서 인슐린의 분비가 안 되면 당뇨병이 재발되기에 이른다. 그러므로 완치가 된 후에도 동물성 식품의 과다 섭취는 삼가야 한다.
　동물성 식품은 고기뿐만이 아니다. 생선도 마찬가지이다. 고기를 먹지 말라 하니 이번에는 생선으로 돌아가는 이가 많다. 생선도 물 속에 사는 동물, 즉, '물고기'이므로 일반 고기류와 하등 다를 바 없다.
　여기서 주의를 환기시키는 관점에서 동물성 식품의 종류를 열거해 본다.
　고기(개고기, 오리고기, 닭고기, 염소고기 포함), 생선, 우유, 계란, 버터, 치즈, 햄, 소시지, 라면, 자장면, 아이스크림, 초콜릿, 피자 등으로 우리들 현대인들이 좋아하는 음식들이다. 이런 말을 하면 당뇨병 환자가 좋아하는 것들만 골라 먹지 못하게 한다는 불평이 터져 나온다. 여기에 어느 대학 교수는 "그렇다면 풀만 먹고 살라는 말이요?" 하며 비웃는 분도 있었다.

우리는 동물성 식품만이 최상의 음식인 줄 알고 있으나 쌀밥, 보리밥, 잡곡밥, 콩, 두부, 밀가루 음식, 묵, 떡, 콩나물, 산채, 미나리, 더덕, 도라지, 버섯, 과일, 설탕, 꿀, 미역, 김, 다시마 등 얼마든지 좋은 음식이 많은데 "왜 이런 것들이 풀이냐?" 하며 설명을 하면 고개를 떨군다. 또 고기 안 먹고 힘을 쓸 수 있느냐는 불평객도 많다.

 옛날 어른들은 고기 안 먹고도 그 힘든 농사를 다 지어왔고 산에 사는 승려들도 고기 안 먹고도 그 높은 산을 오르내리고 있지 않느냐며, 우리들의 식생활 습관을 고쳐야 한다고 줄기차게 설득하여 오고 있다.

 실제 옛날의 식생활에 있어 고기는 일 년에 한두 번 명절 때나 먹어 왔고 또 고기를 먹는다 해도 밥반찬 정도로 먹어 왔는데 지금은 거꾸로 고기가 주식이고 밥은 고기 반찬 정도로 전환되고 있으니 대체적으로 주육종채(主肉從菜) 식의 식생활로 바뀌었다.

 그래서 지금은 고기 안 먹으면 영양실조가 되어 큰 일 나는 줄 알고 있다. 너무나 잘못된 식생활 습관이다.

 나의 은사 류달영 교수의 경우 당뇨병이 다 고쳐져 기뻐하던 중, 어느 날 이웃집의 노시인 친구가 큼직한 녹용을 선물해 왔다며 자랑하고 있었다. 나는 깜짝 놀라 교수님 그 녹용 잡수시면 당뇨병, 고혈압이 재발될 것이니 절대로 잡숫지 마시라며 극구 만류를 했다.

불치병 치료

 그러나 교수님은 나의 권유를 무시하고 단골 한의원을 찾아가 진맥을 하고 한 달치 보약을 지어 왔다는 것이다. 그 보약을 정성껏 복용하기 시작한 보름 후에 내게 다급한 연락이 왔다. 갑자기 손이 떨리고 힘이 없어 매일같이 써 오던 원고도 쓰지 못하게 되었다는 것이다.
 선생님 그 보약 때문으로 판단되니 그 한의사에게 전화하여 사정을 말씀드려 보라 했더니, 그 한약을 즉시 중단하라는 연락이 왔다 한다. 확실한 진맥을 하고 지어 준 그 보약인데 왜 중단하라는 것이었을까.
 당뇨병이나 고혈압의 전력이 있는 사람에게 녹용이 해롭다는 것을 한의사가 모르고 있었고 그것이 혈류에 어떤 장애를 주고 있는지를 전혀 모르고 있었기 때문이라고 믿을 수밖에 없다.
 류 교수는 녹용으로 지어 준 보약 때문에 당뇨병과 고혈압이 재발된 것이다. 그래서 나는 당뇨병 치료제인 홍삼엑기스 일 개월 분을 드리면서 복용케 하여 완전 회복이 되도록 하고 그 남은 보약은 허약 체질의 다른 가족에게 주도록 권유를 했다. 또 나의 친구 중에 당뇨병 환자가 있었는데, 그도 나의 치료 원리대로 치료를 잘 해 가더니만 몇 달 후 다시, 당뇨병이 개선되지 않고 있다는 소식이 전해져 왔다.
 "고기 또 먹었군?" 하니 고기는 절대로 안 먹었다기에 "생선은?" 하니까 고기 대신 생선을 먹었다는 것이다. "생선은 고기 아닌가?" 했더니 "생선도 고기여?" 하는 것이다. 생선도 동물성 식품이기에 고기류에는 틀림이 없다는 사실을 알려 주었다.

 어쨌든 당뇨병에는 동물성 식품은 절대 금물이다. 이런 원리를 모르면 당뇨병에서 해방되지 못하게 되는 것이다.

고혈압의 원인과 치료

현대의학에서 말하는 고혈압의 원인이라 하는 유전성, 스트레스, 짜고 매운 음식의 섭취 등이 실제로는 고혈압의 원인이 되지 않는다는 사실은 설명한 바 있다.

그 외에 운동부족, 과로, 술, 담배, 신장 기능의 악화 등도 모두 고혈압의 원인이 되는 것은 아니다. 의사들의 말대로 운동부족이 고혈압의 원인이 된다면 역으로 운동을 하면 고혈압도 치료가 된다는 원리가 아닌가. 그러나 아이러니하게도 등산 애호가나 골퍼, 조기 축구회원, 수영, 조깅 실천가와 각종 운동단체의 감독이나 코치 가운데 고혈압 환자가 대단히 많다는 것은 이미 세상에 널리 알려져 있는 사실이다.

또 과로도 비슷한 원리이다. 올림픽에 출전하기 위하여 1년 내내 피나는 훈련을 받고 있는 선수촌의 운동선수들은 매일매일의 고된 훈련으로 과로에 지쳐 있다.

그런 과로 없이는 올림픽 선수로 선발되지 않는다. 과로가 고혈압의 원인이 된다면 그런 운동선수들은 모두 고혈압 환자가 되어 있어야 하나 실상은 전혀 그러하지 않다.

또 술, 담배도 고혈압과는 전혀 상관성이 없다. 술, 담배가 고혈압의 원인이 된다면 술, 담배를 전혀 하지 않는 목회자나 그 가족, 그리고 교인들과 평생 술, 담배 근처에 가 보지 못한 여인들은 고혈압이 전혀 없어야 할 것 아닌가. 그러나 그런 분들 중에도 고혈압 환자가 의외로 많다.

현대의학에서는 고혈압의 원인을 이와 같이 이해되지 않을 여러 가지 요소를 들어 설명하고 있다. 그러나 앞서도 설명했듯이 모든 질병의 원인은 단 한가지로 집약이 되어야 한다.
 그런데 고혈압의 원인을 여러 가지로 나열해 놓고 있다는 것은 확실한 원인을 모른다는 증거인 것이다. 이런 사실을 알고 보면 우리는 얼마나 엉터리 건강론에 속고 있는지 알 수 있는 일이다. 이와 같이 속이고 또 속고 있으면서 고혈압과 같은 간단한 질병 하나 고치지 못하고 관 속까지 가지고 가게 되는 불안 속에서 살아가고 있는 것이다.
 그렇다면 고혈압의 진정한 원인은 무엇일까? 한 마디로 모세혈관의 직경이 좁아진 데 그 원인이 있다. 이 사실만 알고 있다면 고혈압은 자동 해결이 난다. 모세혈관의 직경이 좁아지는 원인은 우리가 매일 즐겨 섭취하고 있는 동물성 음식이 체내에서 기름기로 전환되어 모세혈관의 내벽에 부착되기 때문이다. 많이 부착되어 있으면 혈압이 크게 오르고 적게 붙어 있으면 적게 오르는 것이다.
 우리의 몸 전체에 분포되어 있는 모세혈관의 정상적인 내벽의 직경은 0.008㎜이나 여기를 흘러가고 있는 적혈구의 직경은 0.006㎜이다. 따라서 정상적인 모세혈관 내에서는 적혈구 등 혈액이 1열로 줄서서 빠른 속도로 순조롭게 흘러가지만 모세혈관의 내경이 좁아지면 혈액의 흐름에 저항을 받게 되어 그 속도가 느려지게 되는 것이다. 하루에 심장에서 방출되어 나가는 혈액은 약 40도람 가량 되는 막대한 양인데 모세혈관에서 순조롭게 순환을 시키지 못하면 심장에서 보내는 압력을 그대로 받아내지 못하여 압력이 생긴다.

이때 생기는 압력이 혈압이다. 이런 원리를 모르고 본태성(유전성), 스트레스, 운동부족, 과로, 짜고 매운 음식, 술, 담배 등에 핑계되고 있으니 이 얼마나 엉터리인지 알 수 있는 일이다.

고혈압의 정확한 원인을 알게 되었으니 치료법은 이제 그 길을 찾게 된 것이다. 즉 모세혈관의 내벽에 부착되어 있는 동물성 기름기를 씻어내는 방법은 당뇨병의 치료법에 준하면 되나 당뇨병의 치료제인 홍삼엑기스는 너무 비싸다. 그래서 고혈압의 경우는 그 비싼 홍삼엑기스 1/30 값이면 치료가 가능한 구연산을 복용하면 아무리 오래된 고혈압이라도 2개월이면 완치가 되는 것이다.

구연산은 백색 분말, 즉 설탕가루 같이 생긴 것으로 이것을 1회에 5g을 물 100cc에 타서 마시는데 1일 5회 복용을 한다. 복용할 때마다 물에 타서 먹기가 번거로우면 500cc 물병에 1일분을 타서 휴대하면서 마시면 편리하다. 구연산은 복용 후 우리 몸에서 3시간밖에 작용을 하지 않기 때문에 보통 하루 잠자는 시간을 뺀 15시간을 기준으로 했을 때 1일 5회를 마시도록 하는 것이다. 고혈압 환자가 구연산을 복용할 때는 동물성 식품의 섭취를 일절 금지해야 한다. 그렇지 않으면 치료효과가 나지 않는다. 이렇게 하면 어떤 고혈압이든 2개월이면 끝이 난다. 얼마나 신기한 일인가.

뇌졸중(중풍)

 우리나라의 뇌졸중(중풍) 환자수가 세계에서 가장 많다는 국제 뇌졸중학회장(독일인 학자)의 발표가 서울에서 있었다. 그러면서 그 원인과 대책에 대해서는 아무런 설명이 없었고 우리 뇌졸중학회에서도 그 발표에 동의하는 수준에서 머뭇거리며 그대로 지나갔다. 뇌졸중에 관한 원인과 치료법이 없으니 그럴 수밖에 없었던 것에 이해는 했다.
 사실상 뇌졸중에 일단 걸리게 되면 대부분 반신불수의 몸으로 여생을 살아가야 하는 무서운 질병이니, 누구나 이 병에 걸리지 않게 하려는 비상한 관심들을 가지고 있다. 그러나 현대의학에서는 그 명확한 원인도 모르고 치료방법도 없으니 그저 불안하고 초조한 생각일 뿐이다.
 얼마 전에 대통령 출마를 준비하고 있었던 유명한 정치인 C씨가 어느 날 동료 정치인들과 모 호텔에서 아침 식사를 하던 중 갑자기 쓰러졌다. 이때 황급히 S대 병원으로 이송되었는데 그 3일 후에 그 병원의 담당의사가 TV에 나와 그 분의 졸도 원인은 뇌졸중이었고 즉시 수술을 하였는 바, 수술은 성공적이었다고 발표를 했다. 수술이 성공적으로 되었다니 그 분의 건강은 정상으로 회복될 것이란 기대를 했다.
 그러나 그 병원에서 약 2개월가량 입원 치료를 받았으나 호전되는 기미가 없자 그의 모교인 D대학의 한방병원으로 옮겨졌고 여기서도 치료가 안 되자 독일로, 중국으로, 다시 미국으로 갔다가 완전치료가 되지 않은 채 한국으로 돌아왔다. 여

불치병 치료

기서 보듯이 이 병에 한번 걸리면 세계 어느 곳에 가도 고치지 못하게 된다.

 우리가 주목해 보아야 할 일은 이 병 발생 당시 수술을 담당했던 주치의의 원인설명이다. 그 원인은 스트레스, 운동부족, 과로, 술, 담배라 했다.

 우리나라 최고의 의술을 자랑하는 S대 병원의 주치의의 설명이니 믿지 않을 사람이 없다. 그러나 그 원인 설명은 완전히 엉터리였던 것이다. 대부분 의사들은 스트레스가 만병의 원인이라 하고 있으니 뇌졸중도 스트레스가 그 원인이라 간주를 하게 되었고 운동은 건강의 기본이므로 운동 부족은 바로 뇌졸중으로 이어졌다는 설명인 것 같았다. 또 술, 담배도 약방의 감초 격으로 어느 질병에나 그 원인이 된다 하고 있으니 중풍도 그럴 것이라 믿고 있었던 것 같다.

 뇌졸중으로 쓰러진 정치인 C씨는 당시 민주 산악회 회장이었는데 그런 분을 운동부족이라 한다는 것은 이치에 맞지 않았으며 술, 담배가 중풍의 원인이라면 술, 담배를 하지 않는 분들은 중풍에 걸리지 않아야 할 터인데 그것도 전혀 사실과 다른 설명인 것이었다.

 의사들이 이렇게 빗나간 소리를 하고 있으니 우리나라의 뇌졸중 환자 발생수가 세계 제일이라는 오명을 쓰게 되어 있는 것이다.

 필자의 친구 중에 등산 애호가가 있었는데 이 친구도 운동이 건강과 장수의 비결이 된다는 의사의 말만 믿고 부부가 함께 매일같이 등산을 하여 오고 있었으나 지금 그 두 부부는 중풍으로 쓰러져 침대에 함께 나란히 누워 하루하루를 보내고 있다.

 또 우리 아파트 단지에 같이 살고 있는 고급 공무원 한 사람도 그의 고혈압을 치료하기 위해 매일 새벽 등산을 해오고 있었는데 어느 날 하산 길에서 쓰러져 버렸다. 물론 이 분도 뇌졸중이었다. "고혈압에 등산이 제일이라는 의사의 말만 믿고 열심히 등산을 하여 왔는데 이렇게 되고 보니 의사의 말은 틀린 말이었어요." 하며 울먹이고 있었다.

 실제 뇌졸중의 원인은 스트레스, 운동부족, 과로, 술, 담배가 아니라 뇌 내의 혈관이 막혀서 발생하는 질병이다. 무엇이 막았을까?

 당뇨병, 고혈압의 원인에서 설명한 것과 같이 평소에 과다 섭취해 온 동물성 식품 중의 기름기가 막아 놓은 것이다. 이때 뇌의 좌측 혈관이 막히면 오른쪽으로 반신불수가 되고 오른쪽이 막히면 왼쪽으로 온다.

 이런 것을 한방에서는 여자는 오른쪽으로 반신불수가 되고 남자는 왼쪽으로 온다고 설명을 하고 있다. 이것도 엉터리 소리이기는 마찬가지이다. 만일 반신마비가 오른쪽으로 왔을 때는 언어장애까지 온다는 사실을 알아야 한다.

 일단 중풍이 왔다면 치료할 방법이 없다. 따라서 예방이 무엇보다 중요하다. 그것은 평소 동물성 식품 과다 섭취를 억제하는 것이다. 혈액이 맑고 뇌의 혈관 내벽에 기름기가 적체되지 않게 하여야 한다.

 일단 중풍이 오면 그에 따라오는 2차, 3차 발작을 미리 막아야 한다. 이것은 구연산을 열심히 복용하고 피를 맑게 하는 채식 위주의 식생활로 전환하는 것이 가장 효과적인 방법이다.

아토피성 피부병

 지금 우리나라에 아토피성 피부병 환자가 엄청나게 많아졌다. 그리 많다는 것은 병원에서 고치지를 못한 상태에서 새 환자가 계속 늘어가고 있기 때문이다.
 아토피성 피부 질환은 외견상 특징으로 보아 옛날에 대단히 유행했던 세균성 피부병(옴)과 같아 혹시 그런 전염성 질병이 아닌가, 의심이 가기도 하나 실은 그것과는 전혀 다른 병이다. 물론 이 병이 발생하면 누구나 피부과 병원을 찾아가게 되지만 병원에 가도 이 병은 고치지 못한다. 때문에 날이 갈수록 이 병의 환자수가 늘어만 가고 있는 것이다.
 지금으로부터 15년 전 나는 일본의 유기농업 총회의 초청으로 일본에 다녀온 일이 있는데 당시 일본에서는 신생아의 약 40%에 아토피성 피부병이 나타나 일본 열도에 큰 난리가 났었다.
 이때 나는 이 병의 원인과 치료법을 가르쳐 주고 돌아 왔으나 그때만 해도 우리나라에는 이러한 병은 거의 없었고 병명조차 알려지지 않고 있었다. 그러나 그 무렵부터 우리나라에도 그 병이 솔솔 나타나기 시작하더니 지금에 와서는 당시의 일본 못지않게 많이 나타나 신생아로부터 노인에 이르기까지 무차별적으로 발생되고 있고 특히 신생아, 유년기의 어린이에는 대단히 위협적인 기세로 발생률이 높아지고 있다.
 아토피성 피부 질환, 즉 아토피(Atopy)란 말은 희랍어로서 "기이한", "이상한"이란 뜻이다. 즉 현대 의학으로는 치료가

불치병 치료

안 되는 괴상한 질병이라는 뜻인데 이름 그대로 세계 어느 곳에서도 이 병을 고치지 못하고 있다.

이 피부병은 피부에 발생하는 질병이지만 피부과 소관이 아니다. 세균성 피부병이라면 피부과 소관이겠지만 전염성이 아닌 생리적 질병이기 때문에 피부과 소관이 아닌 것이다.

엄격히 따지자면 내과 소관이다. 즉 피부과 소관이 아니기 때문에 피부과에서 고치지를 못하고 있는 것이다. 신생아의 경우는 인스턴트 식품을 좋아하는 엄마의 탁한 혈액을 이어받은 원인으로 생기는 것이고, 어른의 경우는 화학적 가공식품을 선호하는 체질에서 부신피질 호르몬의 분비 부조화로 생기는 질병이다. 때문에 이 병을 내과 소관이라 하는 것이다. 그러나 내과 의사들은 자기네의 소관인 줄도 모르고 있다.

이러한 아토피성 피부병 환자가 많아지자 건강 주간지인 보건신문은 "아토피 피부병 완치 가능성"이란 큰 제목으로 특집기사를 내기도 했다. 물론 어느 피부과 전문의의 도움을 받아 쓴 것인데 이 신문에서는 병의 원인을 먼저 유전성이라 적어 놓고 있다. 어떤 질병이든 치료가 안 되면 의사들은 이것을 대부분 유전성으로 둘러대는 습성이 있다. 사실 이 피부병이 유전성이라면 옛날에도 그랬어야 할 터인데 옛날에는 이 병이 있지도 않았으며 그 병명조차도 모르고 있었다. 그런데도 의사들은 유전성이라 하니 기가 막힐 일이다.

이 병이 발생하면 환자들은 온 몸이 가려워 견디지를 못한다. 때문에 환자들은 민간요법, 한방치료, 물리치료, 닥치는 대로 해 보지만 전혀 효과가 나타나지 않는다고 신문은 지적했다. 그러면서 의사들은 근거 없는 민간요법이나 진부한 치료에 매달려 치료의 중요한 시기를 놓치거나 낭패를 보는 경우가 많으니 체계적인 전문의의 치료를 받는 것이 중요하다고 충고한다는 것이다.

즉, 의사들 자신들은 못 고치면서, 검증 안 된 치료법에는 현혹되지 말자는 충고를 한다고 신문은 꼬집었다. 사실상 병원에서 고칠 수 있는 병이라면 그런 민간요법에 매달릴 필요가 있겠는가 하는 것이다.

내가 잘 알고 있는 모 교회의 여전도사가 그 교회의 여집사 아들 4살짜리와 6살짜리를 데리고 내게 찾아와서 아토피성 피부병을 고쳐 달라는 것이었다. 두 어린이의 엉덩이를 보니 걸레쪽같이 헐어 있었다.

이 정도가 되기까지 그 엄마는 이것저것 좋다는 것은 안 해 본 것이 없었는데 아무런 효과가 없어 찾아왔다는 것이다. 필자는 즉각 그 원인과 치료법을 알려주면서 구연산 요법을 권유하였다.

그 후 6살짜리는 구연산 요법을 잘 지켜 약 3개월 만에 완치가 됐으나 4살짜리는 말을 잘 듣지 않아 약 5개월 만에 완치가 되었다는 소식을 전해 왔다.

불치병 치료

　이런 식으로 아토피성 피부질환은 찾아오는 환자마다 모두 구연산 요법으로 치료케 하고 있으나 의사들은 검증 안 된 치료법이라 묵살하고만 있다. 우리 속담에 "개똥도 먹고 나으면 약이다."했는데 지금 이 시급한 단계에 검증 타령만 하며 병을 키우고 있을 것인가.
　이제 아토피성 피부병은 병도 아니다. 하루라도 빨리 이렇게 신비한 치료법을 받아들여 불치의 고통에서 벗어나야 한다.

우울증

최근 우리 현대인을 괴롭히는 신종 질병의 하나인 우울증의 기세가 대단하다. 지금 세간에 유명, 무명인들 중에서 의문의 자살자가 급증하고 있는데 이것은 모두 우울증에 시달리고 있는 사람 중에서 일어나는 사건들이다.

이 우울증에 걸리게 되면 가슴이 답답하고 두근거리며 불안, 긴장, 초조, 강박관념, 가슴의 통증, 신경질의 발작, 기억력 감퇴, 만성피로와 무기력증, 의욕상실, 성욕감퇴, 두통, 편두통, 때로는 어지럼증이 동반되는 경우가 많고 병세가 깊어지면 세상 살아 갈 재미가 없어지고 자살 심리가 발동하게 된다.

이런 질병으로 병원에 찾아가면 예외 없이 값비싼 MRI, CT 등 촬영을 하게 되고 때로는 심전도 검사, 뇌파 검사 등 최첨단 의료장비를 동원한 각종 진단을 받게 되나 결과는 신체상 아무런 이상이 없다 하니 환자들은 환장할 일이라며 이럴 바에는 차라리 죽는 것이 낫다 하는 넋두리를 하는 이도 많다.

지금 우울증 문제로 세계가 온통 야단들이다. 미국만 해도 우울증 환자가 전체 인구의 15% 선에 있고 연간 우울증에 소요되는 비용만도 150억 달러가 되며 이 때문에 발생되는 사회적 손실만도 430억 달러에 이른다는 외신 보도다.

그런가 하면 우리나라도 우울증 발생 면에서는 미국 수준의 비율을 밑돌지 않고 있다는 것이 신경정신과 의사들의 추정이다.

그런데 이 무서운 우울증이 왜 생기는 것일까. 현대의학에서

불치병 치료

밝히고 있는 내용을 보면 ① 힘든 일에 지쳐 생기며 ② 직장 생활에서의 고민의 축적 ③ 가족과의 대화 부족 ④ 주변 사람들로부터의 소외감 ⑤ 경제적 불안감 ⑥ 직장 동료들과의 불화 ⑦ 주변 환경과의 심리적 갈등 ⑧ 우울한 생각의 축적 ⑨ 분노심리의 억제 ⑩ 계절적 변화에 대한 감응 ⑪ 여성의 경우 부부 갈등 등으로 나타났다.

그러나 한방에서는 ① 오장육부의 약화 ② 기의 순환 장애 ③ 억압된 생활에서의 응어리 발생 ④ 한과 불안의 축적 ⑤ 울화심리로 화병 발생 등으로 나타나 있다. 특히 최근에는 이 우울증의 증상은 한국인 특유의 화병이라 하며 이를 미국의 의학계에까지 보고한 바 있어 미국에서도 한국인에게만 나타나는 특이한 현상이라 인정하였다는 자랑인데 한의사들은 대단히 특수한 발견을 한 것인양 고무되고 있다.

그러나 한방에서 설명하는 화병의 내용을 분석해 보면 양의학 쪽에서 말하는 우울증의 범주에서 벗어나지 못하고 있다. 다시 말해서 한국인에게만 특이하게 나타나는 화병이라 우겨대지 말고 우리 한의사들만이 잘못 판단한 우울증으로 간주하고 더 연구해 나가야 할 일이다. 그러지 않고 계속 고집해 나간다면 불원(不遠) 세계적인 웃음거리가 될 공산이 클 것으로 믿고 있다.

실제 지금 세계적으로 우울증의 정확한 원인을 알고 있는 나라는 하나도 없다. 이런데도 우리 의사들은 앞서 열거한 바와 같은 여러 가지 원인을 내걸고 있다. 모두 그럴 듯한 생각이지만 모두 엉터리이다. 원인론이 엉터리이기 때문에 치료가 되지 않는 것이다.

또, 치료약도 없어 못 고치고 있으면서 우리 의사들은 전문의를 찾아가면 치료가 된다고 홍보하고 있다.

그러나 필자는 우울증에 관한 원인을 정확히 찾아냈다. 우울증은 머리에의 혈류 장애를 받아 머리에 산소 공급이 잘 되지 않는 경우에 발생한다. 머리에의 혈류는 경동맥을 통하여 순환되어 올라가 경동맥 소체의 직경이 좁아지거나 기능이 떨어지면 혈류의 장애를 받는다. 머리에의 산소는 혈액 중의 헤모글로빈이 가지고 가기 때문에 혈류의 장애를 받으면 자동 산소의 공급량도 떨어진다.

따라서 혈류 장애를 해소시켜 주면 산소는 충분히 공급이 되고 산소가 충분히 공급이 되면 우울증은 자동 치료가 되는 것이다. 이렇게 볼 때 우울한 생각의 집적이 우울증을 발생시키는 것이 아니라 산소 공급량이 떨어지면 우울증이 생겨 우울한 생각이 떠오르게 되고 앞서 열거한 여러 가지 우울증의 증상이 밀어 닥치게 되는 것이다.

즉, 전혀 상반된 원리인 것이다. 이 원리를 믿고 따르면 우울증은 이제 병도 아니며 우울증으로 자살하는 일도 없어지게 될 것이다.

구연산의 신비

 필자는 지금 24년째 구연산을 복용하고 있다. 우리나라에서는 최고의 장기 복용 기록을 가지고 있는 것이 아닌가 한다. 이렇게 구연산을 애용하고 있는 것은 건강 유지에 대단한 신비성이 있기 때문이다.
 원래 식초가 건강 장수의 자연식품이라 하기에 식초를 복용하고 있던 참에 구연산이 식초의 3배 효과가 있을 것이란 화학적 구조식 즉, 카르복실기(COOH)가 식초의 3배가 붙어 있음을 알고 이때부터 구연산으로 바꿔 복용하기 시작하였다.
 구연산을 복용하고 보니 50대 초반부터 생기기 시작한 노인성 검버섯이 더 이상 나오지 않게 되어 지금까지 깨끗한 얼굴을 유지하고 있고 또, 몇 년간 담낭염으로 고통 받아 온 통증이 깨끗이 사라졌다.
 뿐만 아니라 방광의 자각 증상으로 항상 걱정을 해 오던 통증도 슬그머니 없어졌을 뿐 아니라 건강 진단 과정의 혈액 검사에서는 지금 75세의 노령인데도 20대 청년 못지않게 피가 맑고 깨끗하다는 평가를 받고 있다. 또, 전립선 비대증으로 불편했던 소변도 지금은 수돗물같이 깨끗이 잘 나오게 되었다. 이런 면에서 구연산을 건강의 파수꾼이라 믿으며 어떤 보약이나 치료약보다도 신기한 영약임을 깨닫고 평생 꾸준히 애용해 오고 있는 것이다.
 오래 전에 나의 내자가 어느 잔치마당에서 돼지고기를 먹고 온 몸에 심한 두드러기가 발생하였다. 병원, 약국을 수없이 찾아 다녀도 전혀 치료가 되지 않아 고심하던 중 어느 친구가 그 지방의 나환자촌에 가서 약을 타다 먹어 보라기에 그리 했더니 약물중독으로 쓰러지고 말았다. 걱정 끝에 당시 내가 애용하고 있는 구연산을 강하게 복용시켜 보니 3일 만에 호전반응이 나타나기 시작하여 1주일이 지나자 완치가 되어 버렸다. 그 일을 계기로 우리 부부는 구연산의 신비성에 또, 한 번 놀라고 감탄하게 되었다.

 그 후 모 신문사의 편집부장이 고혈압으로 내게 찾아와 치료법을 가르쳐 달라고 요청했다. 그는 고혈압이 주는 불안 때문에 4년여 동안 기사 한 편도 써보지 못했다는 것이다. 나는 즉석에서 구연산을 권했다. 2개월간 나의 권유대로 정성껏 복용한 그는 신문사의 여러 직원 입회 하에 혈압계를 대고 혈압을 측정해 본즉, 정상으로 나타나자 함께 지켜보고 있던 전 직원이 감탄의 환성을 질렀다는 일화도 있다. 이때 그 신문사에서는 구연산 붐이 일어 구연산의 주문이 쏟아져 나왔다고도 하며 그 후 편집부장은 건강하게 간부로 승진되었다는 소식을 전해 왔다.

 또, 나의 친척 중에 전립선 비대증으로 고생하고 있다는 58세의 농민이 찾아왔다. 병원에서는 수술을 해야 한다는 진단을 받고 왔다는데 나는 구연산 요법으로 치료를 하라고 권유를 했다. 2개월이면 완치가 가능하다고 하면서 구연산 복용방법을 설명해주고 돌려보냈다. 그런데 그는 6개월 후에 찾아

불치병 치료

 와서는 아직도 전립선 치료가 안 되고 있으니 자기에게는 구연산 용법이 맞지 않는 것 같다는 말을 했다. 하도 이상해서 그가 복용해 온 방법을 이야기해 보라 했더니 하루에 3회, 그것도 잊으면 가끔 거르기도 했다는 것이다. 그렇게 먹으면 10년을 먹어도 못 고친다고 질책하며 다시 2개월을 정해 준 기준대로 복용해 보라며 돌려보냈다. 그로부터 2개월 후에 나타나더니 이제는 완전 치료가 되었다며 감사하다는 인사를 하고 돌아갔다.
 이렇게 구연산 앞에서는 두드러기를 비롯하여 고혈압, 전립선 비대증, 변비, 아토피성 피부질환, 알레르기성 질환, 무좀, 부종, 노인성 검버섯 등은 모두 불치병이 아니라는 사실을 밝혀냈고 이것을 수많은 환자들에게 알리면서 건강을 되찾도록 지도해 주고 있다.
 또, 어떤 40대 후반의 젊은 청년은 1cc 정도밖에 안 나오던 정액이 3cc 정도 방출된다는 기쁜 소식도 전해 왔다.
 그렇다면 구연산이란 어떤 것인가?
 이것은 중국에서 나온 말인데 옛날 중국에서는 밀감(귤)을 구연이라 했다. 그 구연(밀감)에서 추출해 낸 성분이라 해서 구연산이라 명명을 했다. 겉으로 보아서는 백색 분말로서 마치 설탕가루 같다. 그런데 지금은 구연산의 수요가 대단히 많아지면서 전분을 발효시켜 똑같은 성분의 구연산을 만들어 내고 있다.

실제 구연산을 복용하면 피가 맑아지고 면역 기능이 강화되어 순환기 계통의 질병에는 만병통치약이라 할 정도의 신비성을 가지고 있는 것이다. 그래서 필자는 구연산을 신비의 영약으로 믿고 평생 애용하면서 만인의 건강을 위해 지혜를 모아 도와주고 있다.

만성피로와 무기력증

최근 여러 신문, 잡지, 방송 등에서 만성피로와 무기력증의 원인과 치료법에 관한 보도가 자주 발표되어 나온다. 이는 우리나라에 이 질병의 환자가 많다는 증거가 아닌가 한다.

그런 가운데 모 주요 일간지에 이 병에 관한 원인과 치료법이 크게 보도되어 나왔기에 관심 있게 읽어 보았더니 그 첫머리에 만성피로와 무기력증은 그 원인과 치료법이 아직 밝혀지지 않고 있다는 것이다. 그러면서도 그 신문은 한방 의사와 양방 의사가 합동 토론한 내용을 그대로 기사화하여 내 놓았다.

원인도 모르고 치료법도 없다면 원천적으로 토론할 가치조차 없을 터인데 신문은 여과 없이 토론 내용을 그대로 적어 발표한 것이다.

토론한 현장에서 양방 의사는 그 원인을 ① 면역기능의 감퇴 ② 뇌하수체의 이상 ③ 중추 신경계의 이상이라고 했고, 한방 의사들의 원인론을 보면 ① 장부 기능의 약화 ② 원기, 기혈 부족에 의한 허세 ③ 과도한 부부관계 ④ 소화기의 약화와 영양 부족 ⑤ 과도한 정신과 육체 노동 ⑥ 비위 허약 ⑦ 폐와 신장 기능의 불량 ⑧ 폐신 양허 등 8가지를 들고 있다.

여기서 보면 양방 의사와 한방 의사들의 원인론은 하늘과 땅 차이로 서로 완전히 다르게 나타나 있다.

그렇다면 환자가 병을 고치려 할 때 양방, 한방 어느 쪽으로 가야 할지 망설여지지 않을 수 없다. 그러나 어느 쪽을 가든지 상관이 없다. 어차피 못 고치기는 마찬가지이기 때문이다.
 한편 어느 한의사는 모 기독교 신문에 연재하고 있는 건강 칼럼에 이 병에 관한 새로운 소식을 설명하였는데, 이 의사는 만성피로의 원인을 육체적 정신적인 일을 과도하게 하여 탈진한 상태라며 이 증상은 주로 여성에게 자주 발생하고, 대개 스트레스가 많이 쌓일 때, 운동 부족이 원인이 되기도 하고, 체질적으로는 태음인과 소음인별로 발생상태가 다르다는 등 알쏭달쏭한 설명을 했다.
 또, 다른 신문에서 모 한의학 박사는 춘곤증에 의하여 생기는 증상이라고 하며 이것도 운동 부족이 기본 원인이라고 하였다.
 왜 이렇게 양방, 한방 할 것 없이 의사마다 그 원인론이 다른 것일까. 한마디로 말해 어느 쪽이든 그 확실한 원인을 규명해 내지 못한 채 설명하려 들기 때문이다.
 그런데도 대다수의 환자들은 엉터리인 줄 모르고 의사를 믿고 병원에 찾아 간다. 때문에 환자들은 이 병을 고치지를 못하고 심한 불안 속에서 인고의 세월만 보내게 된다.
 얼마 전에 어느 내과 전문의가 그가 운영하는 병원(의원)의 문을 닫았다. 그 이유를 알아보니 이와 유사한 질병이 생겨 더 이상 병원을 운영할 수 없게 되었다는 것이다. 일반적인 상식으로는 의사이기에 그런 질병이야 스스로 고칠 수 있다고 생각되지만 이 의사는 고치지 못하고 폐업을 하고 만 것이

불치병 치료

다. 현대 의술로는 고칠 수 있는 방법이 없기 때문이다.

실제 이 병의 특징은 일반적으로 알고 있는 바와 같이 단순한 피로나 기운의 탈진 증상이 아니다. 이 병이 발생하면 가슴이 두근거려 마치 심장 판막증과 같이 심장박동이 불규칙적으로 되는 느낌이고 가슴이 답답하거나 조여들고 항상 긴장, 불안, 초조, 강박관념, 기억력 감퇴, 의욕상실, 심한 피로감, 무기력, 때로는 두통, 편두통, 어지럼증이 동반하는 경우도 있다. 병세가 심해지면 사업이나 직장을 포기하게도 되며 어느 누구를 막론하고 활력을 잃어 건강상태가 전혀 유지되지를 않는다.

얼마 전에 목회자 한 분이 이런 증상으로 내게 찾아왔다. 그분은 부흥강사로서 1,300여 교회의 부흥집회를 할 정도로 건강했던 분이라 소개하고 이 병 때문에 하루 단 한 번의 설교도 못 하고 있을 뿐 아니라 설교문 한 장도 쓰지 못하는 상태라 했다. 병원에 가서 MRI촬영, 혈액검사 등 정밀 검사를 다 해 보았으나 병원에서는 건강상에 아무런 이상이 없다는 진단을 받았다. 자기는 죽을 지경인데 이게 웬일이냐 항의도 했지만 병원의 의술은 그 정도이니 별 수가 없었다.

나는 이 목사님의 증상이 뇌에의 산소 부족증이 원인임을 확인하고 곧 바로 산소 공급 촉진 요법으로 꼭 2주일 만에 완치가 되도록 하였다. 이런 점으로 보아 만성피로와 무기력증은 이제 병도 아니게 된 것이다.

만성두통

 나는 30대 초반부터 30여 년간 만성두통으로 많은 고생을 해 왔다. 그 두통을 고치기 위하여 이 병원 저 약국을 수 없이 찾아 다녔어도 헛일이었고, 한방을 쫓아다니며 한약의 장기 복용, 침, 뜸, 지압 등 좋다는 것을 다 해 보았어도 못 고치기는 마찬가지였다.
 때문에 나의 머리맡에는 항상 두통약이 떨어지지 않았다. 현대 의술로는 한방이든 양방이든 나의 두통은 치료할 방법이 없구나 하는 판단으로 다른 치료법을 찾아보기로 하였다. 당시는 연탄을 대는 시절이어서 혹시 방 안에 연탄가스가 새어 들어와 가스 중독증이 아닌가 하여 추운 겨울에도 창문을 열고 살기도 하였고, 구들장을 뜯어 고쳐보기도 하였으나 그것도 모두 헛일이었다.
 주위에서는 병원에 가서 수술을 받아 보라는 충고도 있었고 때로는 심리적 안정의 차원에서 경음악을 계속 틀어 보라는 권유도 있어 그리 해 보았으나 이 방법도 효과가 없었다.
 그러다가 어느 날 외국 서적을 읽다 보니 인체의 두뇌는 산소 요구량이 크다는 사실을 알게 되었고, 뇌는 산소와 대단히 밀접한 상관성이 있음도 알게 되었다. 그래서 맑은 공기의 호흡을 위하여 높은 산에 올라가 깊은 호흡 운동도 계속 해 보았으나 소용이 없었다.
 이런 저런 연구 끝에 머리에의 산소는 경동맥을 통하여 올라간다는 사실을 알고 경동맥 소체의 기능 회복 운동을 해 보니

불치병 치료

효과가 크게 나타나는 것을 느껴 이 치료법을 더 심층 연구하여 계속 실천하여 보았다. 이 방법을 반복하여 보니까 그 고통스러웠던 두통은 말끔히 사라지게 되었다.

참으로 신기한 일이었다. 그래서 필자는 만성 두통은 이제 병도 아니다 하는 말을 자신 있게 하게 되었다. 이런 정황으로 보아 두통에 관한 한 어느 누구보다도 잘 알고 있다는 자부심을 가지게 되었다.

실제 우리 주변에는 만성 두통으로 오랜 세월 고생하고 있는 환자들이 너무 많다. 병원에서 고치지를 못하고 있으니 환자가 늘어만 가고 있는 것이다.

이렇게 두통을 호소하고 있는 분들이 많으니까 TV, 라디오, 신문, 잡지마다 두통의 예방과 치료법이 자주 쏟아져 나온다. 그러나 그런 설명을 듣고 두통이 치료되었다는 소리를 들어본 일이 없다.

이런 실정 하에서 얼마 전 우리나라에서 최고의 의술과 의료시설을 갖추고 있다는 S의료원에서 J일보와 공동으로 두통에 관한 설명회가 있다 하기에 참석을 해 보았다. 정신과 의사와 신경과 교수 두 분이 나와 두통에 관해 강의를 하였는데 그 의사들은 두통에 관해서는 아직 원인을 모른다고 서두에서부터 털어 놓았다. 그러면서 원인 설명을 장황하게 하였다. 원인을 모른다면서 원인을 설명하는 자체가 이상한 일이었다.

모든 질병을 치료하자면 먼저 원인을 찾아내는 것이 치료의 기본이다. 따라서 원인을 모른다면 치료도 원인 설명도 할 수 없다는 것은 너무나 당연한 귀결이 아닌가 한다.

 이 세미나에서 의사가 설명하는 내용을 보면 ① 스트레스 ② 심인성 ③ 여성의 경우 여성 호르몬 분비의 변화 ④ 유전성 ⑤ 뇌 신경세포의 기능 저하 ⑥ 뇌의 대사 요구량 감소 ⑦ 신경성 ⑧ 술, 담배 ⑨ 수면 부족 ⑩ 두부의 외상 ⑪ 붉은 포도주의 복용 ⑫ 과로 ⑬ 약물 과다 복용 ⑭ 월경 불순 ⑮ 커피의 과음 등 15가지로 나와 있다.

 만성 두통의 원인은 머리에의 산소 공급 부족에 있다. 따라서 머리에의 산소 공급 촉진 용법이면 2주일 정도로 완치가 된다는 것을 발견해 낸 것이다. 이렇게 간단한 원리를 세계의 의학계가 밝혀내지 못하고 있다.

 현대의학이 이 원리를 받아들인다면 세계인의 두통은 완전히 해결시킬 수 있을 것임은 자명한 일이다.

불치병 치료

감기의 정복

감기는 보이지 않는 인류의 테러범이라 할 만하다.
남녀노소, 직위의 고하를 막론하고 무차별적으로 침범을 하고 있고 일단 감기의 공격을 받게 되면 목의 통증을 비롯하여, 호흡의 곤란, 기침, 오한, 몸살, 두통, 신열 등의 증세가 있게 되고 병세가 더욱 악화되면 폐렴으로 발전되어 생명을 잃게 되는 경우가 적지 않으니, 지금 세계 도처에서 일고 있는 테러범 이상의 위협적 존재가 되고 있는 것이 바로 이 감기이다.
최근 감기로 생명을 빼앗긴 미국의 전 대통령 레이건이 그 대표적인 사례인데, 이 분은 감기가 원인이 되어 폐렴 발생으로 기도가 폐쇄되어 질식사 한 것이고, 우리나라에서는 그 유명한 현대의 정주영 명예회장이 감기의 공격을 받고 폐렴으로 발전하여 질식 타계한 것이 대표적 사례로 꼽힌다.
그런데 문제는 그 감기를 현대 의학에서는 치료도 예방도 할 수 없다는 데 있는 것이다. 최근에는 감기 예방용 백신이 개발되어 있다고 하나 레이건 대통령이나 정주영 회장 같은 분이 백신을 쓸 줄 몰라 죽음에까지 이르게 되었을까 하는 점이다.
그러함에도 감기에 걸리면 누구나 병원에 찾아가 치료를 받는다. 그런데 미국에서는 감기 환자가 찾아오면 치료를 해 주지 않고 그대로 돌려보낸다. 고칠 수 있는 치료약이나 치료 방법이 없기 때문이다. 그러나 우리나라 병원에서는 열심히 치료를 해 주고 있다. 그래서 우리나라의 감기 치료비만도 1

년에 2조원이 넘는다는 것인데 만일 미국에서 우리의 치료법을 보고 평할 때, 참 잘하는 일이라 박수를 쳐 주고 있을까.
 실제 나도 작년까지만 해도 감기의 단골이 되어 왔다. 1년에 3~4회씩이나 걸려왔고 그럴 때마다 심한 기침으로 고생하여 왔으니 그럴 만도 하다. 그러나 이제는 감기와는 완전 담을 쌓고 살게 되었다. 내가 연구 개발한 감기용 마스크 덕분이다.
 오래 전에 나의 어린 손자가 심한 감기에 걸려 병원에 입원을 했다. 이때 의사는 손자의 옷을 벗기더니 냉바람 치료를 하는 것이었다. 나는 즉석에서 그 치료법을 거절했다. 내가 오래 전부터 연구해 온 감기 치료의 원리와 정반대였기 때문이다. 감기 Virus의 생리적 특성은 「건냉성」 즉, 건조하고 냉한 환경 조건을 좋아 하는 것인데 Virus가 좋아하는 환경을 인공적으로 부여한다는 것은 감기를 더욱 악화시켜 폐렴의 위험성이 있기 때문이었다.
 그래서 「건냉성」의 반대인「온습성」 치료법으로 돌려 달라고 부탁해서 치료케 하였다. 그런 일이 있은 얼마 후 또, 다른 갓 난 손자가 감기에 걸렸다고 하기에 급히 달려가 보았더니 머리에 얼음 봉지를 올려놓고 얼음찜질을 하고 있었다. 나는 깜짝 놀라 얼음봉지를 떼어버리고 반대로 뜨거운 물수건으로 대체시켰다. 그 얼음찜질을 하고 있던 간병인은 그의 이모였는데 모 종합병원의 약사였다. 그 병원에서는 감기 치료를 그런 식으로 하고 있기에 자기도 그리 했다는 것이다.

우리가 여기서 알아 두어야 할 일은 감기 Virus의 생리적 특성이다.

감기 Virus는 그 적정 번식온도가 33~34℃이다. 즉, 우리 체온보다 3~4℃ 낮다. 따라서 우리가 땀을 흘려 내복이 흠뻑 젖었거나 또는 냉수욕을 하였거나 찬 바람을 장시간 쐬었을 때, 잠을 자면서 창문을 열고 찬 바람에 노출시켰을 때, 피로한 몸에 찬 음식을 먹었을 때 등 체온이 떨어질 때 감기 Virus는 이때의 체온을 자기들의 적정 서식처로 알고 인체 내로 침입한다. 이것이 감기의 원리인 것이다.

즉, 감기는 항상 우리의 체온이 정상보다 내려갔을 때 침입하여 감기증세를 일으킨다. 따라서 일단 침입한 감기 Virus는 체온을 높여야지 물리칠 수 있게 되는 것이므로 몸을 덥게 해 주는 것이 감치 치료의 요체가 되는 것이다.

어지럼증

 은사이신 서울대 명예교수 류달영 박사가 어느 날 갑자기 어지럼증으로 쓰러지셨다. 교수님은 그 다음 날 자신이 설립한 성천 문화재단 회원 30여 명을 인솔하고 성지순례 겸 중근동 관광여행과 이스라엘 대학에서의 강의까지 할 계획으로 준비 중에 있었으나 전면 취소할 상황이 되었다.
 필자는 교수님의 어지럼증은 갑자기 발생한 두뇌에서의 산소 공급 부족에 있다고 판단하고 즉시 산소 공급 촉진 치료법으로 처치를 하고는 일어서 걸어 보시라고 했더니 금방 "아이 시원해"하며 넓은 실내 공간을 이상 없이 걸을 수 있게 되었다. "교수님, 이제부터 6개월가량은 아무 이상이 없을 것이니 안녕히 다녀오십시오."하고 돌아왔다. 그 분은 당시 90세의 고령이었지만 평소 건강관리에 깊은 관심을 가지고 여러 가지 운동을 해 왔으나 이번 어지럼증에 대해서는 주치의도, 주변에서 건강을 염려해 왔던 분들도, 운동이 만병통치의 제일 요소라 믿어왔던 건강법도, 어지럼증 앞에서는 아무 소용이 없었음을 알게 되었다고 한다.
 그런가 하면 어느 날 과거 문교부장관이었던 이 모 씨로부터 새벽에 급한 전화가 걸려왔다. 그 부인이 어제 밤부터 심한 구토증과 함께 어지럼증이 발생하여 쓰러져 Y대 병원의 주치의의 왕진 치료를 받았으나 밤새 아무런 차도 없이 계속 고생하고 있다는 것이었다. 이 연락을 받고 즉시 그 분의 자택으로 달려가 보니 환자는 세수 대야를 얼굴 밑에 대놓고 엎드려

불치병 치료

신음하고 있었다. 주치의의 진단 결과로는 위경련이라 판단하고 치료를 하고 돌아갔다 한다. 나의 견해로는 위경련이 아니고 뇌의 혈류 장애에 의한 산소 공급 부족이 원인이라 직감하고 약 20분간 산소 공급 촉진 치료를 했다. 그랬더니 밤새 한잠 자지 못한 피로감 때문이었던지 조용히 잠이 들었다. 30분 후에 잠에서 깨어나더니 금방 수퍼에 갈 일이 있다며 벌떡 일어나는 것이었다.

우리 주변에는 이와 유사한 어지럼증으로 고생하는 분들이 많다. TV, 라디오, 신문, 잡지마다 어지럼증에 관한 보도가 되고 있다는 것은, 환자는 많은 반면 병원에서는 치료가 잘 이루어지지 않고 있다는 말이기도 하다. 병원에서는 어지럼증에 관한 원인 설명을 하는데 의사마다 병원마다 제 각각 다르게 나온다. 어떤 의사는 귀속의 와우관(달팽이관)의 균형 감각이 깨졌기 때문이라며 이비인후과 치료를 받으라 한다. 그러나 이비인후과 의사들은 전혀 고치지를 못한다. 이비인후과 소관이 아니기 때문이다.

또, 어떤 의사는 빈혈이 원인이라며 철분 복용을 강조하며 치료를 한다. 그러나 철분을 장기간 복용하여도 전혀 차도가 있지를 않다. 철분 부족에 의한 빈혈이 원인이 아니기 때문이다. 그런가 하면 어떤 의사는 혈압에 문제가 있다며 혈압 조절 치료를 한다. 그러나 이것도 엉터리임은 마찬가지이다. 또, 최근 안양의 모 한방병원장이 어느 기독교 신문에 ① 간의 풍

파화 ② 콩팥의 허약 ③ 남자들은 과도한 성생활 ④ 기혈의 부족 ⑤ 소화기능의 저하 ⑥ 어혈의 발생 ⑦ 중풍의 전조현상 ⑧ 오염된 환경 ⑨ 약물남용 ⑩ 과도한 스트레스 등이라고 설명했다.

　더욱 한심한 것은 이런 어지럼증이 발생하면 전문의를 찾아가 치료를 받으라는 충고를 하고 있는 것이다. 지금 어지럼증으로 종합병원에 찾아가면 의례히 최첨단 의료장비라 하는 MRI촬영을 의무적으로 시키고 있으나 그 촬영기가 어지럼증의 원인을 찾아 내지 못하는 것이 오늘날의 실상이다.

　MRI가 원인을 찾아내지 못하면 아무리 유명한 전문의라도 원인을 설명할 수 없는 것이고 치료도 불가능한 일이다. 실제 의사들은 어지럼증에 관하여 너무 모르고 있다. 그러면서 치료약을 한 주먹씩 먹게 한다. 즉, 신경 안정제와 진통제, 소화제 등인데 이런 약 가지고는 어지럼증은 절대로 치료가 안 된다.

　머리에의 산소 공급 촉진 치료법을 하지 않고는 치료가 불가능하다. 그래서 나는 산소 공급 촉진법을 개발해서 보통 2~3주일이면 완전 치료가 되도록 지도를 하고 있다.

불치병 치료

녹내장

　우리 주면에 녹내장 환자가 의외로 많다. 녹내장은 일단 걸리면 증상이 점점 심해지면 실명이 되어 세상 사물을 전혀 볼 수 없게 되는 심각한 눈의 질병이다.
　이 병은 세계 어느 병원이나 의사를 찾아가도 고치지를 못하니 이런 환자는 시시각각으로 다가오는 실명의 절망감 속에서 세상을 살아가야 한다.
　그러나 이 무서운 질병을 나의 자연 치유법으로 고칠 수 있게 되었으니 얼마나 다행인가.
　얼마 전에 부산에서 어느 목사로부터 "녹내장을 고칠 수 있느냐"는 전화 질문이 있었다. "고칠 수 있다"고 대답하자 "정말 고칠 수 있느냐"는 똑같은 질문을 여러 번 해 왔다. 녹내장으로 실명되어 가고 있는 상태에서 고쳐진다는 말에 흥분, 고무되기도 하였거니와 반신반의의 의구심이 겹쳐져 질문을 되풀이하는 것 같았다.
　그 분은 목회 활동이 대단히 어렵다는 부산 지역에서 개척 후 20년 만에 교인 700명의 교회로 성장시켜 이제 막 성공한 목회로 활력 있는 앞날에 대한 부푼 꿈을 키워 오고 있었으나 최근 녹내장에 걸려 한 쪽 눈은 반 정도가 진행되어 있어 성경 한 구절 읽을 수가 없게 되었다는 것이었다. 이 정도가 되었으니 그 목사는 얼마나 절망적인 상태가 되어 있었는지 설명 없이도 짐작이 가는 일이었다.
　그 녹내장을 치료하기 위하여 대학병원, 안과 전문의 등 잘 한다고 소문난 곳은 안 가 본 데 없이 다 찾아 다녔으나 녹내장의 호전 반응은 전혀 없었고 오히려 치료를 해 갈수록 악화만 되어가고 있는 단계라 했다. 이런 다급한 상태가 되어 있으니 정말 고칠 수 있느냐는 질문이 되풀이 될 수밖에 없었을 것이다.

녹내장은 내가 개발한 자연 치유법에 의하여 완치가 가능하다는 확실한 대답에 그 분은 큰 기대감으로 비행기를 타고 내게 찾아왔다.

녹내장의 원인은 뇌의 산소 공급 부족이 원인이 되어 안구로 공급되는 방수체계에 이상이 생겨 일어나는 질병이란 설명을 하고 그 날부터 강력한 치료를 시작하였다. 첫 날 약 30분간의 치료를 하고 눈의 상태를 물으니 즉석에서 눈이 시원하고 시야의 폭이 넓어 보인다고 했다.

이 결과에 놀란 그 분은 나의 치료법에 확신을 가지게 되었고 정확히 12일간의 치료를 받고 완치가 되자 제 2의 구세주와 만난 격이라며 극찬하며 돌아갔다. 그 분은 녹내장을 치료한 후 지금 수년이 지났지만 정상적인 시력으로 활력 있는 목회를 하고 있다고 한다.

그런가 하면, 나와 오랫동안 친교를 하고 있는 국가 기관의 간부 한 사람이 자기의 누님이 S대 병원에서 녹내장 진단을 받았다며 함께 찾아왔다. 안압이 높아 수술을 받아야 하는 상태였는데 나의 적극적인 처치로 며칠 만에 호전되어 병원에

불치병 치료

서 재검진을 하니 수술을 안 해도 되겠다는 진단을 받았다고 한다.
 그 후 꼭 20일 만에 안압이 정상이 되었고 담당의사는 대단히 의아하게 생각했다고 한다.
 이때 의사의 말에 의하면 수술을 해 봤자 호전은 되나 대부분 재발이 되어 결국 실명이 되어 갈 우려가 있다고 했다는 것이다. 이 여인도 내 요법 덕으로 실명의 위기에서 극적으로 벗어난 케이스의 하나가 됐다.
 그러자 부산에서도 유명하기로 소문나 있는 모 의사의 딸이 녹내장이라 하여 내게 찾아왔다. 그 아가씨는 중국에 가서 공부를 하고 있었는데 그 곳에서 녹내장임을 알고 치료를 받아 왔으나, 점점 악화되어 넓은 도로의 노란 중앙선도 보이지 않을 정도가 되었다 한다.
 중국에서도 녹내장의 치료는 불가능하였고 자신의 집안에는 의사가 일곱이 되는데도 자기의 녹내장을 고치지 못하고 있다며 울먹이고 있었다.
 나는 이 아가씨에게 녹내장은 완전히 고칠 수 있는 질병이라는 확신을 주고 치료를 받게 했다. 치료를 시작한 지 3일째 되니까 도로의 중앙선이 보이게 되었다며 감격해 했다. 이 소식을 부산의 모친께 전하니 기뻐 어찌할 줄 몰랐다는 소식도 전해 왔다.
 필자는 이렇게 해서 녹내장으로 고통 받고 있는 분들의 질병을 고쳐주고 있다.
 세계의 의학계가 녹내장의 원인을 확실히 모르고 또, 치료도 못 하고 있는 것을 고쳐, 실명 위기에서 벗어나 광명의 세계를 되찾아 기쁨을 안고 살아가게 하고 있으니 그 보람이 이를 데 없다.

허리병

어느 노인 복지회관의 강의 요청을 받고 나가 보니 노인의 대다수가 허리병과 관절염 등으로 심한 고통을 받고 있었다. 이렇게 노인들에게 허리병 환자가 많다 보니 노인이 되면 의례히 허리병이 생기는 것으로 믿고 있었다.

노인들은 오랜 세월 허리를 많이 써 와서 허리뼈가 닳았거나 삭았기 때문에 어쩔 수 없고 노인이기에 수술을 할 수 없으니 아파도 별 도리 없이 진통제나 먹고 견딜 수밖에 없다는 체념으로 살아가고 있다는 것이다.

실제 허리병은 요추(허리뼈)의 4~5번 사이의 추간판(말랑뼈)이 약간 탈출되어 생기는 통증인데 의사들은 뼈가 삭았거나, 닳아 없어져서 생긴 것이라 하기도 하고 때로는 인대가 파열되었거나 늘어난 질병이라 진단하여 환자들에게 엄청난 충격을 주어 겁을 먹게 하는 경우가 많다.

얼마 전에 안양의 모 큰 교회의 원로 장로님이 심한 허리통증 때문에 내게 찾아왔다. 병원에서 진단을 받아 보니 뼈가 삭고 닳아버린 퇴행성 질환이 되어 도저히 치료가 불가능하다는 것이어서 절망감 속에서 지내다가 찾아왔다는 것이다.

그러나 나의 견해로는 허리뼈(요추) 4~5번의 추간판이 탈출된 증상이라 알려주고 약 20일 가량의 간단한 치료를 받아 보면 완전 회복이 가능하다고 확신을 심어주었다. 이렇게 해서 탈출된 추간판을 꼭 20일 만에 제자리에 들어가게 해서 완전히 건강한 노인으로 복귀시켜 드렸다.

이때 의사들의 진단대로 뼈가 삭았거나 닳아 없어졌다면 나도 치료가 불가능했을 일이다. 그런데 우리가 꼭 알아 두어야 할 일은 우리의 허리뼈는 절대로 닳거나 삭아 없어지는 일이 없다는 사실이다. 이 말을 믿지 않는다면 허리병은 절대로 온전한 치료를 할 수 없게 되는 것이다.

 그 후 우리 동네 파출소 부주임이라는 경찰관 한 분이 내 사무실로 찾아왔다. 허리병 때문에 경찰병원에 입원을 했다가 치료가 안 되자 우리나라에서는 최상급이라는 강남의 모 디스크 전문 수술 병원을 소개하면서 수술을 받는 수밖에 없다기에 시키는 대로 수술을 받았다고 한다. 그러나 수술 후 2년이 지난 지금까지 허리의 통증은 여전하여 이만 저만한 고통이 아니라는 것이었다. 이 때 수술한 자리를 보여 달라 했더니 혁대를 풀어 배꼽 부위를 보여주는 것이다. "허리를 보여 달라는데 왜 배꼽은?"하니까 그 수술은 배를 갈라서 쇠붙이 두 조각을 허리 쪽으로 밀어 넣는 수술이었다고 한다.

 허리 디스크 수술을 이런 식으로 하는 방법도 있구나 놀라면서 그의 부연 설명을 들었다. 그의 요청대로 수술한 허리를 즉석에서 나의 BK요법으로 교정 치료를 하고 나니 금방 시원해졌다며 기뻐했다. 그 후 그는 꼭 4일 만에 그 통증이 완전히 사라지게 됐다. 그런데 이 경찰관의 허리병은 수술을 하지 않았어도 될 것을 수술을 한 것이다. 실제 우리 주변에는 이런 경우가 너무나 많다.

또, 언젠가 무역회사를 경영하고 있다는 젊은 재미교포가 찾아왔다. 마침 모 일간지가 특집기사로 소개한 강남의 디스크 수술 전문 병원인 김 모 박사에 관한 기사가 대문짝만하게 소개되어 나왔기에 읽고 있었는데 그 재미 교포는 그 기사를 보더니 대뜸 심한 욕설을 퍼붓는 것이었다. 이유인즉, 자기는 2년 전에 그 의사한테 디스크 수술을 받았는데 지금 그 수술한 자리가 재발되어 고통중이라 했다. 절대로 재발 가능성이 없다고 자신하던 것인데 이렇게 되고 보니 완전히 의사에게 속은 격이 되었으니 화가 나지 않겠느냐는 것이었다.

허리가 아프면 누구나 한방 아니면 정형외과를 찾아가나 특히 정형외과에 가면 대개 척추관 협착증, 추간판 탈출증, 퇴행성 만곡증, 골다공증, 뼈가 삭고 닳은 증상 등 겁나는 진단으로 수술을 권유한다. 환자들이야 내용을 모르니 의사의 지시에 따를 수밖에 없다.

언제인가 철도청에서 발간하는 "레일로드"라는 잡지를 읽었는데 그 내용 중에 허리병에 관한 두 분 의사의 칼럼이 각각 실려 있었다. 정형외과 의사는 디스크에는 수술이 제일이라 했고, 통증클리닉 의사는 수술 후의 재발 가능성이 80%가 되니까 절대로 수술을 하지 말라는 것이었다.

두 의사의 말이 서로 다르니 일반인들은 어느 쪽 말이 옳은지 헷갈릴 수밖에 없다.

그러나 나는 통증클리닉 의사의 말이 옳다고 판단하고 있다.

수술을 하지 않고 간단히 치료하는 방법이 있는데 굳이 많은 수술비용과 재발 가능성, 그리고 많은 고통을 감내하면서 수술을 할 필요가 있겠느냐 하는 것이다. 앞으로 이 간단한 허리 치료법이 받아들여진다면 허리병으로 고생하는 분들이 없어질 것은 분명한 일이다.

퇴행성 관절염

 무릎이 아파서 병원에 가면 대개 퇴행성 관절염이란 진단이 내려진다. 퇴행성이란 무릎 관절이 변형이 되어 관절의 기능이 제대로 되지 않는 것을 말하는데 우리 주변에 보면 이 무릎병으로 고생하는 분들이 너무나 많다.
 그래서 신문, 잡지, 라디오, TV마다 무릎병에 관한 원인과 치료법이 자주 설명되어 나온다. 무릎병 환자가 많을 뿐 아니라 병원에서 고치지 못하고 있다는 증거인 것이다.
 이렇게 각 언론사마다 서로 경쟁이나 하듯 원인과 치료법을 쏟아내는데도 무릎병 환자는 줄지 않고 계속 늘어만 가고 있는 것이다. 이것은 그 원인 설명과 치료법이 제대로 된 것이 없기 때문이다. 즉, 엉터리 일색이란 말이다.
 최근 모 의과대학 교수가 TV에 나와 무릎병에 관하여 자세히 설명한 일이 있었는데 그 원인을 보면 ① 체중의 과다 ② 날씨와의 상관성 ③ 근육과 인대의 단축 ④ 생활 습관 ⑤ 영양의 불균형 ⑥ 효소의 과부족 ⑦ 유전성 ⑧ 무릎의 마모 ⑨ 골다공증 ⑩ 오래 서 있는 자세 등이라 하였다. 그러나 나의 소견으로는 이것 모두가 빗나간, 잘못된 설명이라 단정하고 있다.
 우리나라 최고 수준의 의과대학 교수의 설명이 엉터리라 하면 아무도 믿어주지 않을 일이다. 그러나 설명한 내용 중 몇 가지만 지적해 보아도 금방 알 수 있는 일이다.
 첫째로 체중과다에서 온다는 무릎병 문제다. 이것은 어떤 의사도 똑같은 소리를 하고 있기 때문에 모든 무릎병 환자들은 모두 그리 믿고 열심히 체중 줄이기에 열을 올리고 있다. 그러나 아무리 체중을 뺀다 해도 무릎병의 호전 기미가 없다는 것이 환자들의 하소연이다. 사실상 체중과다가 무릎병의 원인이 된다면 씨름꾼들은 모두가 무릎병 환자가 되어 있어야 하고 반대로 경량급의 여성들은 무릎병 환자가 없어야 할 텐데 사실은 전혀 그렇지 않다. 그러니까 무릎병은 체중 과다와는 아무런 상관관계가 없음을 알 수 있는 것이다.

둘째로 유전성이란 문제도 엉터리이다. 무릎병이 유전성이라면 무릎병 환자의 가족들은 대개가 관절염 환자가 되어 있어야 하나 실제 그런 경우는 거의 없다. 다만 의사들이 못 고치는 질병은 대부분 유전병이라 둘러대는 것뿐이다.

셋째로 골다공증의 경우도 사리에 전혀 맞지 않는다. 최근 의사들의 말에 의하면 우리나라 중년 여성의 85%가 골다공증에 걸려 있다고 언론에 발표해 놓고 있다. 미국에서는 10% 수준에 불과한데 유독 우리나라만이 골다공증 환자가 많은 것으로 발표되어 있다. 그러나 사실은 그것이 아니고 무릎병 환자가 많다 보니 무릎병을 골다공증 환자로 둔갑시켜 놓은 결과일 뿐이다. 골다공증이 무릎병의 원인이 된다면 정형외과에서 무릎병을 수술할 때 먼저 골다공증을 완치시켜 놓고 수술을 해야 한다. 그러나 정형외과에서는 골다공증은 전혀 염두에 두지 않고 수술을 하는데 이것은 골다공증과 무릎 관절염

불치병 치료

과는 전혀 상관성이 없다는 것을 증명하고 있는 것이다. 또, 무릎을 많이 써서 무릎뼈가 닳거나 삭아서 생긴 것이라는 것도 거짓말이다.

만일 무릎을 많이 썼기 때문에 무릎병이 생겼다면 축구선수나 농구선수, 마라톤선수 등은 모두 무릎병 환자가 되어 있어야 한다.

따라서 무릎병은 많이 써서 생기는 것이 아니고 생활을 하다 보면 무릎의 연골이 약간 튀어 나왔거나 이 때 관절유의 분비가 부족하면 무릎이 뻑뻑해져 통증을 느끼게 되는 것이다. 그러므로 튀어나온 연골을 제자리에 집어넣고 관절유가 제대로 분비가 되도록 하는 운동요법을 하면 무릎병 즉, 퇴행성 관절염은 대개 2~3주면 완치가 되는 것이다. 이 간단한 원리를 모르고 정형외과에 가면 인공 관절을 삽입하는 등의 수술 치료법을 권유한다.

이런 수술을 해서 정상적인 무릎이 된다면 아무 탓할 이유가 없으나 수술 후의 재발 가능성이나 후유증으로 고생하는 경우가 많으니 문제가 되는 것이다.

또, 한방에 가면 침, 뜸, 때로는 수지침 등으로 고친다고 하나, 내게는 그런 치료법을 다 했어도 치료가 안 되어 찾아오는 이들이 많다.

어떤 할머니는 퇴행성 관절염이라 해서 한약을 10년이나 복용을 했어도 고치지 못하고 고생하고 있었다. 얼마 전에 사무실에 평소 잘 알고 있는 젊은 한의사가 그 어머니를 업고 와서 무릎병을 고쳐 달라는 일도 있었으나 이 경우도 꼭 20일 만에 완치를 시켜 주었다.
 이렇듯 무릎병의 정확한 원인을 알고 치료를 한다면 퇴행성 관절염 등의 병은 병도 아닌 것이다.

비염

 지금 대학병원이나 종합병원에 가 보면 비염 환자가 줄을 잇고 있다. 비염 환자가 그리 많다는 사실인데 비염에 한번 걸렸다 하면 아무리 병원에 다녀도 고치지를 못하니 답답한 일이다. 간혹 수술을 하는 환자도 있으나 재발 가능성이 높은 것이므로 수술을 할 수도 안 할 수도 없는 고통스런 질병이 되어 있는 것이다.
 비염은 대개 알레르기성 비염이라 하는데 알레르기란 말은 치료가 안 되는 이상한 질병이란 뜻이다.
 비염은 어린이부터 어른, 노인에 이르기까지 무차별적으로 널리 발생되고 있어 현대병 중에서도 대단히 괴로운 질병 중의 하나로 손꼽히고 있다.
 최근 일본에서 손님이 한 분 찾아왔는데 이 분은 봄철이나 환절기가 되면 비염으로 대단히 고생을 하고 있으며 특히 봄철 꽃가루가 날리는 계절이 되면 꽃가루 때문에 견딜 수 없는 고생을 하고 있다는 것이다. 그래서 일본에서는 이 비염을 꽃가루 증후군 또는 꽃가루 병이라 하여 수많은 국민들이 비염으로 크게 시달리고 있다고 한다.
 이것은 우리나라의 경우 소나무에서 꽃가루가 날리는 시기에 일본에서는 삼(杉)나무의 꽃가루가 날려 이 꽃가루병 환자가 전국적으로 널리 발생되고 있으므로 일본 열도에 울창하게 번식되어 있는 삼나무를 벌채해 버려야 한다는 여론이 높아져 있다는 것이다.

만일, 비염 방지책으로 삼나무를 몽땅 베어 버린다면 일본열도의 모든 산은 벌거숭이가 될 터이니 그럴 수도 없는 것이 일본의 고민이라 한다. 나는 이 말을 듣고 일본 사람들도 건강 문제에는 속수무책이구나 생각하면서 비염은 삼나무 꽃가루가 야기시키는 것이 아니라는 설명을 자세히 해주었다.

실제는 꽃가루가 비염을 야기시키는 것이 아니라 원래 비염을 가지고 있는 환자가 꽃가루의 자극을 잘 받아 콧물도 재채기도 심하게 나며, 그 여파로 감기에 걸리기도 하는 것이다. 나의 설명을 듣자 그 일본인은 자기들의 잘못된 인식에 깜짝 놀라는 것이었다. 꽃가루뿐만 아니라 날씨 등 환절기에도 예민한 반응을 보이는 것이나, 우리도 일본도 이것을 모르고 엉뚱하게 꽃가루에 핑계를 대고 있는 것이다.

그런데 얼마 전에 모 건강신문에 어느 유명하다는 의대 교수가 비염에 관한 설명을 하였기에 읽어 보았다. 그 교수의 말에 의하면 비염 치료법은 대단히 큰 발전이 되어 있으나 치료할 약은 아직 개발된 것이 없다고 하였다.

치료법이 개발되었다면 당연히 치료약도 개발이 되었어야 할 터인데 치료약이 아직 없다 하니 이게 무슨 뜻인지 알 수가 없는 일이다. 어떤 질병이든 치료약이 없으면 의사들은 고치지를 못 한다.

이렇게 고치지를 못하면서 치료기술이 크게 발전되었다 하는 것은 참으로 이해가 되지 않는 이상한 일이다. 확실한 치

불치병 치료

료법이 없다면서도 비염을 고치려면 반드시 전문의를 찾아가야 한다고 권유를 한다.

이때 그 교수가 발표한 비염의 원인을 보면 ① 유전성 ② 대기오염 ③ 생활환경 ④ 대기 중의 분진과 유해 가스류 ⑤ 담배 연기 ⑥ 건축 자재와 방부 처리한 물질 ⑦ 상대습도의 저하와 저온 ⑧ 집안의 먼지와 진드기 ⑨ 난방이 잘 된 아파트 ⑩ 꽃가루와 곰팡이의 포자 ⑪ 개와 고양이의 털 ⑫ 바퀴벌레 등이다.

그러나 이런 요인들은 모두 비염의 원인이 아니다. 따라서 직설적으로 말하자면 엉터리 원인론인 것이다. 비염의 진정한 원인은 Virus이다. 그 Virus가 코의 점막에 침입하여 염증을 일으키면 비염이 되는 것이다.

이 Virus 원인론을 모르면 치료도 할 수 없거니와 앞서 설명한 엉뚱한 원인 요소 등을 나열하게 되어 비염 환자들을 혼동되게 하는 것이다.

의학 상식이 전혀 없는 일반인들은 의사들의 원인론을 철석같이 믿고 예방과 치료를 하고 있으나 결과는 효과 없는 헛수고만 하게 되는 것이다.

실질적으로 비염을 치료하려면 콧속에 기생하여 염증을 일으키는 Virus를 소멸시켜야 한다. 그러나 병원에서는 그 소멸시키는 약이 없기 때문에 불치가 되고 있는 것이다.

하나님께서는 질병의 원인이 될 Virus도 주셨지만 그것을 소멸시키는 치료제나 치료법도 주셨다. 그것이 바로 봉침 요법이다. 즉, 꿀벌이 가지고 있는 봉독인데 그 봉독을 환자의 코에 발침 하여 주입시키면 10~15일이면 어떤 비염도 완치가 되는 것이다.

 필자는 이 신기하고 감사한 원리를 이용하여 수많은 비염 환자들을 고쳐 건강을 되찾게 해주고 있다. 이 간단한 방법이 있는데 이것을 모르니 꽃가루병, 삼(杉)림 벌채 등 엉뚱한 생각들을 하고 있는 것이다.

천식

얼마 전 60대 초반으로 보이는 목사님 한 분이 찾아왔다. 그분은 프랑스에서 공부를 하다가 천식에 걸려 공부를 지속할 수 없어 귀국하여 생사를 넘나드는 고통 속에서 생활을 하여 오던 중, 천식에 관한 나의 칼럼을 읽고 그대로 치료를 해 보니 그 천식이 말끔히 사라져 다시 활기찬 목회를 하게 되었다는 것이었다.

만일 필자의 글을 읽지 않았다면 지금쯤 자기는 이 세상 사람이 아니었을는지도 모르는 일이라며 "자기의 생명을 구해 준 장로님께 감사를 드리지 않을 수 없어 찾아왔다"는 것이었다.

목사님의 말에 의하면 유럽 지역에서는 프랑스뿐만이 아니라 영국 등 여러 나라에도 천식 환자가 대단히 많으나 그 곳에서도 이 병의 치료가 불가능하여 천식 환자들은 엄청난 고통 속에 살아가고 있다는 것이다.

이미 잘 알려져 있는 일이지만 천식은 일단 발생하면 평생을 고치지를 못하다가 심해지면 생명까지도 빼앗기는 무서운 질병이다. 현대의학이 대단히 발전되었다고 연일 신문, 잡지, 방송마다 발표하고 있으면서도 기관지 천식 같은 간단한 질병을 고치지 못하고 있으니 의술의 발달이라는 말이 의사들의 무능을 감추기 위한 체면치레용 연막술이 아닌가 하는 의심이 가기도 한다.

의사들이 천식을 못 고치고 있는 근본 이유는 천식의 정확한 원인을 모르고 있기 때문이다. 의사들이 원인을 모른다면 믿어 줄 사람이 없겠으나 다음을 읽어 보면 그 참 뜻을 알 수 있게 된다.

 의사들이 말하는 천식의 원인은 ① 알레르기 체질로서 항원성에 약한 유전적 형질 ② 대기 오염이나 계절적으로 비산되는 꽃가루 또는 곰팡이의 포자와 생활주변의 먼지 ③ 냉·온장치 등 환경적인 요소 ④ 감기, 인후염 등 전염성 질환으로 발작되는 경우 ⑤ 작업 중의 먼지 ⑥ 약제, 화장품과 오염된 공기 ⑦ 계란, 유제품, 육류, 어류와 후춧가루, 고춧가루 등 자극성 식품 ⑧ 집안 먼지 속의 진드기와 곰팡이 ⑨ 개와 고양이의 털 ⑩ 과식, 피로, 운동 부족 ⑪ 수면 부족과 여성의 경우 생리불순과 머리 염색제 ⑫ 설사, 변비 ⑬ 술, 담배 등으로 되어 있다.

 그러므로 우리 생활주변 어느 곳에든지 널려있는 요소들 모두가 천식의 원인이 된다 하고 있으니 사실상 이런 요소들이 천식의 원인이라면 천식에 걸리지 않을 사람이 없을 것 같다. 그러나 사실은 전혀 그렇지 않다. 다만 천식 있는 사람은 그런 요소들에 자극을 받을 소질이 있을 뿐이다.

 나는 의학계의 이런 천식의 원인론을 완전히 무시하고 내가 연구해 온 천식 치료법으로 수많은 환자들을 고쳐주고 있고 완치된 환자들로부터는 감사의 소리가 줄을 잇고 있다. 앞서의 목사님의 경우도 바로 그 치료 사례의 한 분인 것이다.

이 치료법을 믿고 따르면 천식 따위는 병도 아니나 믿지 않고 병원에 의지만 하다가 평생 고통을 받거나 생명을 잃는 수도 있게 됨을 알아야 한다.

나의 친구 중에 천식 환자 두 사람이 있었다. 한 사람은 고등학교 교장 출신이고 다른 한 사람은 교회 장로였다.

필자는 이 두 친구의 천식을 고쳐주려고 그 비법을 설명해 주었다. 교장 출신은 나의 설명을 마이동풍 식으로 들으면서 병원 얘기만 늘어놓고 있었으나 장로는 열심히 경청하고 있었다.

그 후 교장 출신 친구는 심한 천식의 발작으로 병원에 입원하더니 며칠 만에 생명을 잃었다는 소식이었고 장로는 열심히 나의 치료법대로 실천하여 그의 몸에서 천식을 확실히 제거하게 되어 지금은 완전한 건강인이 되었다는 소식이었다.

필자의 천식 요법은 다음과 같다.

우선 치료용 재료로써 배 6kg과 생강 1kg, 생도라지 1kg을 준비한다. 배는 깨끗이 씻어서 껍질째 잘게 썰고 생도라지도 잘 씻어 껍질째 잘게 썰어 놓는다. 생강은 분쇄기로 갈든지 절구에 찧는다.

그리고 큰 들통에 물을 반 정도 넣고 끓이면서 생강을 먼저 넣고 뚜껑을 열어 놓은 채 1시간 가량 끓인다. 여기에 배와 생도라지를 넣고 약 1시간 정도 끓인다.

이렇게 끓인 것을 식혀서 고운 자루에 담아 짠 다음에 이 물을 다시 끓여 졸인다. 묽기가 물엿 정도로 되었을 때 그릇에 옮겨 담는데 이 때 생성된 엑기스는 한 사발 가량 된다. 이것을 어린이 수저로 1일 5회 복용을 하나, 이렇게 두 번 가량 해서 복용하면 어지간한 천식은 신기하게 사라지게 된다.

변비와 치질

우리 주변에 변비와 치질 환자가 대단히 많다. 환자가 그리 많다는 것은 병원에서 고치는 의술이 없을 뿐만 아니라 치료약이 없기 때문이다. 사실상 치료약이 없다면 의사들은 손을 놓고 있을 수밖에 없다.

또 질병을 고치려면 정확한 원인을 알아야 하는데 의사들은 그 정확한 원인조차 모르고 있다.

각종 의학 서적이나 건강론자들이 말하고 있는 원인 설명도 들어 보면 모두가 엉터리 일색이다. 즉 확실한 원인을 모르면서 아는 척하고 환자들을 현혹시키고 있는 것이다.

지금 의사들이나 건강론자들이 설명하고 있는 원인론과 TV, 잡지에서 말하는 변비에 관한 설명을 종합해 보면 ① 독립된 병명이 없고 ② 타닌 성분이 많이 포함되어 있는 감이나 홍시 같은 것을 다량 섭취할 때 생기기 쉽고 ③ 임신 중 대변을 참는 습관이 있을 때 ④ 빈혈이 있는 사람 ⑤ 장부의 이완이 있을 때 ⑥ 신경성 경련의 경우 ⑦ 대장의 장애 요인 ⑧ 스트레스의 누적 ⑨ 장의 운동 기능의 저하로 수분을 많이 빼앗길 때 ⑩ 환경 변화에 의한 긴장 ⑪ 약물 과다 복용 ⑫ 장의 무력증 ⑬ 생활 리듬이 깨졌을 때 등 여러 가지로 나와 있다. 즉 병은 하나인데 원인은 여러 가지이고 효과 없는 치료약도 가지가지이다.

필자는 누누이 설명을 해 왔지만 모든 질병의 원인은 단 한 가지로 되어 있어야 한다. 원인이 여러 가지로 나타나 있다는 것은 원인을 모르고 있다는 증거인 것이다. 따라서 위에 적어 놓은 여러 가지 원인들은 모두 엉터리인 셈이다.

대개의 질병은 노인들에게 흔히 나타나는 것이나 이 변비만은 젊은 여성들에게 특히 많다. 이것은 식생활 습관에서 나타나는 질병이기 때문이다. 젊은 여성들의 식생활 양태를 보면 식물성 섬유질을 기피하는 경향이 있는데 이것은 섬유질 같은 거친 음식은 피부 미용에 좋지 않은 것으로 인식하고 있기 때문이다.

한참 예뻐지고 싶은 젊은 여성에게 피부 미용에 해로운 것이라면 당연히 먹지 말아야 할 것이다. 그러나 식물성 섬유질이 피부 미용에 좋지 않다는 것은 잘못된 이론이다. 식물성 섬유질이 피부를 거칠게 하는 것이 아니라 오히려 피부를 곱고 부드럽게 하는 소재인 것이다. 이것을 모르고 소화 잘 되는 음식 즉 우유, 계란, 각종 유제품과 인스턴트식품, 그리고 고기, 생선류 등을 선호하고 있는 것이다.

이와 같은 소화 잘 되는 음식만 섭취하게 되면 배설되는 양이 대단히 적어진다. 배설량이 적어지면 용변 횟수가 줄어 2~3일에 한 번 정도 가게 된다. 대변을 이와 같이 여러 번 건너뛰면 배설물은 대장에 고였다가 수분을 완전히 빼앗겨 딱딱하게 굳어진다.

이 굳어진 변을 좁아진 직장을 통하여 항문 밖으로 밀어 내자면 대단히 힘이 들고 억지로 힘을 주게 되면 좁아진 직장이 찢어지게 된다. 직장이 찢어지면 이곳으로 병균이 들어가 염증을 일으켜 치루를 형성케 되는데 그 치루는 길게 뻗히면 항문 쪽으로 밀고 나간다.

이것이 치질의 원인이 되는 것인데, 이 치루가 항문 밖으로 튀어 나가면 대단히 통증을 느껴 때로는 수술을 받게 되나 수술할 때 그 치루의 근원지를 제거하지 않으면 치루는 다시 성장해 나간다. 이것이 치질의 재발 현상인 것이다.

문제는 변비가 없어야 치질이 안 생기는데 계속 변비가 있게 되면 치질은 다시 발생할 위험성이 있다. 따라서 변비와 치질은 같은 계열의 형제병인 것이다. 그러므로 우선은 변비가 발생치 않도록 식물성 섬유질을 많이 섭취하여야 하고 이렇게 해서 배설량이 많아지면 변비는 절대로 발생치 않는다.

우리가 섭취한 식물성 섬유질은 소화기 내에서 분해가 안 된다. 인간에게는 식물성 섬유질을 분해시키는 효소가 없는데 이는 변비가 없게 하려는 하나님의 섭리라고 믿는다.

변비가 생기지 않으면 자동 치질도 생기지 않는다. 이런 원리를 모르고 소화가 잘 되는 음식물을 먹으면 피부가 고와진다고 착각하거나 엉터리 건강론을 믿고 따른다면 변비와 치질의 단골이 되고 마는 것이다.

이 얼마나 간단한 원리인가. 이 원리를 모르고 앞서 나열해 놓은 여러 가지 원인을 들먹이며 장황한 원인 설명을 한다는 것은 엉터리 말장난에 불과한 것이다. 일단 생긴 변비는 구연산을 1일 5회 꾸준히 복용을 하면 2개월 내외간에 치료가 되고 치질은 그 발생 근원지에 항생 연고를 손가락 끝에 묻혀 항문 깊숙이 집어넣고 간단한 마사지를 해 주면 치루도 없어지게 된다.

 옳지 않은 이론에 현혹되지 말고 위와 같은 치료법을 적용하여 변비와 치질에서 빨리 벗어날 수 있도록 하자.

화(火)병

 최근 한의학계에서는 화병이란 병명을 찾아내 새로운 발견이나 한 것같이 대단한 열기를 올리고 있다.
 화병은 한국의 고유한 문화적 배경에서 생겨난 한국인 특유의 질병이므로 외국에서는 좀처럼 나타나지 않는 특징이 있기에 이 질병의 원인에 관하여는 미국 의학계에서도 보고한 바 미국에서도 이 화병의 특수성을 인정하였다며 자랑이 뜨겁다.
 사실인즉 화병이란 한국 고유의 질병이라 하니 한국 사정을 잘 모르는 미국으로서는 한국 의학계의 주장을 무시할 수 없어 그대로 인정한 것 같다.
 우리나라 한의사들이 설명하는 화병의 원인을 보면 ① 남편의 외도로 가정불화가 계속되어 심리적 불안이 집적되고 ② 강박관념이 쌓이면 마음의 병으로 발전한다 ③ 원한이나 슬픔이 남을 향할 때 시간이 지나면 한이 되고 한이 쌓이면 울화로 바뀌어 화병이 된다 ④ 현대의학(양의학)에서는 스트레스가 원인이 된다 하는데 스트레스가 쌓이면 공연히 짜증이 나고 화가 나서 얼굴이 달아오른다 ⑤ 생리적 충격에 의한 신경증의 복합된 장애인데 ⑥ 그 첫 단계가 배신감으로 분노와 같은 것들이 쌓여 생긴다 ⑦ 감정의 격앙이 정신과 신체의 조절 기능에 이상을 일으키고 기의 조절이 제대로 되지 못하여 발생한다 ⑧ 동의보감에서도 마음속의 의심 걱정과 생각, 불편, 원망, 한의 축적이라 했고 ⑨ 화병은 일명 울화병이라 할 수 있다 ⑩ 환경적인 요인과 성격상의 차이 ⑪ 사소한 자극에도 스트레스를 잘 만들어내는 성격 ⑫ 고집이 세고 정서적으로 미숙한 상태 ⑬ 중년 이후의 여성에 많으며 사회 경제적 수준 낮은 계층에 많이 생기고 ⑭ IMF 사태를 겪으면서 장기간 불황에 빠지고 미래에 대한 희망이 없을수록 많이 발생한다 ⑮ 치료에는 원인을 찾아내는 것이 효과적이나 화병은 원인을 제거하기는 불가능한 현실이라는 등 사랑방 잡담 수준의 원인론을 이것저것 나열해 놓고 있다.

여기서 치료법으로는 마음으로 생긴 병이니까 마음을 다스려야 하고 욕심을 버리고 자존심, 체면을 최소한으로 하고 대인 관계를 원활히 하라는 처방을 하면서 이 병이 발생하면 의사를 찾아 상의하고 지시에 따르라고 권유하기도 한다. 의사들이 확실한 원인도 치료법도 모른다면서 이 병이 생기면 의사를 찾아 상의하라는 엉성한 설명을 하고 있다.

실제 이 화병의 원인이 마음의 병이라면 火란 글자에 마음 심(心)이 달린 새 글자를 만들어 사용하는 것이 화병의 병명으로써 합리적이라 할 것 같다.

순수한 우리말에 울화병이란 것이 있다. 그 울화에서 '울'자를 때어낸 것이 화병인데 이것을 한국인에게만 나타나는 특유한 마음의 질병이라 정의하고 있다. 즉 쉽게 말해서 속상하거나 분통 터지는 일로 생기는 병이란 뜻으로 이해가 되나 이런 이유로 생기는 마음의 병이라면 일시적인 것이어서 시간

불치병 치료

이 흘러서 평온을 되찾으면 그런 증상은 자동해소가 되는 것이다.

그러나 일상생활에서 까닭 없이 불안하거나 긴장, 초조, 강박관념, 의욕상실, 피로, 무기력증, 기억력 감퇴, 시력 장애, 답답한 심정, 심박동의 불규칙 등의 병증은 평온을 되찾는다 해서 해소되는 것이 아니다. 그래서 세계 각국은 이런 증상을 우울증이라 하고 우울증에 관하여는 그 원인조차 몰라 골머리를 앓고 있는 것이다.

이런 증상을 우리 한방에서는 한국인만이 가지고 있는 특이 병인 화병이라 하고 있다.

이런 면에서 우리의 화병은 세계가 공통적으로 인식하고 있는 우울증으로 알고 다스려야 한다. 그렇게 되면 화병은 쉽게 해결이 되는 것이다.

실제 우울증(화병)은 머리에의 산소 공급 부족에서 생기는 질병인 것이다. 따라서 우울증이 생기면 앞서 설명한 여러 가지 증상이 뒤따라 발생하는 것이다. 그러므로 평소 우울한 생각이나 불안 심리의 축적 때문에 우울증이 생기는 것이 아니다. 즉, 우리가 알고 있는 상식과 정반대 현상인 것이다. 한방에서 화병으로 진단 받고 심한 고통 속에서 고생하다가 내게 찾아오는 환자들이 많다.

이런 환자들에게는 머리에의 산소 공급 촉진법으로 처치하였을 때 대개 20일 정도면 완전 정상 회복이 되는 것을 수없이 경험해 오고 있다.

 한방에서 화병 치료가 안 되면 양방을 찾아가는데 양방에서는 이런 환자가 오면 대부분 MRI, CT 등 최첨단 의료장비로 촬영 진단을 하나 이런 장비는 그 원인을 찾아내지 못한다. 때문에 양방에서도 우울증(화병)에 대하여는 속수무책이다.

 어쨌든 화병은 우울증으로 보고 BK요법으로 다스리면 건강은 확실히 회복될 수 있다.

갱년기 장애

우리나라 중년 여성들 가운데 갱년기 장애로 고통을 호소하는 이들이 대단히 많다. 그런가 하면 최근에는 남성들도 갱년기 장애 현상으로 고통 받고 있는 분들이 많다고 의사들이 자주 TV에 나와 설명을 하고 있다.

이런 말을 듣고 있노라면 우리나라 의사들은 갱년기 장애 현상에 대하여 잘 알지를 못하고 있는 것 같다. 의사들이 이런 말을 하니 일반인들이야 더더욱 헷갈릴 수밖에 없다.

필자는 미국에서 발간한 「성과학 대사전」에서 설명한 갱년기 장애에 대한 자세한 글을 읽은 일이 있다. 그 책에서 보면 갱년기 장애는 여성에게만 나타나는 특유의 성기능 장애 현상으로서 여성 48~50세 전후가 되면 폐경이 되고 폐경이 되면 난소의 에스트로겐 호르몬의 분비가 안 되어 결과적으로 성기능이 저하되는 증상이라 정의하고 있다.

즉 남성 아닌 여성에게만 나타나는 생리적 특수 현상이라 하는데 우리 의사들은 남성에게도 갱년기 장애가 있다 하니 남성에 무슨 난소가 있고 폐경이 있는 것인지 알 수 없는 일이다.

또 우리 국어사전에서도 갱년기 장애란 여성에게만 나타나는 특유의 생리적 기능이라고 적혀 있고 일본의 사전에도 똑같게 설명이 되어 있으며 갱년기 장애만을 평생 연구해 온 일본의 어느 의학박사가 써 놓은 책에서도 갱년기 장애는 여성에게만 나타나는 생리적 변화라 하였다.

그런데 우리 의사들은 무슨 근거로 남성들의 갱년기 장애를 들고 나왔는지 알 수가 없다. 의사들이 이런 소리를 하니 그 말을 믿고 남성들도 갱년기 장애를 호소하는 분들이 늘어가고 있다.

여성들이 갱년기 장애를 호소하는 내용을 살펴보면 폐경기를 전후해서 발생하는 여러 가지 질병을 나열해 놓고 있고 병원에서 치료가 안 되는 중년의 질병은 대부분 갱년기 장애 현상으로 묶어 놓고 있는 것이다.

즉 빈혈, 어지럼증, 저혈압, 두통, 편두통, 안면홍조, 신열, 가슴 답답, 불안, 초조, 긴장, 기억력 감퇴, 무기력, 의욕상실, 만성피로, 팔다리 저림증 등인데 이런 증상은 병원에서도 그 원인조차 모르고 치료도 안 되니까 이런 증상은 무턱대고 갱년기 장애 현상이라 몰아붙이고 있다. 한 마디로 어처구니없는 엉터리 진단이다.

내가 건강 강의 차 미국에 초청되어 갔을 때 현지 한의과 대학의 박사과정에서 갱년기 장애에 대한 강의를 하게 되었는데, 강의를 듣고 있던 한의사 한 사람이 벌떡 일어서더니 나의 강의가 맞지 않는다는 항의를 했다. 자기네들은 한의대에서 앞서 열거한 증상이 모두 갱년기 장애 현상이라 배워 왔고 그런 식으로 치료를 해 왔는데 무슨 소리냐면서 강한 반론을 제기하는 것이었다. 자기네들의 밥그릇 깨는 소리가 되었으니 그럴 만도 했다.

불치병 치료

 의과대학에서 이렇게 가르치고 있으니 모든 한의사들이 그리 믿지 않을 수 없게 되어 있는 것이다. 앞서 열거한 여러 가지 증상을 갱년기 장애 현상으로 알고 치료를 하니까 그런 질병을 하나도 고치지를 못하고 있는 것이다.
 사실상 두통, 편두통, 어지럼증, 안면 홍조, 가슴 답답증 등 질병들은 갱년기 장애 현상과는 전혀 관계가 없는 것이다.
 남성들의 갱년기 장애 현상이라는 것도 바로 이런 증상이 나타났을 때 의사들은 이렇게 진단을 내리는 것이다. 그러므로 여성들의 폐경기와 비슷한 연령층에서 이런 질병이 발생하는 남자들에게 이것을 갱년기 장애 증상이라 진단하여 함께 묶어 놓고 있는 것이다.
 이런 증상들은 갱년기 증상이 아니고 머리에의 혈류 장애 현상이나 산소 공급 부족에서 나타나는 질병인 것이다. 따라서 머리에의 혈류의 원활이나 산소 공급이 충분히 된다면 20일 내외간에 완전히 소멸되는 것이다.
 만일에 이런 증상이 갱년기 장애 현상으로 나타나는 것이라면 갱년기 장애 현상을 완전히 해소시키기 전에는 치료가 되지 않아야 한다.
 만일 갱년기 장애가 치료가 된다면 그런 여러 가지 질병도 함께 치료가 되어야 이치에 맞다. 그러나 갱년기 장애는 하나님께서 우리 여성에게만 있게 한 생리적 기능이니 인간의 의술로는 도저히 해결할 수 없는 것이다. 다만 갱년기 전후에 나타난 질병들은 갱년기와 상관없이 치료가 가능한 것이다.
 그런데도 갱년기 발생 시기와 비슷한 때에 발생하는 질병들은 모두 갱년기 증상이라 믿고 일생 체념하며 심한 고통과 불안과 우울한 생각 속에 살아가게 되는 것이다.
 그러나 앞서 열거한 두통, 어지럼증, 우울증, 화병, 팔다리 저림증 등은 머리에의 혈류나 산소 공급을 촉진시키는 치료를 하면 갱년기 장애와 관계없이 완전 치료가 되는 것이다.

발톱 병

　어느 날 발톱 병 전문의라는 의사가 TV에 나와 발톱 병의 원인과 치료법을 설명하고 있었다. 세상에 발톱만을 전공하는 의사도 있는가 하는 이상한 생각으로 자세히 들어 보았다. 결론적으로 발톱에 이상이 생기면 빼는 수밖에 없다는 것이었다.
　얼마 전에 모 대통령의 아들이 교도소에 갇혀 있을 때 발톱 병이 생겨 발톱을 빼는 수술을 받았다는 방송을 듣고 대단히 안타까운 생각을 한 적이 있다. 발톱을 빼지 않고도 쉽게 치료할 수 있는 방법이 있었기 때문이다.
　대체적으로 우리 주변에서 발생되고 있는 발톱 병은 대별하여 두 가지로 나눌 수 있는데 그 하나는 발톱이 두터워지면서 통증 없이 부서지는 것이고 다른 하나는 엄지발가락 발톱의 등이 두터워지면서 심한 통증을 유발하는 것이다.
　오래 전에 나의 내자가 엄지발가락에 심한 통증이 생겨 걷지를 못하던 때가 있었다. 그 통증 때문에 병원에도 갔었고 약국을 찾아가기도 했으나 그 통증은 전혀 가시지 않아 비명의 나날을 보내게 되었다. 나는 그 발가락 통증의 원인이 무엇일까 자세히 관찰을 해보니 발톱 끝이 엄지발가락 옆 살을 파고 들어가 상처를 내고 있었다. 발톱의 생김새를 관찰해 보니 발톱의 등이 둥글게 만곡되면서 두꺼워져 발톱 끝에 심한 압력을 가하는 상태였다. 그래서 즉시 두터워진 발톱 등을 쇠깎는 줄톱으로 얇게 깎아냈다. 그리고 일어서서 걸어보라 하니까 즉석에서 통증이 전혀 없어졌다는 것이다.
 이 얼마나 신기한 일인지 몰랐다. 그 동안 병원에서는 꼭 쪼이는 신발을 신어서 그랬다기에 큰 신발로 바꿔보기도 하였으나 그런 처방은 전혀 효과가 없었고 발톱의 등을 얇게 갈아 발톱의 압력을 빼 버리니 즉석에서 해결 되는 것을 공연히 엉뚱한 짓을 해 온 것이다.
 당뇨병 환자가 이런 발톱 병 증상이 생기면 썩어 들어가 발가락을 잘라내야 한다. 당뇨병의 합병증이란 증상 중에서 가장 무섭다는 것이 바로 발가락 썩는 병인데 그 썩는 이유가 바로 이 증상이기 때문이다.
 그러므로 이 발톱 병은 당뇨병 때문에 생기는 합병증이 아니고 발톱의 등이 두꺼워져 그 압력으로 발톱이 발가락의 살을 뚫고 들어가 생기는 현상인 것이다.
 얼마 전에 울진에서 어느 목사님 사모가 당뇨병에 의한 발가락 썩음 병을 호소하며 내게 찾아왔다. 심한 썩음 증상이 아니었기에 바로 구연산 물에 담근 후, 홍삼엑기스 요법을 첨가토록 하여 약 1개월 만에 그 썩음 병을 완전히 치료가 되게 한 일이 있다. 목사 사모가 발가락이 썩어 절단하는 수술을 했다면 이 얼마나 난처한 삶이 되었을까 하며 큰 절을 하며 감사를 해왔다.
 또 한 가지 다른 발톱 병은 무좀균에 의한 질병인데 이는 발톱을 갉아 먹는 무좀 병인 것이다. 발톱에 기생하는 무좀균

불치병 치료

은 발톱 여러 개에 동시에 기생하여 발톱 전체가 두꺼워지면서 부서지는 경우가 있다. 이 발톱을 갉아 먹는 무좀균은 손톱에 발생하기도 한다. 이런 무좀균은 아무리 병원에 다녀도 또 아무리 좋다는 약을 발라 보아도 좀처럼 치료가 되지 않는다. 이것은 두꺼운 발톱을 뚫고 들어가는 약이 없고 발톱에는 약이 들어가는 틈새가 없기 때문에 약물로써는 치료가 되지 않는 것이다.

이런 발톱 병에는 구연산 요법이 대단히 탁월한 효과가 있다. 이 구연산 요법은 아침, 저녁으로 30분씩 구연산을 용해한 물에 담그면 보통 20~30일이면 완치가 된다.

의사들에게 이런 말을 하면 검증이 안 된 치료법이라 대뜸 비판을 한다. 검증이 되었건 안 되었건 병이 고쳐지면 되는 것이지 이것을 검증이 된 것, 안 된 것 따질 필요가 있겠는가 하는 것이다. 의과대학에서 6년간 그리고 인턴, 레지던트 등 10여년씩이나 배워 온 의사들인데 무좀 하나 또 발톱 병 하나 못 고치고 썩어 들어가게 하니 이게 무슨 의술이냐며 불평을 하는 분들이 적지 않다.

어쨌든 이 원리를 적용하여 치료를 하게 된다면 당뇨병으로 발가락이나 다리가 썩어 들어가지 않고 또 다리를 절단할 필요도 없고 무좀으로 손톱, 발톱이 부서져 버리는 경우도 없게 되는 것이다.

당뇨 대란을 막자

 지금 우리나라는 당뇨병 대란 시대가 닥쳐오고 있다며 TV, 신문, 라디오마다 야단법석들이다.
 우리의 당뇨병 환자가 400만을 넘어 섰고 매년 새 환자가 50만 명씩 증가하고 있어 앞으로 10년 후면 1,000만 시대에 육박하여 당뇨병 최고 선진국이 될 것이란 우려의 목소리가 대단히 높다.
 당뇨병은 우리나라뿐만 아니라 미국, 일본, 유럽 등 선진국에서는 대단히 고심거리이고, 특히 미국과 일본은 당뇨병과의 전쟁까지 선포하였다 하니, 이런 나라들은 당뇨병의 심각성을 직시하고 국가가 직접 나서서 대책을 수립하고 있다. 그런데 세계 최고의 당뇨병 발생률을 가지고 있는 우리나라의 경우는 그 심각성을 문제 삼지 않고 속수무책인 상태에 있다는 것이 언론의 지적이다.
 우리나라는 당뇨병 때문에 소비되는 치료비 등 손실액이 연간 5조원이 넘는다 하니 얼마나 심각한 상태인지 알 수 있는 일이다.
 이렇게 치료비가 엄청나게 소진되고 있지만 당뇨병이 고쳐졌다는 사실은 없어 그 치료비는 한낱 한강투석의 결과가 되어 국민들의 경제적, 육신적, 정신적 손실이 이만저만이 아니라는 지적이다. 게다가 당뇨병으로 죽어가는 사람도 세계 최고라 하니 그대로 두고 구경만 하고 있을 단계는 아닌 것이다.
 왜 이렇게 당뇨병 환자가 늘어만 가고 있을까? 그 이유에 대하여 아는 사람은 없는 것 같다. 간혹 안다는 사람이 있으나 원인을 물어보면 대부분 운동부족과 스트레스라 한다. 그러나 이것은 터무니없는 엉터리 소리이다. 때에 따라 의사들도 이런 말을 하나 의사들이 이런 소리를 하니 일반인들로서는 그 말을 그대로 믿고 따라하지 않을 수 없다.

얼마 전까지도 당뇨병의 원인은 유전성, 스트레스, 운동부족, 당분의 과다 섭취, Virus, 인슐린 분비샘의 파괴, 술, 담배라 하더니 최근 언론에 발표된 것을 보니 "옛날 어려웠던 시절에 태어나 그때 자란 노인들은 췌장이 제대로 크지 못하여 인슐린 생산라인이 미약한 상태가 되어 있기 때문이다"라고 설명하고 있다. 즉 의사들의 당뇨병 원인 설명은 때에 따라 또는 사람에 따라 이랬다저랬다 하고 있다. 확실한 원인이 정립되어 있지 않으니 그럴 수밖에 없어 보인다.

대개의 경우 당뇨병은 운동부족이 그 원인의 첫째로 꼽히고 있다. 실제 당뇨병의 원인이 운동부족에 있다 하면 골프나 등산 애호가들에게는 당뇨병 환자가 없어야 할 터이나 이런 운동 애호가 중에 당뇨병 환자가 즐비한데 그 이유를 물어보면 우물쭈물 해 버린다.

또 일본의 씨름꾼(스모)도 매일 엄청난 운동을 하고 있어 그 운동량으로 보아 대단히 건강할 것으로 생각이 되나 그들의 80% 가량이 당뇨병이라는 것이 일본국의 고민거리라는 것이다. 이런 면에서 보더라도 운동부족이 당뇨병의 원인이 된다는 것은 완전히 잘못된 식견이다. 이렇게 원인부터 잘못되어 있으니 치료가 될 수 없는 것이다.

여기서 분명히 말해 둘 것은 당뇨병의 원인은 단 한 가지, 동물성 식품의 과다 섭취에 있는 것이다. 동물성 식품을 과다 섭취하면 혈액에 동물성 지방질이 진하게 혼합되어 순환하다가 이것이 췌장의 인슐린 샘구멍을 막아 인슐린이 나오지 못하게 되는 것이다.

인슐린 샘구멍이 막혀 버리면 아무리 운동을 해도 인슐린 샘구멍은 뚫리지 않는 법이다. 의사들은 인슐린 샘구멍이 파괴되어서 당뇨병이 생긴다 하나 만일 파괴가 사실이라면 운동으로 파괴된 샘구멍이 다시 복원되어야 하는 것인데 이는 절대 불가능한 일이다.

따라서 운동으로 당뇨병이 고쳐진다는 것은 잠꼬대 같은 소리에 불과한 것이다. 운동뿐 아니라 스트레스도 똑같은 원리이다. 당뇨병의 원인을 이런 식으로 몰고 가면 당뇨병은 영영 고치지를 못하게 되는 것이다.

당뇨병을 고치자면 막혀진 인슐린 샘구멍을 뚫어주면 되는 것이다. 그 뚫어주는 세척제가 홍삼 농축액(엑기스)에 함유된 Saponin인 것이다.

홍삼엑기스를 1일 5회, 1회에 5g씩 복용하면 평균 3~4개월이면 막혀진 샘구멍이 열리게 된다 (필자의 저서 「건강박사」 참조).

불치병 치료

  이 간단한 방법을 모르고 운동이니, 스트레스니, 술, 담배 등에 핑계를 대고 엉뚱한 방향으로 몰아가고 있다.
  당뇨병을 추방하려면 이 정확한 원인과 치료법을 받아들여야 한다. 그렇지 않고는 당뇨병 대란을 막을 길이 없다. 우리는 하루 속히 과거의 엉터리 원인론과 치료법을 버리고 이 간단한 방법을 수용하여 망국적 당뇨 대란을 막아야 한다.

골다공증

대구의 모 교회의 여집사가 골다공증 때문에 「허리디스크」병이 생겼다며 내게 찾아왔다. 그 지방의 종합병원에서 허리병 진단 결과 심한 골다공증에 걸려있다며 무거운 짐을 들거나 허리를 무리하게 쓰지 말라는 충고를 받고는 아픈 허리를 마음대로 움직이지도 못하고 있으며 언제 허리나 팔다리가 부러질지 몰라 항상 불안 속에서 살아오고 있다는 것이다.

그러나 내가 보기에는 골다공증이 아니고 요추의 4-5번의 연골 탈출과 선골에 이상이 있어 통증을 느끼게 되는 것이라 설명했더니 반신반의 하면서도 골다공증이 아니라는 소리에 큰 걱정거리는 덜어진 것 같아 보였다.

실제 우리나라 여성들에게는 골다공증으로 진단 받고 불안에 떨고 있는 분들이 너무나 많다. 신문에 발표되어 나온 것을 보면 우리나라 중년 여성들의 골다공증 환자는 85%에 이른다는 것이니, 우리 중년 여성들은 대부분 골격에 심각한 문제를 안고 있는 것 같다.

그런데 외국의 경우는 골다공증 환자가 15% 미만이라는데 우리 여성들은 외국의 약 5~6배에 달하고 있다 하니 심각한 문제라 하지 않을 수 없다. 그런데도 우리나라에 골다공증 환자가 그리 많은 이유에 대하여 설명하는 의사는 하나도 없는 듯하다.

그러나 그 이유를 말하자면 우리나라에는 무릎병이나 허리병 환자가 부지기수로 많다는 데 있다. 그런 환자가 많다는

불치병 치료

것은 병원에서 고치지를 못하기 때문인데 그 못 고치는 허리병과 무릎병의 원인을 대부분 골다공증에 핑계를 대고 있으니 그럴 수밖에 없는 것이다.

 최근 의사들이 말하는 골다공증의 원인을 보면 대단히 다양하다. 특히 양방 의사와 한방 의사들의 원인 설명은 서로 제각기 다른 소리를 하고 있는데 양방 의사들은 술, 담배가 골다공증의 주범이라 하며 기타 여러 가지 원인으로 뼈가 약해져서 생기기도 하고, 몸이 왜소하고 지나치게 날씬한 여성에게 잘 걸리며, 폐경 후 난소에서 생성되는 여성호르몬의 감소, 노화로 인한 칼슘의 용해와 배출, 커피 같은 카페인이 많은 음식의 섭취 등이 원인이라 하고 있고 한방 의사들은 몸 안에 진액이 마르고 어혈이 생기는 증상인 신허증으로 생기며, 나이가 들어 정수와 혈액이 부족한 상태에서, 또 인체의 모든 장기가 제 기능을 다하지 못할 때, 갱년기로 생리 중단과 분비물 감소와 불감증, 우울한 생각이 들고 작은 일에 자주 놀랄 때 생기는 것이라 설명하고 있다.

 그런데 일본의 의학사전에 보면 골다공증의 원인은 아직 모른다고 되어 있다. 앞에서 언급한 여집사의 허리병도 골다공증에서 생긴 병이 아니었다. 그러므로 십여 일 만에 허리가 완전히 고쳐졌고 골다공증과는 전혀 관계가 없었다.

 우리 주변에 허리, 무릎병 환자가 대단히 많은데 그 분들은 그 허리병을 치료하기 위하여 정형외과를 찾아가 수술을 받는 경우가 많다. 이때 정형외과 의사들은 골다공증에 관하여는 전혀 상관없이 수술을 한다. 만일 골다공증이 무릎, 허리병의 원인이라면 반드시 골다공증을 먼저 치료를 하고 난 뒤에 수술을 하여야 옳다.

그러나 허리와 무릎병은 골다공증과 전혀 관계가 없으니 직접 수술을 하고 있는 것이다.

즉 정형외과 의사들은 허리병과 무릎병 등 관절염은 골다공증과 전혀 관계없는 것으로 확신하고 있는데 그 외의 의사들은 골다공증이 원인이라 해서 골다공증 치료를 적극 권유하고 있어 멀쩡한 사람을 골다공증 환자로 둔갑을 시켜 효과 없는 치료와 불안한 생활을 하게 한다.

앞서 언급한 여집사의 경우도 실제 골다공증이 아니었는데 종합병원에서 골다공증으로 진단을 받았기에 언제 자기의 뼈가 부러질지 모른다는 불안에 떨며 힘든 일은 전혀 하지도 못하는 상태에서 생활을 해 왔다며 가정주부가 이런 몸으로 살림을 꾸려가자니 이만저만한 고통이 아니었다 하였다.

필자는 이 여집사의 허리병을 꼭 2주일 만에 완치시켜 주었고 그 날 이후부터는 아무리 무거운 짐을 들어도 또 힘든 일을 하여도 허리뼈나 팔다리의 뼈가 부러질 염려가 없을 것이니 아무 걱정 말고 편안한 생활을 하라는 권유를 하여 보냈다. 그로부터 10년이 지난 지금까지 그 여집사는 아무 탈 없이 또 허리도 완전한 상태에서 즐겁게 생활을 하고 있다고 한다.

우리 주변에 이런 엉터리 진단을 받아 불안을 느끼며 살고 있는 분들이 너무 많다. 의료계는 골다공증의 원인과 치료법을 정확히 정립하여 골절 등 불안에 떠는 국민이 없도록 해 주기를 바란다.

내 사전에 불치병은 없다 II

심장병

평소에 건강에는 운동이 제일이라며 열심히 운동을 해 온 친구가 어느 날 아침 갑자기 심장마비로 쓰러져 버렸다. 가족들이 손을 쓸 사이 없이 죽었으니 날벼락 맞은 격이라 원통해 하고 있었다.

그는 생전에 당뇨병과 고혈압에 심한 난청까지 겹쳐있어 그를 만날 때마다 그 원인과 치료법을 누누이 설명하며 실천토록 충고를 하여왔으나 언제나 마이동풍 격으로 흘려버리고 자기의 삐뚤어진 건강 상식에만 의존해 오다가 결국 나의 우려대로 안타깝게 생명을 잃고 만 것이다.

또 다른 친구, 그는 예비역 장군으로서 건강에 깊은 관심을 가지고 1년 365일 하루도 빠짐없이 등산을 하여왔고 등산만이 건강 장수의 비결이라 믿고 있었는데 어느 날 소백산에 갔다 내려오는 길목에서 쓰러져 구급차에 실려 E대 병원에 입원했으나 입원한 지 30분 만에 숨을 거두었다. 그의 사인도 심장마비였다. 등산만이 건강의 제일 요소라 믿고 100세는 문제없다고 장담하던 그가 52세의 젊은 나이에 생명을 잃고 말았으니 모두가 다 이상한 일이라며 안타까워했다.

그런가 하면 또 다른 친구 한 사람도 자기의 건강은 물론 타인의 건강도 열심히 챙겨주면서 최근에는 러시아에서 들여온 차가버섯을 먹으면 만병통치가 된다고 열심히 선전해 왔는데 어느 날 밤늦게까지 친구들과 재미있게 놀다가 다음날 새벽에 역시 심장마비로 숨졌다.

불치병 치료

그러니까 이 친구의 건강론도 얼마나 엉터리였는지 알 수 있는 일이었다. 또 우리나라 의사협회장이었던 유 모 씨는 북한에 의료 봉사지원을 하기 위해 여러 동료 의사들과 함께 일을 하고 있던 중, 어느 날 아침에 욕실에서 샤워를 하다가 심장마비로 쓰러져 숨을 거두었다는 사실이 언론에 크게 보도되어 나왔다.

한편 최근의 언론에 의하면 북한의 권력 실세의 핵심인물 중 여러 명이 심장병으로 독일로, 프랑스로, 중국, 러시아 등지로 치료차 나가 있다는 것이고 그 외 고위층 간부들 상당수도 심장병에 시달리고 있다는 사실이 기사화됐다.

그런가 하면 중국에서 스크린 속의 모택동이라 불리는 원로배우 그웨(고월)가 68세의 나이에 심장마비로 숨졌다는 사실이 외신을 타고 보도되어 나왔다.

그 밖에 국내외적으로 심장병 즉 심장마비로 급사 또는 돌연사 한 인사들이 부지기수로 많다는 사실도 알려져 있다. 이토록 심장마비는 생명과 직결되는 질병이므로 심장병이 있는 사람들은 언제나 심장마비가 올 것을 대비하여 주의를 하여야 한다. 사실상 심장병 특히 심근경색이 발작되었다면 분초를 다투는 다급하고 위험한 상태가 되는 것이다. 그렇다면 이 심장병은 왜 생기는 것일까.

의료계가 발표한 원인을 보면 담배, 술, 스트레스, 당뇨, 동맥경화, 혈관 내벽의 상처, 혈관의 노화, 소금·간장·된장의 섭취, 가족력, 운동부족, 유전성이라 하면서 이 중 담배와 스트레스가 가장 주요한 원인이라 하고 있다. 건강상식이 없는 일반인들로서는 모두 그럴듯하게 들릴 것이나 사실은 완전히 빗나가 있는 설명이다.

 심장병의 원인을 이렇게 여러 가지로 나열해 놓고 있다는 것은 그 원인을 확실히 모르고 있다는 증거인 것이다. 실제 그런 여러 가지 사항이 심장병의 원인이 된다면 심장병에 걸리지 않을 사람이 없을 것이다. 또 담배와 스트레스가 심장병의 주범이라면 담배를 피우지 않는 사람은 심장병이 없어야 하고 심근경색으로 돌연사나 급사하는 사람이 없어야 한다.

 그러나 비흡연자나 스트레스 없는 사람들 중에 심장마비로 쓰러지는 분들이 부지기수로 많다. 이런 면으로 본다면 북한의 권력 실세들이 무슨 스트레스가 그리 많아 심장병에 걸려 있는지 생각해 볼 일이다. 스트레스로 말하자면 북한에서 정치적 박해를 받고 있거나 식량 부족으로 죽음 직전에 있는 사람들은 모두 심장병 환자가 되어 있어야 한다. 그러나 실상은 전혀 그렇지 않다.

 이런 엉터리 소리를 하게 되니 심장병의 예방과 치료가 불가능해지고 심장마비를 막지 못하게 되는 것이다.

 실제 심장병의 원인은 동물성 식품의 과다 섭취로 심장의 모세혈관과 관상동맥에 동물성 지방질이 축적되어 혈액 순환에 장애를 받고 있기 때문이다. 즉 고기, 생선, 우유, 개고기, 오리고기 등의 과다 섭취를 하는 분들은 심장병의 단골이 되어 협심증과 심근경색의 희생자가 될 위험이 큰 것이다.
 현대의학에서는 이 심장병의 치료제로서 아스피린이나 니트로글리세린을 사용하고 있으나 이것은 일종의 물리치료제로서의 역할일 뿐 치료에는 효과가 없다. 그러나 홍삼엑기스나 구연산을 복용하면 근본 치료가 된다는 사실을 알아두기 바란다.

다리 썩는 병

유명한 탤런트 김진해 씨가 당뇨병 때문에 그 화려했던 연기생활을 마감했었고 이어 당뇨병 병발증으로 다리가 썩어 들어가 다리를 절단하는 처참한 질병의 몸으로 고생하다가 64세의 젊은 나이에 세상을 떠났다.

그런가 하면 영화배우 황해 씨도 똑같은 당뇨병으로 그의 생을 마감했다고 한다. 또 서울 강남에서 당뇨병 전문의라는 의사가 오랜 세월 당뇨병으로 시달리다가 발가락을 절단하라는 충고를 하였으나 자기가 당뇨병 전문의인데 "왜 발가락을 잘라!"하며 버티다가 결국 무릎 위까지 썩어 들어가는 바람에 허벅지에서 양다리를 절단했다는 신문기사가 있었다. 한편 나의 친지 중에 한 분이 당뇨병으로 고생하다가 역시 발가락이 썩어 발을 잘라냈으나 잘못되어 허벅지까지 썩어 고통 받고 있던 중 이렇게 되고 보니 더 살아갈 의미가 없다며 아파트에서 투신해 버렸다.

당뇨병에 걸리면 가장 무서운 것이 이런 합병증(병발증)이라 해서 본인이나 의사들은 이 문제에 대하여 촉각을 곤두세우고 있는 것이다. 지금 항생제가 고도로 발달되어 있다 하지만 이런 다리 썩음 병에는 전혀 효과가 없다.

지금 당뇨병으로 다리가 썩어 들어가 발을 절단하는 사람이 매년 10~12만 명에 달하고 있다는 보도가 있다. 이는 우리나라 교통사고 절단 환자의 다음 가는 숫자에 이르고 있다는 것이다.

불치병 치료

 당뇨병 환자 중 다리가 썩어 들어가는 이유에 대한 의사들의 설명을 들어보면, 당뇨병에 걸린 경우 환자들의 말초신경이 손상되면서 감각이 둔해지고 혈액순환 장애로 상처가 아물지 않기 때문이라 한다.
 특히 당뇨병 환자는 땀이 잘 나지 않아 피부가 갈라지고 쉽게 상처가 나기 때문이라 한다. 따라서 발에 상처가 나지 않도록 조심하여야 한다고 충고를 하며, 신발은 모양보다는 기능을 살리게 하고 외출 후에는 발을 깨끗이 씻고 꼼꼼히 관찰을 하는 습관을 가져야 한다는 설명도 하고 있다.
 그러나 진실을 말하자면 이런 설명은 완전히 빗나가 있는 것이다. 첫째로 당뇨병 환자는 말초신경이 손상되어 감각이 둔해진다고 하나 이것은 사실이 아니다. 즉 말초신경이 손상될 이유는 전혀 없는 것이다. 따라서 감각이 우둔해질 이유가 없는 것이다. 또 말초신경이 손상되어 그 쪽으로 발을 썩히는 균이 들어가기 때문으로 알고 있으나 전혀 그러하지 않다.
 다음으로 혈액순환이 잘 안 되어서 상처가 아물지 않기 때문이라 하나 이것도 잘 모르고 하는 말이다. 실제 혈액순환이 잘 안 되면 썩을 수도 있으나 혈액순환이 안 되면 다리가 먼저 얼음장 같이 차게 되는 것이다. 그렇지 않은 상태에서 다리가 썩는다는 것은 잘못된 원인 설명인 것이다.
 셋째로 당뇨병 환자는 땀이 잘 나지 않아 피부가 갈라져 쉽게 상처가 난다는 것도 빗나간 설명이다. 즉 다리가 썩는 것은 땀과는 전혀 상관성이 없는 것이다. 그러나 발에 상처가 나지 않게 하여야 한다는 것은 맞는 말이다. 상처가 자기도 모르는 상태에서 나는 것은 어찌할 방법이 없는 것이다. 이때 그 상처를 아물게 하는 방법이 없으므로 그 상처로 부패균이 침입하여 발가락을 썩히고 그것이 차츰 다리를 타고 썩어 들어가게 되니 문제가 심각해지는 것이다. 그런데 발가락에 왜 상처가 생기느냐 하는 문제를 알아야 한다.

 실제 발가락이 썩는 이유는 두 가지 유형이 있다. 그 하나는 엄지발가락의 발톱이 발가락의 살을 파고 들어가 상처가 나게 하는 것이다. 발톱이 발가락의 살을 파고 들어가면 대단한 통증이 생겨 보행마저 불편하게 되는데 상처가 나면 그 속으로 부패균이 들어가게 된다. 이 부패균이 들어가면 바로 소독을 해야 하나 현재 시중에 출회되어 있는 항생제 중에는 살균시키는 약이 없다. 그래서 발가락이 썩게 되고 점점 썩어가니 발가락을 잘라내야 하는 것이다.

 또 한 가지는 무좀으로 인해 발가락 사이가 갈라지고 심해져서 출혈이 될 정도가 되면 이쪽으로 부패균이 들어가 발을 썩게 하는 것이다.

 현대 의술로는 이 썩어 들어가는 병을 고칠 방법이 없다. 그래서 잘라내게 되는 것인데 나는 간단한 방법으로 단기간 내에 고칠 수 있는 방법을 찾아낸 것이다.

 그것이 바로 구연산 요법이다. 구연산을 물에 녹여 그 물에

불치병 치료

 아침, 저녁 30분씩 발을 담근 후에 바로 홍삼엑기스를 발라 랩으로 싸매두는 식의 자가 치료를 하면 약 1개월가량으로 완치가 되는 것이다.
 치료방법이 너무 간단하여 잘 믿으려 하지 않지만 안 믿고 버티면 발을 절단할 수밖에 없다는 것을 알아야 한다.

좌골신경통

 필자는 허리병으로 심한 고통을 받아 오다가 병원 치료가 안 되어 자가 치료법을 연구하고 완치한 적이 있으나 그 후 다시 좌골신경통이 생겨 또 다른 고통의 나날을 보내게 되었었다.
 처음에는 좌골신경통인 줄 모르고 보행에 지극히 불편함을 느껴 10m만 걸어가도 주저앉아 쉬어가야만 하는 정도가 되었고 심지어는 횡단보도를 건너가는 중간에서 주저앉는 심한 통증이 있어 병원을 찾아가니 좌골신경통이란 진단을 받게 되었었다.
 의사의 설명으로는 허리의 추간판 돌출로 대퇴부에 내려가는 신경에 압박을 받아 생기는 질병이라며 그에 합당한 치료를 위하여 주사도 맞고 약도 타 먹었으나 10여 일간의 통원치료에서도 점점 악화가 되어가니 의사는 수술을 하자고 하기에 거절하고는 그 길로 한방을 찾아갔다.
 부항, 침, 뜸 등으로 치료를 받고 보약도 지어 복용도 하여 보았으나 이 역시 차도가 없어 좌골신경통은 한방이든 양방이든 치료 불가능한 질병임을 깨닫고 나의 허리병 치료법 연구 경험을 살려 자가 치료법으로 고쳐보기로 하고 대퇴 부위와 고관절 부위를 이리 돌리고 저리 회전시키면서 압박치료를 한 결과 20여 일 만에 통증이 완전히 없어졌다. 그로부터 주위의 좌골신경통 환자가 있으면 나의 치료법을 응용하여 치료되도록 한 일이 여러 번 있었다.
 이렇게 경험이 쌓이다보니 좌골신경통은 허리병의 원인이

불치병 치료

되는 추간판 돌출증과는 전혀 관계가 없음을 알게 되었다. 그러자 가나안 농군학교와 밀접한 관계가 있다는 모 교회의 수석장로 한 분이 좌골신경통으로 내게 찾아왔다. 그 장로의 이야기로는 그 질병 때문에 2개월간 밤에 잠도 못 자고 통증을 못 이겨 울고 살았다는 것이고 교회도 못 나가자 목사님의 심방이 있었는데 그때 목사님에게 "이렇게 아프다보니 기도도 안 나와요" 하며 울먹였다 한다.

이 장로의 좌골신경통도 꼭 20일 만에 완치가 되게 하였다. 그 동안 온갖 방법을 다 했어도 못 고쳤는데 이렇게 쉽게 고칠 수 있느냐며 신기한 치료술임을 찬탄하며 돌아갔다.

그러자 요 며칠 전에는 모 학원 교사라 하는 20대 후반의 신혼여성이 허리가 아프다며 찾아왔다. 병원에 가서 MRI 촬영을 해보니 허리뼈 4-5번의 추간판 돌출증으로 진단되어 수술을 하여야 한다는 의사의 소견을 들었지만 수술을 하면 재발 가능성이 높다는 주위 사람들의 이야기를 듣고 수술을 하지 않고 찾아왔다는 것이다.

이 여성의 경우 MRI 촬영 결과 요추에 이상이 있다 하였으나 나의 진단 결과로는 요추가 아니라 좌골신경통이라 하였더니 사진을 보이면서 끝내 허리에서 오는 통증이라 우겨대는 것이었다. 한참 설득을 하며 허리병과 좌골신경통의 차이점을 설명하면서 치료법을 가르쳐 주었다.

이 환자는 오른쪽으로 좌골신경통이 왔기에 오른쪽 치료법을 가르쳐주니 "좌골신경통이면 좌측 즉 왼쪽 치료를 해야지 왜 오른쪽 치료입니까?"하며 불편한 소리를 하는 것이었다.

 좌골이라는 것은 왼쪽, 오른쪽의 뜻이 아니라 앉을 좌, 즉 엉덩이뼈와 대퇴부와 연결된 관절 부위의 연골 이상으로 생긴 것이어서 그 연골을 원상회복시키는 치료를 하면 치료가 되는 것이라고 설명해 주었다.

 이 환자의 경우도 꼭 20일 만에 완전 정상으로 회복되기에 이르렀다. 의사의 말을 듣고 수술을 했더라면 큰일 날 뻔했다며 감사의 정을 남기고 돌아갔다.

 나는 건강 강의차 미국에 갔을 때 그 곳 한의사 두 분이 좌골신경통 치료법을 배우겠다는 요청이 있어 그 요청을 받아 가르쳐 준 일이 있다.

 그 중 한 분은 미국에서 카이로푸락틱이란 신경, 근육의 치료전문 기술을 이수한 한의사였고 다른 한 분은 중국에 가서 추나요법을 배워왔다 하는데 두 분 다 자기들 기술로는 좌골신경통을 고칠 수 없어 고민이었다는 것이었다.

 카이로푸락틱과 추나요법에 침, 뜸, 지압, 경락 등 여러 가지 의술을 모두 동원하여도 좌골신경통이 고쳐지지 않는다는 것이었다.

 나는 이 두 분에게 약 한 시간 동안 좌골신경통의 원인 설명과 치료법을 가르쳐 주었다.

 이 기술을 배운 그 분들은 곧바로 자기 집에 찾아오는 환자를 치료해 보니 대뜸 날아가는 기분이라며 대단히 기뻐하더라는 것이었다.
 이와 같이 원인을 정확히 알고 환부의 초점을 찾아 치료를 하면 2~3주일이면 완치가 되는 것인데 이 원리를 모르고 고통 받고 있는 분들이 너무 많은 것 같다.

목 디스크

KBS TV뉴스(05. 9. 2)에서 최근 목 디스크 환자가 종전의 22배로 증가되어 그 심각성이 대단하다는 보도가 있었다. 그 원인은 학생을 비롯한 성인에 이르기까지 컴퓨터에 매달려 있기 때문이라 했다.

이때 환자들이 의사 앞에 나와 아픈 증상을 말하는 것을 보면 목, 어깨, 등 쪽과 그와 연결된 근육을 가리키고 있었다. 이것을 의사는 목 디스크라 진단하였고 앞으로 그 증상을 치료하거나 예방하려면 컴퓨터와 멀리 하라는 설명이었다.

그러나 나의 판단으로는 그 증상은 목 디스크가 아니고 어깨에서 등 쪽으로 내려가는 근육조직이 약간 어긋나 생긴 것이고 컴퓨터 앞에서 같은 자세로 오래 앉아 있다가 다른 동작으로 옮길 때 일어나는 근조직의 피곤이나 이상으로 나타나는 통증으로서 이 증상이 생기면 마치 잠을 잘 못자고 일어날 때 아픈 증상과 비슷하여 목 돌리기가 힘들어지는 통증이 있게 된다.

원래 목 디스크는 목뼈(경추)의 3-4번의 연골 부위에 이상이 생겨 일어나는 증상으로 목 디스크에 걸리면 목을 전후좌우로 회전시키기가 대단히 어려운 것이다. 그러나 어깨 쪽과 견갑골의 근육 쪽으로 통증이 있다면 이는 목 디스크가 아니다. 이것을 목 디스크라 진단한다는 것은 잘못된 것이다.

따라서 목 디스크는 목뼈 마디의 치료를 해야 하는 것이고 어깨 쪽의 근육통을 목 디스크라 하여 우리나라 목 디스크 환

불치병 치료

자가 22배나 증가하고 있다는 것은 크게 잘못된 것이다.

 필자의 친지 중에 중소기업을 하는 노인 회장이 있었다. 이 분은 실제로 목 디스크에 걸려 대단한 고통의 나날을 보내다가 S대 병원에 입원을 했다. 입원을 하고 상당기간이 경과되었음에도 호전반응이 없자 담당의사에게 수술을 요청했으나 노인인 데다가 증상이 심하여 수술을 할 수 없다 하니 주치의에게 뒷돈을 건네주면서 수술을 간청했다.

 그러나 그 분은 수술 즉시 사지마비가 되어 버렸다. 그 후 그 병원에서 2개월여 입원하였으나 마비가 회복되지 않아 자기 고향의 대학병원으로 옮겨 2년여 치료하다가 그 길로 세상을 뜨고 말았다.

 평소 그의 건강상태로 보아 아직도 10여 년은 더 살 수 있는 연령인데 목 디스크 수술을 잘못하여 이런 불행을 자초하게 된 것이다. 그가 나의 권유대로 내게 찾아왔다면 수술 없이 2주일 내에 완치시킬 수 있었을 것을 믿지 않고 병원에 의지했다가 아까운 생명을 잃게 된 것이다.

 그런가 하면 어느 날 육군 장성 출신인 목 디스크 환자가 내게 찾아왔는데 병증이 심하여 목을 전혀 움직이지 못하고 있었다. 그 디스크를 고치기 위하여 보훈병원에 입원치료를 받아왔으나 전혀 호전반응이 없었고 그 병원의 진단 결과로는 목 관절의 협착으로 경추 일곱 마디가 몽땅 주저앉아 치료가 불가능했다며 수술도 할 수 없는 것이니 그대로 돌아가서 진통제로 위안 받으라 했다는 것이다.
 이런 상태에서 나의 친지 소개로 찾아왔다며 치료가 가능한가 묻기에 첫 마디에 그까짓 것은 병도 아니다 하며 희망을 심어주고는 약 15분간 처치를 했더니 당장 가벼워졌다며 기뻐했다. 이렇게 해서 꼭 12일 만에 그 불치라는 목 디스크를 완전 회복시켜 주었다.
 한편 필자의 직장동료 한 분이 목 디스크로 고통을 받고 있다기에 찾아오라 했더니 믿지 않고 S대 병원에서 수술을 받았다.
 그러나 수술 후에도 계속 목뼈 보호대를 하고 다녔는데 6개월 후 다시 수술을 받았다. 그러자니 거의 1년 가까이 목을 싸매고 다녔다. 그 친구도 나의 말대로 약 2주일 가량만 BK 요법을 했더라면 쉽게 고칠 수 있었는데 하며 아쉬운 생각을 했던 것이다.
 목 디스크는 이렇게 경추의 연골에 이상이 있어 협착증 또는 탈출증이 생기는 질병인데 이런 경우는 수술보다는 경추 교정법으로 치료하면 간단히 고칠 수 있는 것이다.
 그러나 앞서 KBS가 보도한 목 디스크 급증이라는 충격적인 내용은 목 디스크가 아닌 근육통, 즉 목의 측면에서 어깨와 등 쪽으로 연결되어 내려가는 근섬유의 어긋남에서 일어나는 통증인 것이다.
 따라서 진정한 목 디스크와는 전혀 발생 기작이나 치료법이

다른 것이다. 이것을 목 디스크로 진단하고 치료를 한다는 것은 대단히 어리석고 무모한 일이다. 최근 이런 환자들이 많이 상담을 요청해 오고 있으나 이런 근육통은 3~4회 운동 치료법으로 완전 치료를 하게하고 있다. 이것을 목 디스크로 오진하고 치료한다는 것이 얼마나 잘못된 것인지 알 수 있는 것이다.

조류독감

지금 조류독감 때문에 전 세계가 초비상이다. 이 독감이 세계에 확산되면 1억 3천만 명 가량이 사망할 것이라는 예측이다. 이것은 인류 역사상 최대의 재앙이 될 것이라 하니 심각한 문제라 하지 않을 수 없다. 이런 세계적인 발생률이 그대로 적용된다면 우리나라도 80만 명 가량의 사망자가 발생할 것이라고 추측하는 분도 있다.

현대의학이 고도로 발달되어 있다고 자랑하지만 조류독감 하나 막지 못하는 의료계의 솜씨를 어느 수준이라고 평가해야 할 것인지 의문이고, 조류독감뿐 아니라 콧물감기, 기침, 가래, 목의 통증 하나 고치지를 못하고 있는 수준에서 자랑은 무슨 자랑일까.

의학계에서는 조류독감 백신이 개발되어 있다고 하나 최근의 보도에 의하면 조류독감 바이러스의 변형이 생겨 기존 백신은 효과가 없다 하니 이것도 큰 문제가 아닌가. 사실은 변형 바이러스가 생겨 그런 것이 아니라 기존 독감 백신으로써는 조류독감의 예방 효능이 없다는 것을 핑계 삼고 있는 것이 아닌가 한다. 어쨌든 조류 독감 바이러스를 퇴치할 방법이 없으니 전 세계가 조류독감 확산에 공포를 느끼고 있는 것이다.

조류독감은 기도에 심각한 염증을 일으키는 질병이다. 일반 독감이나 감기와 비슷하게 기도에 침범하는 것이나 이 조류독감은 일반 독감보다 병세가 강하고 급진적으로 심한 염증을 일으키기 때문에 조류독감이 위협적인 존재가 되고 있는 것이다.

 조류독감 바이러스가 기도에 침입하면 기도가 부어올라 급진적인 호흡장애 현상이 일어 결국 질식사 하게 되는 것이다. 조류독감이 양계장이나 오리 사육장에 번지게 되면 수만 마리가 한꺼번에 폐사하게 되는데 이것은 독감 바이러스가 공기를 타고 전염되어 호흡기에 침입하여 질식사 하게 되기 때문이다.

 특히 양계장의 경우 그들 사료에 항생제가 혼입된 것을 먹이면 면역기능이 떨어져 그 피해는 급속도로 번진다. 사람의 경우도 평소 항생제를 자주 사용해 온 사람들은 면역기능의 저하로 조류독감의 피해를 먼저 받을 위험성이 높은 것이다. 실제 조류독감을 예방하거나 치료를 하자면 그 바이러스의 생리적 특성을 알아야 한다. 그 특성을 모르고 치료한다는 것은 모두 거짓말이다.

 필자는 20여 년간 식물 바이러스를 공부하여 온 여력으로 감기 바이러스를 연구하여 왔다. 그 결과로 감기 바이러스의 생리적 특성을 알게 되었는데 그 대표적 특성을 보면 건냉성 즉 건조하고 냉한 조건을 좋아하며 그들의 최적 생활온도는 33~34℃이다. 만일 사람이 찬바람을 쏘이거나 냉수욕, 에어컨, 냉한 음식의 섭취, 땀 흘려 젖은 옷으로 체온이 떨어지면 바이러스는 이때를 그들의 안식처로 알고 신속히 체내로 스며든다.

이것이 바이러스 즉 조류독감의 침입 원리인 것이다. 따라서 조류독감의 침입을 억제하려면 체온을 따뜻하게 보호해 주는 것이 중요한 일이다. 일단 조류독감 바이러스가 체내에 스며들었다면 건냉성의 반대조건인 온습성을 신속히 유지해 주는 것이 대단히 중요한 일이다. 그 온습성은 5시간 이상 지속이 되어야 효과가 나타난다.

그런데 최근 조류독감 예방과 치료법에 관하여 언론에 보도되어 나온 의사들의 설명을 보면 외출 후 손발을 깨끗이 씻을 것, 소금물로 목 안을 씻어낼 것, 여러 사람이 모인 곳에 가지 말 것, 감기 환자와의 악수 금지, 전화기의 공동사용 금지, 저습도의 실내유지, 실내 온도는 5℃ 이내로 유지, 실내의 충분한 휴식과 규칙적인 생활 등으로 되어 있다. 그러나 이 예방법과 치료법으로는 전혀 그 효과를 거둘 수 없다. 즉 엉터리라는 것이다.

조류독감이 일반 독감이나 감기와 다른 점이 있다면 인체에 스며든 바이러스는 급진적이며 공격적인 형태로 기도에 염증을 일으켜 기도를 붓게 만들어 호흡장애를 가져오게 하여 질식사되게 한다는 점이다.

따라서 이 조류독감 바이러스가 침입될 염려가 있거나 침입되었다면 즉시 필자가 연구 개발한 감기용 마스크를 착용하면 된다. 그것은 바로 독감 바이러스가 지극히 싫어하는 온습성이 유지되도록 장치하였기 때문이다. 이 마스크를 5시간 이상, 즉 잠잘 때 착용하거나 또는 낮에 일하면서 착용을 하면 되는 것이다. 만일 이 원리를 믿지 않거나 종전 일반인들이 알고 있는 잘못된 상식을 가지고 안일하게 대처한다면 조류독감의 희생자가 될 확률이 높은 것이다.

 여기에 또 한 가지 첨가할 사항은 우리의 감기에 대한 면역기능을 높여주는 일이다. 그것은 바로 홍삼엑기스의 꾸준한 복용이다. 이 엑기스를 복용해 두면 항생제 남용으로 떨어진 면역기능이 회복되기 때문이다.

축농증

 TV, 라디오, 신문 등 언론에 축농증에 관한 원인과 치료법이 자주 보도되어 나온다. 우리나라에 축농증 환자가 매우 많다는 증거인 것이다.
 왜 축농증 환자가 그리 많은가. 병원이나 의사들이 고치지 못하고 있기 때문이다. 이런데도 축농증 치료기술은 대단히 발달되어 있으나 치료약이 아직 개발되어 있지 않다는 것이 의사들의 설명이니 무슨 뜻인지 알쏭달쏭한 일이다.
 축농증으로 오랜 세월 병원에 다니면서도 고치지를 못하고 있는 환자들의 얘기를 들어보면 의사들의 설명과는 전혀 상반된 이야기를 하고 있다.
 축농증을 고칠 수 있다는 의사들의 원인론을 보면 ① 유전적 요인 ② 대기오염과 생활환경의 변화 ③ 대기오염 물질과 분진, 아황산가스 ④ 담배 연기와 유해 건축자재 ⑤ 상대습도의 저하와 저온 ⑥ 집안의 먼지와 진드기 ⑦ 아파트 내의 가습기 사용에 의한 진드기 발생 ⑧ 꽃가루와 곰팡이의 포자 ⑨ 개와 고양이의 털 ⑩ 바퀴벌레 등이라 설명하고 있다. 그러나 축농증을 완치시켜 온 나의 연구에 의하면 이런 원인론은 모두 빗나가 있는 것이다.
 얼마 전에 중학교 3학년짜리 남학생이 심한 축농증으로 내게 찾아왔다. 물론 이 어린 학생도 그의 축농증을 치료하기 위하여 유명하다는 병원을 수없이 찾아 다녀도 치료가 안 되어 찾아왔다는 것이다. 의사들의 말대로 축농증이 유전적 요

불치병 치료

인이 있다면 함께 찾아온 부모 두 분 중에 축농증 환자가 있어야 할 텐데 물어보니 전혀 아니라는 것이었다.

 또 대기오염이 축농증의 원인이 된다면 현재 공해에 찌들어 있는 환경 하에 살고 있는 국민은 대부분 축농증의 증상이 있어야 할 것이다.

 대기오염에 문제가 있다면 축농증 발병 이전에 천식이나 폐암에 먼저 걸려 있어야 한다. 또 담배 연기가 축농증의 원인이라면 이 중학생의 경우 담배와는 전혀 상관없는 것으로 볼 때 이것도 빗나간 원인론이고 또 진드기 문제도 마찬가지이다. 최근 현대시설화 되어 있고 수시로 단체 소독을 하고 있는 아파트에 무슨 진드기가 그리 많이 서식을 하고 있을까?

 참으로 엉뚱한 설명을 하고 있다. 한편 집 안의 강아지와 고양이 문제도 그렇다. 강아지나 고양이가 축농증의 원인이 된다면 누가 그 위험성을 안고 그런 애완동물을 기르고 있을까?

 일반인들의 상식으로도 쉽게 알 수 있는 일을 고도의 높은 의학 교육을 받고 나온 전문의들이 이런 상식 이하의 원인론을 들고 나와 언론에 무책임하게 발표함으로써 애완동물 사육자들에게 불안감을 심어주고 있어 안타깝다. 이런 엉터리 원인론도 의학계가 강력하게 주장하는 검증된 학설인지 대단히 의심스럽다.

 나는 축농증으로 찾아온 그 남학생에게 즉석에서 축농증은 병도 아니라 하며 완치 가능성을 확신시켜주고 벌침요법으로 치료하여 꼭 3주일 만에 완치가 되게 한 일이 있다. 물론 이 학생도 그 축농증을 고치기 위하여 유명하다는 병원, 약국을 두루 찾아다녔어도 못 고치고 있었다는 것인데 이렇게 완치가 되고 보니 그 부모들도 대단히 기뻐하며 돌아갔다.

그런 일이 있은 후 30년간 축농증으로 고생하여 왔다는 초등학교 명예퇴직 교사가 내게 찾아왔다. 이 퇴직 교사는 축농증으로 30여 년간 고통을 받아 오면서 S대 병원에서 세 차례나 수술을 받았고 그 때마다 재발이 되어 이번에 네 번째 수술을 받아야 할 처지인데 이제 수술을 받으려 하니 수술보다 죽는 편이 더 나을 것 같다는 생각으로 찾아왔다는 것이다. 이번에 다시 수술을 해 봤자 또 재발이 될 것이니 수술을 할 수도 없고 안 할 수도 없다는 하소연이었다.

그 분은 수술을 할 때마다 재발은 하지 않을 것이라는 말을 듣고 수술을 받아 왔으나 수술 후 언제나 재발이 되어 그 의사에게 항의를 한 바 있으나 자기네들은 최선을 다했을 뿐 모르는 일이라며 교묘히 책임을 비켜나가는 것이라 했다. 그런데 이 분의 축농증도 벌침요법으로 20여 일 만에 완치가 되고 나니 새 생명을 얻은 기쁨이라며 대단히 감사해했다.

여기서 첨가해 두고 싶은 것은 축농증을 의사들이 못 고치고 있는 것은 그 발생 원인을 잘 모르고 있기 때문이라는 것이다. 축농증의 원인으로 앞서 설명한 의사들의 말은 전혀 맞지 않는 것이다. 실질적인 원인은 바이러스에 의한 것이다.

불치병 치료

 그러므로 코 안에 기생하여 있는 바이러스를 사멸시키면 되는 것이다. 지금 바이러스를 사멸시키려면 의약이 없기에 불치병으로 남아 있는 것인 바, 현재로서는 벌침요법만이 그 바이러스 병원체를 사멸시키게 되고 이것이 축농증 치료의 비법이 되는 것이다.

내 사전에 불치병은 없다 II

코피

  70여세 된 노인이 잦은 코피로 대단한 불편 속에 살고 있다는 그 아들의 호소가 있었다. 아들 얘기로는 아버지가 홀로 된 후 많은 시름에 쌓여 있었고 그 여파로 식음조차 부진하여 몸이 지극히 쇠약해진 탓으로 코피가 자주 쏟아지고 있으니 그 치료법을 가르쳐 달라는 것이었다.
  코피를 자주 쏟아내고 있는 아버지를 보고 있는 아들과 며느리는 그 때마다 고심 끝에 고기, 생선 등 영양가가 높은 자양식품을 끊임없이 사 드려 봉양을 하고 있으나 코피는 계속 쏟아지고 있어 불안하기 이를 데 없다는 하소연이었다.
  그런데도 그 노인 자신은 코피에 대하여는 아무 걱정이 없었고 오히려 행복감을 느끼고 있었다는 사실을 나는 알게 되었다. 코피를 쏟고 있으면 아들, 며느리는 한걸음으로 달려와 맛있는 음식과 함께 많은 위로와 대접을 받게 되니 행복한 일이라 했다. 그래서 그 노인은 스스로 코피를 흘리게 하고 있었던 것이다.
  자세히 살펴보니 노인이 기거하는 방 한구석에는 짤막한 보릿짚 줄기가 가지런히 잘 다듬어져 묶여 있는 것이 목격되었다. 이 노인은 심심하면 그 보릿짚 줄기로 코 속을 건드려 코피가 쏟아지게 하고 있었던 것이다.
  그 사실을 모르고 있었던 아들, 며느리는 아버지의 건강이 쇠약해진 것으로 알고 아버지를 지극 정성으로 모시며 위로를 해 드렸던 것이다. 나는 그 아버지가 흘리는 코피의 원인

불치병 치료

을 살며시 알려주고 노인 방에 감추어져 있는 보릿대를 슬그머니 없애 버리도록 했다.
 이런 일이 있은 후 노인의 코피는 완전히 사라졌다는 아들, 며느리의 말을 들었다.
 한편 서울 근교에 살고 있는 어느 할머니가 퇴행성관절염으로 걷지도 못하며 오랜 세월 고생을 하고 있다기에 그 집에 찾아 갔었다.
 마침 그 집에는 고3 손녀딸, 중3 손녀가 있었는데 고3 손녀는 아빠의 미움을 받고 가끔 매질을 당해 심한 스트레스를 받아 자주 코피를 흘리고 있어 온 식구 모두가 아빠의 매질 때문에 코피를 흘린다고 아빠를 원망하고 있었다.
 그러나 나는 아빠의 구박이 직접적인 코피의 원인이 되지는 않는다고 설명하면서 코피의 원인 설명을 해 주었다. 이 학생의 코피는 코 속의 점막이 약해서 방 안이 건조하여 코 속이 건조해지면서 코의 점막이 말라 파열되기 쉬운 상태가 되는데 점막이 파열되면 코피가 나게 되는 것이라고 설명해 주었고 코의 점막이 건조하지 않게 하려면 코 속에 연고를 발라주라고 하였다.
 연고를 발라주면 점막이 부드러워져 파열은 되지 않으며 파열이 안 되면 코피는 절대로 나지 않는다고 설명을 해 주었다. 이 방법대로 해서 그 후 학생은 전혀 코피를 흘리지 않게 되었고 따라서 아빠에 대한 원망도 하지 않게 되었다는 것이다.

여기서 설명했듯이 코피의 원인은 두 가지로 요약되는데 그 하나는 코에 대한 외부의 충격을 받아 코 점막이 파열되는 경우이고 다른 하나는 코 속이 건조하여 점막이 파열되는 경우이다. 따라서 코의 점막이 파열되지 않게 하면 코피는 절대로 나오지 않는 것이다.

대개 코피가 쏟아져 나오면 탈지면이나 휴지 등으로 콧구멍을 막아주는 것으로써 코피를 멈추게 하나 이것은 크게 잘못된 방법이다.

코피가 나면 신속히 흡착력이 있는 부드러운 휴지로 코 속의 코피를 씻어내고 콧구멍이 열린 채로 머리를 뒤로 제치고 빠른 속도로 숨을 쉬게 하여 코피가 신속히 응고되게 해야 한다. 이렇게 하면 코피는 즉시 멈추게 된다. 코피가 날 때 그대로 탈지면 등으로 콧구멍을 막으면 코 속에 코피가 고이게 되고 계속 코피는 멈추지 않게 된다.

일반적으로 코피가 나면 목 뒷부분을 손바닥 날개로 두들겨 진동을 시키나 이것도 큰 잘못이다. 목을 두들기면 코 점막에 자극을 주어 코피가 계속 쏟아지게 되는 것이다.

그리고 코 속 관리에 유의할 일은 코 속에는 손가락이나 기타 이물질을 집어넣어 상처를 주는 일이 없어야 한다. 손가락에는 언제나 보이지 않는 세균류나 곰팡이류가 있으므로 이것이 코 속으로 들어가면 축농증이나 비염의 원인이 될 수 있어 절대로 코 속은 건드리지 않는 것이 현명한 일이다. 만일 코딱지나 코피의 마른 딱지가 있으면 면봉을 물에 적셔 코딱지를 부드럽게 해주고 면봉으로 유도해 내거나 콧김을 세게 불어 자연 배출되게 하는 것이 좋다.

 어쨌든 코 속은 인위적으로 건드리지 않게 하는 것이 코 점막을 보호하고 코피를 예방하는 좋은 방법이라는 것을 알아두면 좋을 것 같다.

이명(耳鳴)

 필자의 친구 중에 신문사를 경영하는 사장이 있었다. 그는 평소에 사치성 식품을 즐기는 식도락가였는데 언제든지 소문난 음식점만 있다면 원근(遠近)을 가리지 않고 찾아다니며 "먹는 것이 남는 것"이란 식생활관으로 즐겁게 살고 있었다. 그러기에 필자는 그를 만날 때마다 동물성 식품의 과다섭취를 삼가라고 충고를 해왔으나 그는 이를 무시하고 식도락 생활을 계속해 오고 있었다.
 그러자 어느 날 고혈압에 당뇨병이 생겼다는 소식이 전해져 왔기에 그 고혈압과 당뇨병은 식도락에 따라 붙는 질병이라고 설명을 하니까 그는 평소에 바쁜 회사 일과 스트레스 때문에 생긴 것으로 안다며 필자의 설명을 전혀 믿어주지 않았다.
 그 후 귀에서 소리도 난다 하기에 소리뿐 아니라 귀가 막혀 소리도 못 듣게 되는 난청환자가 될 것이란 말도 해 줬으나 이 또한 마이동풍이었다. 그리고 얼마 후 그는 나의 예상대로 심한 난치병에 걸리게 되었다. 그뿐 아니라 고혈압에 따라 붙는 심장마비나 뇌졸중의 위험이 있을 것이라는 경각심도 불러 일으켜 줬다.
 그런 일이 있은 후 동창회의 정기모임이 있어 참석을 권유하기 위해 집에 전화를 걸었더니 "아버지는 돌아가셨어요" 하는 아들의 울먹이는 소리가 들렸다. 나는 즉석에서 "심장마비였구나" 하고 물으니 그렇다는 것이었다.
 우리는 건강이 가장 소중한 것이라 하고 있으나 진정한 건강

불치병 치료

 유지법을 몰라 이러한 불행을 당하고 있는 사례들을 부지기수로 보아 오고 있다. 또 홍수같이 쏟아져 나오는 엉터리 건강론에 현혹되거나 불치병 메이커인 현대의학에만 매달려 있다가 건강을 잃거나 생명을 빼앗기는 경우를 무수히 보아 오고 있다.
 그렇다면 이 친구의 경우 이명은 왜 생겨났을까. 실제 이명의 원인을 잘 모른다고 하면서 설명을 하고 있는 어느 유명한 한의사의 글이 있어 읽어보니 ① 어지럼증과 피로하거나 기가 허해졌을 때 ② 몸이 쇠약해졌거나 스트레스가 쌓였을 때 ③ 약물의 과다 사용 ④ 심한 신경쇠약의 경우 ⑤ 고혈압, 빈혈, 화병, 알레르기 ⑥ 신장이 약해지거나 기가 허해졌을 때 ⑦ 과로, 피로감, 식욕부진, 체력저하 ⑧ 과도한 음주, 흡연 ⑨ 심한 부부관계 등이라 하고 있다.
 그러면서 정확한 원인을 찾아내면 치료가 가능한 것이니 평소에 예방과 마음을 다스리는 생활 관리를 하는 것이 효과적이라 하였다.
 너무나 앞뒤가 맞지 않고 서로가 모순된 설명이었다.
 모든 질병의 원인은 한 가지라야 옳다는 말을 여러 번 강조해 왔지만 사실상 한 가지 병을 놓고 여러 가지 원인론을 주장한다는 것은 확실히 모른다는 사실을 스스로 밝히고 있는 것과 다를 바 없다.
 한편 이명 환자의 귓속에서 나는 소리는 마치 매미 우는 소리, 나뭇잎에 바람이 스쳐가는 소리, 물결소리, 물이 끓는 소리, 금속 철판을 비비는 소리, 싸우는 소리 등 사람에 따라 다르게 나타난다고 한다. 그러나 그 소리도 한 가지 똑같은 것인데 사람마다 느끼는 정도, 표현하는 방법이 다를 뿐이다. 우리가 뻐꾸기 우는 소리를 뻐꾹뻐꾹으로 표현하나 미국이나 유럽 사람들은 쿡쿠, 일본사람들은 각꼬각꼬로 표현하는 것과 마찬가지이다.

 실제 이명의 원인은 귓속에 분포되어 있는 모세혈관에 흘러가는 혈액의 마찰음인데 정상인은 그 소리가 들리지 않으니 동물성 식품 과다섭취로 귀의 모세혈관의 직경이 좁아지면 혈액이 그 속을 흘러 지나가면서 마찰하는 소리가 나는 것이다. 귀 이외의 몸에서는 소리가 나지 않는 것은 그런 부위에는 고막이 없어 들리지 않기 때문이다. 따라서 이명을 치료하자면 모세혈관의 내벽에 쌓여있는 동물성 지방질을 씻어내어 원래대로의 직경이 확보되도록 하면 되는 것이다.

 그러나 현대의학에서는 모세혈관에 끼어있는 기름기를 씻어내는 치료약이 없기 때문에 치료를 못하는 것이다.

 만일 민간요법으로써 이명을 고치겠다고 할 때는 구연산을 복용하면 되는 것이다. 이때 구연산을 하루 5회씩 장기적으로 복용하게 되면 모세혈관 내에 끼어 있는 기름기는 서서히 씻겨 마찰음이 나지 않게 된다.

 이 간단한 원인과 치료법을 모르고 엉뚱한 짓을 하게 되면

불치병 치료

이명은 평생토록 고치지를 못한다. 일반적으로 이명은 노인이 되면 의례히 생기는 것으로 알고 있으나 진실은 아니다. 깊은 산속에서 참선만 하고 있는 70 넘은 고승들에게는 이명이 거의 없다. 이것은 노인들에게 의례히 찾아드는 질병이 아니기 때문이다.
 정확한 원인을 알고 예방하고 치료하면 이명은 우리 주변에서 완전히 사라질 수 있다.

제4부
치매, 100% 완치될 수 있다

뇌 기능 산소 활력봉을 활용하여 두뇌의 산소 공급 촉진법으로 치료할 때 40~50일이면 치매는 완전히 추방된다. 이것은 나의 30년 연구의 결정판이자 건강의 꽃이다. 이 간단한 방법을 모르고 엉뚱한 원인론과 치료법으로 치매 환자를 증가시키고 있다.

치매, 100% 완치될 수 있다

모든 질병의 원인이 하나이듯
치매의 원인도 하나!

치매의 진정한 원인!
두뇌 산소 공급 부족에 있다. 머리에 공급되는 산소가 부족하면 시상하부의 뇌 세포가 경직되어 뇌 기능이 저하 또는 상실된다.

◆ 뇌 기능이 저하되면
▷ 기억력 장애
▷ 의욕상실
▷ 우울증 발생
▷ 사물의 판단력 저하
▷ 삶의 가치 결여
▷ 슬픔과 절망감 유발
▷ 불안·초조·신경질·강박관념

치매의 진정한 치료법
 경동맥 소체의 혈류장애 체계를 정상으로 회복시켜 산소 공급을 촉진시킨다.
 뇌 기능 산소 활력봉을 활용하여 두뇌의 산소 공급 촉진법으로 치료할 때 40~50일이면 치매는 완전히 추방된다.
 이것은 나의 30년 연구의 결정판이자 건강의 꽃이다. 이 간단한 방법을 모르고 엉뚱한 원인론과 치료법으로 치매 환자를 증가시키고 있다.

정부가 제정한 치매방지법을 실효성 있게 추진하려면 세계에서 하나밖에 없는 이 기술을 수용하여야 한다. 검증이 안 되었다고 투정을 하면 이 기술은 일본 또는 미국 등에 빼앗기고 만다.

실제, 치매의 검증을 받은 의사는 세계에 하나도 없다. 치매에 관한 일본의 세계 최고 권위자 '하시쓰 메 고지' 박사는 세계적으로 치매에 관한 원인은 아직도 모른다고 하였다.

치매, 현대의 재앙…왜 못 고치고 있나?
정확한 원인을 모르고 있기 때문이다.

▷ 정확한 원인을 모르면서 아는 척한다.
▷ 지금까지 알려진 원인 설명은 모두 비과학적이다.
▷ 빗나간 원인론이 판을 치고 있기 때문이다.

치매는 정신과 소관이 아니고 내과적 질병이다. 이것을 정신과 소관으로 알고 추진한다면 치매는 절대로 고치지 못한다!

◆ 빗나간 원인 설명들(비과학적 엉터리)
▷ 뇌 신경세포의 파괴
▷ 다발성 뇌혈관 장애
▷ 뇌의 노화현상

▷ 스트레스의 증가와 운동 부족
▷ 신경 전달 물질의 대사 장애
▷ 뇌혈관의 막힘과 뇌경색의 반복
▷ 뇌졸중으로 뇌가 서서히 죽는 현상
▷ 파킨슨씨 병과 간질
▷ 지나친 음주와 흡연
▷ 고혈압과 고지혈증, 성인병의 확장
▷ 취미 생활과 독서 생활의 결여
▷ 고령화 시대의 특이한 현상
▷ 유전병, 가족력
▷ 육식 위주의 식생활
▷ 부모와 인근 친지의 죽음
▷ 완고하고 성급한 성격
▷ 신문·잡지·TV를 멀리하는 생활
▷ 고독을 즐기는 성격
※ 이러한 원인론은 치매를 부추길 뿐이다.

◆ **치매의 증상**
▷ 기억력 상실
 - 자신의 이름, 생년월일, 가족의 성명, 자기 집 주소, 최근에 한 일을 모른다.
▷ 지능지수의 저하

▷ 의욕 상실
▷ 우울증 증상
▷ 사물의 판단력 결여
▷ 밤잠을 못 자고 가출 심리 발동
▷ 시간 관념, 계절 감각 결여
▷ 배변 판단 상실
▷ 슬픔과 절망감에 휩싸임
▷ 자기 의사 전달 능력 저하

◆ 나의 치매 퇴치 사례
▷ 모 교수 부인의 치매
▷ 금산의 우주통신 기지 설계자인 서울 공대 모 교수
▷ 수원의 도의회 의원 부인
▷ 제주도 서귀포의 모 요양병원 치매환자 6명
▷ 기타 이름을 밝히기를 꺼리는 환자 여러 명

◆ 확실한 검증 방법
▷ 보건복지부 또는 지방자치단체장이 선정한 치매환자 2~3명을 시범적으로 치료해 주는 방법
▷ 일반 요양병원에 입원 중인 환자 2~3명(복지부가 선정)을 치료해 주는 방법

치매, 100% 완치될 수 있다

◆ 대처 방안
▷ 치매 예방 관리 요원 선정, 보건복지부 또는 지방자치단체 장이 지정
▷ 선정된 관리요원에 대한 교육 뇌 산소 공급 촉진법 훈련 및 자격증 부여
▷ 교육을 받은 관리 요원 각 기관에 배치
▷ 지방자치단장은 치매 환자 또는 의심 환자를 확인, 관리요원에게 통보
▷ 통보받은 관리 요원은 확실한 진단을 하고

◆ 치매 치료기술 전수 계획
- 치매방지법에 의하여 치매 기술을 필요로 하는 보건복지부 / 지방단체 / 치매 관리단체 등에서 요청을 하면 적극 지원할 것을 준비 중에 있음.

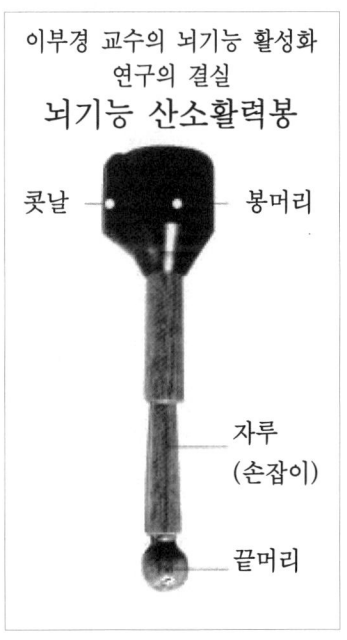

이부경 교수의 뇌기능 활성화 연구의 결실
뇌기능 산소활력봉
콧날 봉머리
자루 (손잡이)
끝머리

자세한 사용법과 문의사항은 생명과학연구원으로 문의. 별도의 책자 제공
특허증 특허 제10-1190194호(2012. 10. 05)

치매, 이제는 병도 아니다

 치매는 노인들에게 닥치는 날벼락이라고 설명하는 KBS의 보도를 듣고 섬뜩한 생각이 들었다. 실제로 대부분의 노인들은 예고 없이 찾아드는 치매의 덫에 걸릴까봐 전전긍긍하고 있다. 치매에 일단 걸리면 병원에서 고치지 못하는 불치병이면서 그 가족들과 함께 엄청난 고생을 하다가 죽어 가는 심각한 질병이기에 더욱 그러하다.
 한때 세상을 주름잡던 유명 인사들도 치매의 덫에 걸려 고생한 사람이 많다. 미국의 레이건 전 대통령이 이 병으로 고생을 하다가 세상을 떠났고, 영국의 전 총리였던 대처 여사도 이 병으로 심한 고통을 받다 사망했다. 우리나라의 첫 번째 여성 변호사였던 이태영 여사도 이 병에 걸려 고생을 하다가 타계를 했다.
 이처럼 이 병은 누구를 막론하고 무차별적으로 찾아드는 날벼락 같은 질병이므로, 이는 인류를 재앙으로 몰고 가는 심각한 질병이라고 의사들도 입을 모아 우려하고 있다.

 그런데 내가 치매를 잘 고친다는 소문을 듣고 제주도의 모 요양병원에서 그 병원에 입원 중인 치매 환자들을 고쳐 달라는 요청이 있어, 약 2개월 동안 그곳에 머물면서 치매 환자 6명을 완전히 고쳐주고 돌아온 적이 있다.
 또 오래 전에 나의 서울대 은사였던 류모 교수의 부인이 치매에 걸렸는데, 자기 남편을 시아버지라고 부를 정도로 인지

능력이 떨어진데다 눈꺼풀이 완전히 처져 눈을 뜨지 못하는 중증 치매도 고쳐 준 일이 있다.

또한 우주 통신 기지의 설계자였던 유명한 서울대 모 교수도 치매에 걸려 자기의 배설물을 사방의 벽에 묻혀 놓을 정도로 중증 환자였는데, 역시 교수인 그의 딸과 목사인 사위의 부축을 받고 내게 찾아와 약 30일 만에 마사지 요법으로 고쳐 간 일이 있다.

위의 사례들 말고도 이러저러한 치매 환자들을 고쳐 준 경험이 적지 않아, 치매는 이제 완전히 고칠 수 있는 질병이라는 확신을 갖게 되었다.

그러나 지금 현대 의학에서 치매는 고칠 수 없는 질병으로 간주하고 있으며, 이는 세계에서 공통적인 실상이다. 그래서 세계의 유명한 정신 의학계 교수들이 총동원되다시피 하여 집중적인 연구를 해 오고 있으나, 현재로서는 전혀 고쳐 낼 전망이 없다.

다만, 일부 대학 병원과 정신과 교수들이 치매 예방 백신의 개발과 함께 치매 진행을 완화시킬 수 있는 신약을 개발하여 앞으로 몇 년 안에 실제 치료에 투입할 가능성을 예상하고 있다는 조선일보의 특별기획 기사가 1면 전체를 장식하고 있기에 한마디 적어 보는 것이다.

그러나 나의 입장에서 볼 때, 그 기사의 내용은 하나의 희망이요 예측에 불과할 뿐이지 현재의 연구 실정이나 경향으로 보아 절대 불가능한 일이다. 사실 의학계가 치매를 예방하고 치료하는 기술을 개발해냈다면, 이는 인류를 위해 엄청난 기여를 한 업적으로서 마땅히 노벨상감이라 할 수 있다.

그렇다면 오늘날의 의학계가 치매를 고치지 못하고 있는 이유는 무엇일까? 이는 치매의 진정한 원인을 모르고 있기 때문이다.

현재 정신 과학자나 정신과 의사들이 말하는 치매의 원인을 살펴보면 다음과 같다.

▷ 뇌신경 세포의 파괴
▷ 뇌혈관이 막혀 뇌경색이 반복되는 경우
▷ 감염성과 대사성 질환
▷ 중독성 질환
▷ 파킨슨씨병과 간질
▷ 뇌졸중으로 건강한 뇌가 서서히 죽어 가는 경우
▷ 베타 아밀로이드 단백질이 뇌세포에 붙어 생기는 경우
▷ 뇌의 노화와 가족력(유전적 소인)
▷ 고혈압이나 고지혈증
▷ 지나친 음주와 흡연

모든 질병은 그 원인이 하나라는 원칙에서 볼 때, 이와 같이 여러 가지 원인이 치매를 유발한다고 본다면 이는 처음부터 완전히 빗나간 원인론이라고 할 수밖에 없다. 이런 빗나간 소

치매, 100% 완치될 수 있다

리를, 또 원인 인자 상호 간 연계성도 없는 원인론을 멋대로 꾸며 대고 있으니, 확실한 치료법을 연구해 낼 수 없게 되는 것이다. 이런 상태에서, 원인이 그처럼 복잡다단하다는 치매에 대하여 치료 예방 백신 운운하며 몇 년 안에 치료약이 개발될 것이라고 장담하는 의학계의 말을 어느 수준까지 믿어야 할지 의문이다. 행여나 30년 전에 있었던, 무릎 관절염 치료약이 개발되었다는 의학계 자랑의 재판이 되지 않기를 바라는 심정이다.

우울증과 마찬가지로, 내가 연구하여 밝혀 낸 치매의 원인은 의학계가 말하는 것과는 전혀 달리, 두뇌 혈류 장애에 의한 산소 부족에 있는 것이다.

우리가 호흡하는 산소의 65%는 뇌에서 소모된다. 그런데 어떤 원인으로 목덜미 경동맥 소체의 혈관이 좁아지거나 기능이 떨어지면 두뇌에 혈류 장애가 와서 머리로 공급되는 산소의 양이 부족해진다. 머리에 공급되는 산소가 부족해지면 시상하부의 세포가 경직되어 뇌 기능이 저하된다. 바로 이것이 치매의 원인이 된다. 이 간단한 원인을 모르고 여러 가지 엉뚱한 이유를 나열하고는 알츠하이머 질환이니, 혈관성 치매니 하는 복잡한 설명을 하고 있는 것이다.

아무튼 이렇게 하여 나는 치매를 유발하는 확실한 원인을 찾는 데 성공하였다. 그러므로 치매의 치료법 역시 확고하게 정립할 수 있었다. 목덜미 경동맥 소체의 기능이 떨어져 생긴 질병이니까 경동맥 소체의 기능을 회복시키는 마사지 요법이면 되는 것이다.

나는 이 원리인 BK마사지 요법을 가지고 제주도에 가서 치매 환자 6명을 완전히 고쳐 주었고, 모 교수 부인의 치매도, 서울공대 교수의 치매도 고쳐 주었다. 두뇌 산소 공급 촉진 마사지법을 활용하면 치매를 완전히 치료할 수 있다는 사실을 입증한 것이다.

이러한 결과를 놓고 보아도, 치매를 정신과 질병이라고 확정 짓고 있는 의학계의 이론이 얼마나 잘못되어 있는지 확인할 수 있다. 다시 말해서, 치매는 정신과나 신경과 질병이 아니고 순수한 내과적 질병이다.

이 혁명적인 원리를 이용하여 나는 치매 치료용으로 '산소공급촉진 마사지용 활력봉'을 개발해 냈다. 이 활력봉을 활용하면 치매가 신기하게 치료된다는 사실을 확인할 수 있었다. 그야말로 세계가 놀랄 획기적인 치료법이다. 이제 치매는 불치병이 아니라 반드시 치료할 수 있는 질병임을 알고 대처해 나갔으면 한다.

치매, 보건소장들과의 대화

 내가 일하고 있는 치유센터에 A시와 H군의 보건 소장들이 찾아왔다. 보건소장들이 자의적으로 내 사무실에 찾아온다는 것은 전혀 기대할 수도 또 바라지도 못할 일이다. 그런데 그분들은 사전에 연락하고 각각 찾아온 것이다.
 해당 시장과 군수들이 치매의 원인과 치료 방법에 관한 나의 강의를 듣고 보건소장에게 나를 찾아가 확실한 내용과 실천 계획을 알아보라고 한 지시에 따른 것이다.
 해당 시장과 군수는 관할 구역에서 치매로 고통 받고 있는 환자와 가정이 많기 때문에 그것을 해결하기 위한 방법을 절실히 찾고 있던 차에 나의 혁명적인 원인과 치료법에 감동받아 그 보건소장을 시켜 알아보고 대책을 강구해 보라는 뜻으로 내게 보낸 것이다. 그렇지 않고서는 보건소장이 나를 찾아올 일이 없다.
 지금 우리나라의 치매 환자는 공식·비공식 합하여 100만이 넘는다는 통계와 일부 풍문이 돌고 있다. 일단 치매에 걸리게 되면 본인은 말할 것도 없거니와 온 가족이 그 환자에 매달려 보살펴야 하는 사정이기 때문에 집안이 거덜난다는 여론이 팽배하다.
 사정이 이렇게 급박한 것이기에, 2011년 국회에서는 치매방지법을 만들어 정부에 이송하면서 다음해부터 보건복지부가 이를 적극 실행하여 치매 없는 나라 건설에 전력하도록 촉구하였으나, 3년이 지난 지금 그 법은 있으나 마나 한 상태이다.

전혀 실효를 거두지 못하고 있기 때문이다.
 사실상 그 법이 생긴 이후에도 치매 환자는 날이 갈수록 증가하여 이제 치매는 국가의 재앙이라는 세론이 비등하고 있는 것이다.
 사정이 이렇다 보니, 지방자치단체장들은 치매에 관해 관심을 쏟지 않을 수 없게 되어 있는 것이다.
 이때에 '치매는 이제 병도 아니다'하는 내용으로 강의를 하며 책자를 발간해 보급하고 보니, 관심 있는 자치단체장들의 눈이 쏠리지 않을 수 없게 된 것이다.
 이런 차제에 A 시장과 H 군수는 산하 보건소장을 내게 보내어 상황을 자세히 파악해서 보고하라는 지시를 내린 것이다.
 내게 찾아온 보건소장들에게 각각 2시간씩 '치매는 완전히 고칠 수 있는 질병'이라는 내용으로 그 원인과 치료법을 자세히 설명하였다. 나의 설명을 진지하게 듣고 있던 소장들은 한마디 반론 없이 전폭적인 지지를 보내며 긍정적으로 받아 주었다. 그러면서 자리를 뜰 때에는 각각 시장과 군수님께 잘 보고 드리겠다고 하기에 큰 기대 속에 시장·군수의 반가운 소식을 기다렸다. 그러나 그 후 소식이 전혀 없어 그 사연을 확인해 보니 추진이 어렵다는 회답이었다.
 이유는 보건소장이 반대를 하기 때문이라 했다. 긍정적으로 고려하고 보고 드리겠다던 소장들이 돌아가서는 현실적인 사

치매, 100% 완치될 수 있다

정으로 하기 어렵다고 보고 했다는 것이다.
 보건소장들이 이러한 사실을 의료계에 물어 보니, 이에 찬동하는 의사가 하나도 없었음을 암시 하는 대목이다. 현대 의학이 아닌 자연요법은 검증이 안 된 분야이고 이것을 추진한다면 현행 의료법에 저촉될 뿐만 아니라 현재의 의료 체계가 무너질 것이라며 강한 반대가 있었을 터이니, 이 반대론을 그대로 시장·군수에게 보고하였을 것으로 짐작이 간다. 어 떤 시장이나 군수이건 자기가 가장 믿고 사랑하고 있는 보건소장의 건의를 따르지 않을 단체장들이 없을 것은 분명한 일이다.
 나는 여기서 보건소장들은 국민의 건강과 생명을 지키기보다 의사들의 권익이나 주머니를 지켜 주는 것이 더 중요한 것으로 인식하고 있다고 본다. 실제로 치매는 국민의 생명을 빼앗는 국가적 재앙이다. 이 재앙을 막아 주는 것이 그들의 사명이요, 임무이다. 그런 사명의식과 국가관이 없으면서 그저 자리나 지키고 그들이 정한 규정만 지키는 정도의 편안하고 기계적인 일만 하는 보건소장이라면 그 존재 가치가 없는 것이 아닐까?
 확실히 말하거니와, 내가 연구해 낸 치매의 원인과 치료법은 현 의료법에 전혀 저촉이 되지 않는다는 것이 내가 만난 보건소장들의 견해이다. 왜 그런가? 나의 치매 치료법은 의료법에 명시된 의료 약품이 나 주사약과 의료 장비를 전혀 사용하는 것도 아니고, 오직 두뇌 산소 공급 촉진을 위한 일종의 '마사지 요법'이기 때문이라 했다. 그러니까 의료법에 저촉되지 않는 방법이므로 나의 치매 요법은 자기들의 권한 밖이라는 것이다.
 그러면서도 시장·군수에게는 반대 의사로 보고하였다 하니, 나는 그 보건소장들에게 큰 실망을 하지 않을 수 없었던 것이다.
 실제로 세계 각국은 치매 방지를 위하여 매년 수 백, 수천억의 예산을 투입하고 있는 실정이다. 그런데 나는 정부 예산을 한 푼도 안 받고 순수 자비로 치매 방지 방법을 연구해 냈으니 얼마나 장한 일인가?
 실상 치매는 우리 나라뿐 아니라 세계적인 인류의 재앙이다. 그래서 치매를 없애는 방법이 개발되었다면 이는 노벨상감이라는 중론이고, 이 기술을 일본, 미국, 중국, 영국 등 외국에 수출 하면 막대한 국익창출에도 기여하게 될 것이란 의견도 적지 않다.
 이런 상황이므로 관심 있는 지방자치단체나 일반 사회단체, 복지재단, 기업인, 종교단체 누구나 의료법에 의한 간섭이나 저촉 없이 자유롭게 막대한 이익을 창출할 수 있는 치매센터를 설치 운영한다면 막대한 일자리 창출과 국민 건강에 위대한 공헌을 할 수 있을 것으로 확신한다.
 지금 치매 때문에 정부나 사회가 안고 있는 경제적 손실은 천문학적인 수준이다. 치매센터 설치 운영 희망자들은 종전의 치매에 관한 엉터리 상식을 완전히 버리고, 이 신기하고 거창한 일을 해 보기를 희망해 본다. 정부와 지자체장들은 치매 방지에 깊은 관심을 가지고 국민의 건강 확보와 국익 창출을 위해 적극 추진하기를 갈망해 본다.

레이건 대통령과 치매(알츠하이머병)

레이건 전 미국 대통령이 오랜 세월 심각한 치매로 고생하다가 사망했다. 의학이 최고로 발달되어 있는 미국에서조차 전 대통령의 치매를 치료하지 못하고 있었으니, 치매야말로 완전히 불치병이라고 할 수밖에 없다.

그런 까닭에서인지 우리나라에서는 유명하다고 손꼽히는 의학자나 건강학 저술가들이 써 놓은 건강론마다 이 심각한 치매에 관해서는 전혀 언급이 없다. 유산소, 무산소 운동 건강법이 만병통치의 보약이라며 떠들썩한 인기를 독차지하고 있는 황 박사의 '신 바람 건강법' 속에도 치매만큼은 목차에도 없다.

이렇듯 치매는 현대 의학에서 불치병으로 간주하고 있기 때문에 치매 환자가 나날이 급증하고 있는 실정이다. 그러다 보니 항간에서는 고스톱, 마작, 윷놀이 등을 권유하거나, 노래방 등에 가서 노래를 하며 손뼉을 자주 치라는 치매 예방법을 가르쳐 주기도 한다.

치매에 한 번 걸리면 의욕 상실, 언어 장애, 이명, 난청, 혼수, 시력 감퇴, 기억력 상실, 신경 마비, 두통, 어지럼증, 손발 저림, 피로 등 여러 가지 증상이 겹쳐지기도 하기 때문에 정상적인 생활이 불가능해진다. 따라서 엉뚱한 행동을 하다가 화재, 가출, 가재도구 파손 등 사를 저지를 수도 있어, 환자 본인은 말할 것도 없거니와 이를 지켜보는 가족들에게는 심각한 우환의 대상이 되기도 한다.

현대 의학에서는 치매의 원인에 대하여 뇌동맥의 경색으로 생기는 뇌혈전에 의하거나 또는 뇌조직이 파괴되었기 때문에 생긴다고 설명하고 있다. 이때 고혈압이나 당뇨병, 고지혈증이 있으면 이 병은 더 빨리 진행된다고도 한다. 그러기에 의사들은 이 병에 걸려 있으면 MRI, CT 등으로 뇌혈관 촬영을 하여 정확한 진단을 해 보라고 권유도 한다.

그러나 나의 연구 결과로 밝혀 낸 치매의 원인은 뇌동맥의 경색이나 뇌조직의 파괴가 아니라 두뇌로 공급되는 산소의 부족에 있음을 알게 되었다. 앞에서도 설명했듯이, 우리가 호흡하는 산소량 중에서 65%는 두뇌에 공급되고 나머지 35%만이 기타 인체 조직에 공급된다. 이 과정에서 혈액 속의 헤모글로빈이 운반한 산소를 폐에서 받아 심장으로 보내는데, 산소는 여기서 다시 혈관을 타고 머리로 올라가게 된다. 이때 뇌혈관 동맥의 직경이 좁아지거나 기능이 저하되면 두뇌로 가는 혈류에 장애를 받아 산소 부족증이 생긴다. 이럴 경우에 뇌혈관 동맥의 직경을 정상화시켜 기능을 회복해 주면 뇌에 산소가 충분히 공급된다.

그 산소 공급 촉진 마사지법이 바로 내가 개발한 BK 요법인데, 이 방법으로 치료하였더니 1~2개월이면 치매가 완치되었다. 이 마사지 방법을 써서 여러 치매 환자를 정상으로 회복시켜 준 일이 있는데, 그 대표적인 치료 사례를 들어 본다.

나의 친지 중에 80을 넘긴 할머니가 치매에 걸려 이 병원,

저 약방을 두루 찾아다녔는데도 병을 고치지 못하다가 결국 거동조차 하지 못하여 누워 지내게 되었다. 인근 병원의 치매 전문의가 주치의가 되어 매일 왕진 치료를 하였으나, 전혀 치료 효과가 없이 병세는 점점 악화되어 갔다. 할머니의 눈은 완전히 감겨 버렸고, 손발마저 움직이지 못할 정도로 기능을 상실하였다. 그러니까 식사도 스스로 하지 못하고, 화장실 출입도 보호자의 도움 없이는 불가능할 정도로 중증이 되고 말았다.

그렇게 꼼짝달싹도 못하던 할머니는 내가 치료를 시작한 지 3일 만에 무겁게 감긴 눈꺼풀을 뜨더니, 19일 만에 혼자서 식사를 할 정도로 상태가 호전되었다. 남편을 시아버지로 착각할 정도로 오락가락하던 의식도 회복되었고, 20일쯤 지나니까 혼자서 화장실 출입도 할 수 있게 되었다. 그 후 그 집안에 이상한 기류가 흘러 더 이상 치료를 할 수 없게 되었으나, 얼마 후에 할머니의 상태를 알아보니 대단히 호전되었다는 반가운 소식을 듣게 되었다.

그 외에 여러 치매 환자들을 만나 치료해 본 경험을 바탕으로 '치매는 이제 병도 아니다' 할 정도의 확고한 치료 기술을 확보하기에 이르렀다. 모든 일이 다 그러하듯이, 병을 고치자면 먼저 그 발병의 원인을 정확하게 찾아내야 한다. 그렇지 못한 상태에서 병을 고치려고 덤벼들다가는 도로에 그치거나 위험한 일을 당하기 십상이다.

 치매 치료를 두뇌 산소 공급 촉진이라는 원리나 생리적 이론을 모르고 한다는 것은 모두가 엉터리라고 하겠다. 거동도 자유롭지 못한 환자에게 신바람 나는 운동이 효과적이라 해서 억지로 시켜 본들 할 수 없는 노릇이고, 또 사랑이 보약이라 해서 사랑을 읊어 대는 것으로 치매를 고치려 한다면, 무당굿으로 치매를 고친다고 대드는 어리석음과 하등 다를 바가 없다.

치매 환자 요양소인가, 아니면 수용소인가

얼마 전에 보건복지부에서는 노인 복지 정책의 일환으로 각 지역마다 치매 환자 요양소를 신설하여 치매로 고생하는 노인들의 건강 증진을 도모하겠다고 발표한 적이 있다. 국민의 건강관리 문제를 책임지고 있는 복지부가 앞으로 닥칠 고령화 사회에 대처하기 위하여 노인 우대책에 눈을 돌렸다는 데 이의를 달 사람은 아무도 없을 것이다. 오히려 지당한 정책 목표라고 큰 박수를 받을 일이다. 더욱이 치매로 고생하는 노인의 수가 매년 증가 일로에 있음은 우리나라뿐 아니라 세계가 공통적으로 당면하고 있는 고민거리인 현실에서, 복지부가 내놓은 정책을 반대할 사람은 없다.

미국, 유럽 등에서는 이미 수십 년 전부터 치매가 사회적인 문제로까지 확대되어 원인 규명과 치료 등을 위한 연구에 막대한 연구비를 쏟아 붓고 있다.

그리고 평균 수명이 급격히 불어난 우리나라 역시 노인 인구가 급증 추세에 있는데 반해, 이들 치매 환자들을 돌봐 줄 사람은 핵가족화, 산아 제한 등으로 오히려 줄고 있어 심각한 사회, 보건 문제로 대두되기 시작했다.

현재 의학계에서는 치매 질환의 원인에 대하여 대뇌피질이 수축되어 뇌 속에 비정상적인 신경섬유 다발이 생성되면서 아밀로이드라는 폴리펩티드 물질이 축적되어 생기는 병이라고 정의하고 있으나, 아직까지는 정확한 원인과 발병 메커니즘이 밝혀지지 않은 불치병으로 알려지고 있다.

흔히 65세 이상의 노인에게 잘 생겨 예전부터 우리나라에서는 노망(老妄 : 노인성 치매)으로 불렸던 이 질환은 이제 30대에서 발병되기도 하는데, 이 병의 발견자이자 독일의 정신과 의사인 알츠하이머의 이름을 따서 '알츠하이머병'이라고도 부른다.

이 질환에 걸리면 기억력 상실 등의 증세가 생겨 마치 어린 아이처럼 행동하고, 자신이 한 행위나 말을 전혀 기억하지 못하며, 손을 떠는 등 심각한 이상 증세를 보인다. 그러므로 이들 환자를 곁에서 제대로 돌봐 주지 못하면 각종 안전사고 등으로 목숨을 잃기도 한다.

미국의 경우 65세 이상의 노인 가운데 10% 정도가 치매 질환을 앓고 있다고 하는데, 다른 나라의 경우도 이와 비슷한 비율을 보이고 있으리라고 믿어진다.

이러한 현실에서 우리의 보건복지부가 세계 어느 나라보다 앞장서서 치매 환자 요양소를 신설 운영하겠다고 하니, 외견상으로는 그럴 듯한 정책으로 칭찬 받을 일이다. 하지만 그러한 정책을 펼쳐서 치매 환자를 줄일 수 있다고 생각한다면 크나큰 오산임을 먼저 알아야 한다.

치매 환자가 줄지 않고 오히려 증가하는 까닭은, 치매의 발병 원인조차 몰라 현대 의술로는 해결할 수 없는 질병이 되어 있기 때문이다. 의료 선진국인 미국의 대통령을 지낸 레이건이 치매를 고치지 못하고 사망했다는 사실은 그 질병이 고도로 발달된 현대 의학으로도 치료할 수 없는 불치병임을 웅변하고 있는 것이다.

그런데 보건복지부에서 이와 같은 치매 환자를 위해 각 지역마다 요양소를 설치하겠다는 방안은 치매 노인들의 질병을 고쳐 주겠다는 뜻인지, 치매 노인에 대한 일반 가정의 간병 수고를 덜어 주기 위한 시책인지 선뜻 이해가 가지 않는다.

치매 질환을 치료할 수 있는 의술이 아직 개발되어 있지 않은 단계에서 치매 환자 요양소를 설치 운영하게 된다면, 이는 치료를 위한 요양소라기보다 치매 환자의 수용소가 되지나 않을까 걱정이 앞선다. 만일 이러한 우려가 현실이 되어 요양소가 아닌 수용소로 전락된다면, 이는 치매 노인 환자의 낙원이 아니라 지옥이 될 우려가 크다 할 것이다.

만에 하나 이렇게 된다면, 요양소 건립에 소요되는 시설비와 그 운영비, 그리고 그에 따른 담당 의사와 공무원들의 증원, 다시 말해서 늘어나는 벼슬자리에 소요되는 예산의 낭비가 엄청나게 불어나지 않을까?

사리가 그러하다면, 그런 장밋빛 시책보다는 치매 질환의 원인 규명과 치료 방법의 연구가 선행되어야 하는 것이 순리가 아닐까 하는 노파심에서 한마디 남겨 본다.

정부의 치매 원인 규명의 허상

　최근 미래창조과학부는 치매의 원인을 규명하기 위해 서울대, 조선대, 삼성병원 등과 공동으로 알츠하이머성 치매의 조기 진단법을 연구키로 하였다는 보도가 있었다.
　치매는 원래 보건복지부 소관으로서 2009년 10월 '치매와의 전쟁'을 선포한 이래 매년 막대한 예산을 들여 치매 예방과 치료를 위해 피나는 시책을 수립, 추진하여 왔다.
　그러나 그런 노력에도 불구하고 치매는 매년 줄지 않고 증가 일로에 있다. 그러자 이번에는 국회가 나서서 치매방지법을 만들어 복지부에 시행토록 조치하였으나, 그 법이 제정된 이후에도 치매 환자는 계속 늘어만 가고 있다.
　조선일보를 비롯한 여러 언론 매체에서도 서로 경쟁이나 하듯이 '치매는 나라의 재앙'이라면서 예방과 관리법에 관한 문제를 크게 보도해 왔다.
　이런 상황이다 보니 이번에는 미래창조과학부가 나서서, 치매는 보건복지부의 노력만으로는 해결할 방법이 없음을 인식하고, 치매의 해결을 위하여 '생명공학종합 정책심의회'를 중심으로 치매의 조기 진단과 예방법을 연구하기로 결정하고 향후 5년간 250억~300억 원을 지원하겠다고 발표하였다.
　여기에 서울대 이동영 박사 팀은 한국 노인의 표준 뇌지도와 알츠하이머성 뇌지도를 구축하고 다양한 생물학적 지표와 분석 기술을 기반으로 한 융합적 알츠하이머성 치매의 조기 진단 및 예측 기술을 개발하여 첨단 조기 진단 체계를 구축하기로 하였다는 것이다. 그러면서 표준 뇌지도와 알츠하이머성 뇌지도 구축은 자기공명영상(MRI) 장치와 양전자 단층 촬영(PET) 등의 뇌 영상을 갖고 진행한다고 하였다.

일반인들로서는 도무지 알지도 못하고 이해할 수도 없는 학술적 어려운 용어를 나열하며 연구하겠다니, 그저 그러려니 하는 수밖에 없을 것 같다.

이제까지 치매의 원인 규명을 위해 어떤 병원에서든지 MRI 장비를 이용하여 진단을 하고 있으나, 지금껏 그 장비로 치매를 진단해 냈다는 말을 들어 보지 못했다. 그런데 이번에는 궁색한 방법으로 PET라는 색다른 장비를 추가하여 치매 진단을 연구하겠다니, 이런 의료 장비를 활용한다 해서 효과가 나올 것이라고는 전혀 생각되지 않는다.

왜 그런가? 치매는 그런 장비를 이용할 정신병이 아니기 때문이다. 이번에도 헛다리짚는 연구 결과가 나올 것임은 뻔한 일이다. 즉, 미래창조과학부도 보건복지부와 똑같이 예산과 정력을 낭비하는 시책의 재탕을 할 것으로 보인다.

아쉽게도 정책 당국이나 의학계, 정신과학계, 전문대학 교수들, 언론계는 치매의 진정한 원인을 모르고 있다. 이처럼 모르면서 아는 척하고 있으니, 치료법도 찾지 못하여 국가의 재앙을 막지 못하고 있는 것이다. 이는 마치 축구 선수들을 야구 시합에 출전시키는 꼴과 하등 다를 바가 없다.

더욱 웃기는 것은 치매에 대한 명칭의 난맥이다. 치매를 일반 의학계에서는 알츠하이머병이라고도 하는데, 이렇게 어려운 명칭을 붙여 주어야 전문가나 권위자 행세를 할 수 있기 때문인지 모르겠다. 한편, 일부에서는 '혈관성 치매'라는 용어를 쓰기도 하며, 최근 일본에서 개명한 '인지병'이라는 용어를 주장하는 이도 있다.

더욱 한심한 것은 알츠하이머와 혈관성 치매의 분포 비율을 기관마다 전문의마다 모두 다르게 발표하고 있다는 점이다. 원래 알츠하이머병은 1907년에 이 병을 발견하여 발표한 독일의 정신의학자 알츠하이머 씨의 이름을 따서 붙여진 병명인데, 그 후 의학계에서는 혈관성 치매와 알츠하이머성 치매로 분류하여 부르고 있다. 그러면서 현대 의학계에서는 알츠하이머와 혈관성 치매의 발생 비율을 9:1이라고 하는 이도 있고, 7:1 또는 5:5라고 주장하는 이도 있다. 어떤 비율이 정확한 주장인지는 몰라도, 나의 이론대로라면 모두 엉터리이다. 어떤 질병이든 원인은 한 가지라는 진리의 바탕에서 하는 말이다.

사실상 치매는 일반적으로 알려진 바와 같은 정신적 질환이 아니다. 확실히 말하건대, 치매는 절대적으로 정신과 소관이 아닌 내과적 질병이다. 그 내과적 질병을 정신과 질병으로 잘못 알아 연구하고 치료하기 때문에 치매를 영영 고치지 못하고 있는 것이다.

따라서 이번에 미래창조과학부에서 추진하는 치매 원인 규명을 위한 연구의 방향도 완전히 빗나가 있다는 사실을 알아야 한다.

　나는 내가 연구하여 발견한 치매 치료 원리를 가지고 제주도 서귀포의 모 요양 병원에 가서 그 병원에 입원하고 있는 치매 환자 6명을 40일 만에 완치시켜 주고 온 실적이 있기에 이토록 자신 있게 말을 하고 있는 것이다.
　또 오늘 아침에는 해외로 파송되어 있는 모 선교사로부터 고무적인 소식을 들었다. 자기 어머니가 치매 환자인데, 내가 개발한 치매 치료 마사지용 활력봉을 이용하여 6개월 만에 어머니의 치매가 완전히 치료되었다는 기쁜 소식이 전해져 온 것이다. 이 얼마나 자랑스럽고 신나는 소식인가? 그러나 사람들은 이런 소리를 해도 전혀 믿어 주지를 않는다. 하도 속이는 사람들이 많으니 그럴 수밖에 없는 모양이다.
　나의 이런 진실을 믿어 주면 미래창조과학부의 치매 연구는 완전히 성공을 거둘 것이고, 그렇지 않으면 국가 예산만 낭비하는 실효성 없는 연구가 되어 정부의 신뢰성이 또 한 번 크게 떨어질 것이다.
　다시 한 번 확실히 말하거니와, 치매는 정신과 질병이 아니라 두뇌 산소 공급 부족에 의한 내과적 질병이라는 원리를 확실히 알고 추진한다면, 완전히 고칠 수 있는 질병이다. 이 BK 마사지 원리를 정부가 믿고 채택만 한다면 이는 노벨상감으로서 국익 창출에도 크게 기여하게 될 것이다.

치매 대란을 막자 (1)

지금 치매 때문에 우리나라는 물론이고 미국, 일본, 영국 등의 선진국이나 후진국 할 것 없이 세계가 떠들썩하다.

고령화 시대에 접어들면서 치매 환자가 부쩍 늘고 있다며 모두들 걱정스러운 얼굴을 하고 있다. 또 앞으로 10년 후쯤에는 치매 대란 사태가 도래될 것이라는 예상들이 언론을 통해 보도되고 있다. 이에 따라 세계 각국마다 치매 방지를 위한 연구와 대책이 요란하게 서둘러지고 있는 실정이다.

현재 미국에서는 1년에 우리나라 돈으로 6천억 원 이상의 예산이 치매 방지 비용으로 지출되고 있는 것으로 보아 미국도 얼마나 심각한 고심을 하고 있는지 알 수 있는 일이다.

우리나라도 치매 환자가 매년 증가 일로에 있어, 노인들 중에는 혹시 자기도 치매에 걸리게 되는 것은 아닌가 하고 전전긍긍 걱정을 하는 이들이 많다.

치매는 현대 의학으로도 전혀 해결되지 않고 있는 고질병이다. 일단 이 병에 걸리면 환자의 여생은 희망이 없고, 가정까지 파탄이 나는 등 한 가족의 붕괴를 불러와 사회적 손실이 이만저만이 아니다. 보건복지부가 발표한 데이터를 볼 때, 치매에 의한 가정적 손실과 사회적 비용을 합치면 연간 10조 3천억 원이 되고, 10년 후에는 18조 9천억 원, 20년 후에는 38조 9천억 원이 되리라는 예상을 하고 있다. 그래서 치매는 국가의 큰 재앙이 될 것이라며 우려를 하고 있는 것이다.

이런 재앙이 닥쳐오고 있기 때문에 2008년 9월에 보건복지

치매, 100% 완치될 수 있다

 부 장관은 치매와의 전쟁을 선포하였다. 어떤 전쟁이든 전쟁을 선포했다면 고도의 전략과 최신예 무기를 활용하여 전쟁에 임하여야 하는데, 당시 복지부 장관은 전략과 무기 하나 없이 맨손으로 전쟁을 선포했으니 그 전쟁은 보나마나 백전백패의 결과밖에 없었을 것으로 예상된다.
 장관의 이런 선전포고가 있은 후에 전국에서는 치매 퇴치나 국민 건강을 걱정하기보다는 정부의 혜택을 보려는 요양소와 병원들이 수백 군데가 들어섰고, 여기에 엄청난 국가 예산(건강보험금)을 쏟아 붓게 된 것이다. 그런데 이런 엄청난 예산이 투입되었다 하더라도 치매 환자의 수가 감소하였거나 치료되었다면 할 말이 없겠으나, 그 선전포고 이후에도 우리나라의 치매 환자는 줄지 않고 오히려 늘어만 가고 있으니, 장관의 선전포고는 국민 세금만 축내는 엉터리 포고가 되고 만 셈이다.
 최근 조선일보가 조사 발표한 내용을 보면, 치매를 근본적으로 치료하는 치료약은 아직까지 개발되어 있지 않다고 하였다. 일부 병원에서 환자들에게 치매 치료용이라고 복용시키는 약은 기억력과 관련된 뇌신경 전달 물질인 '아세틴 콜린'이 분해되지 못하도록 억제하는 약물이라는데, 이 약은 치매를 다소 늦추는 효과만 있을 뿐 치료 효과는 전무하다고 한다.
 또 일부 줄기 세포를 이용한 치매 치료제 개발도 현재 연구

중이나, 이 약이 실제로 실용화되려면 앞으로 5~10년은 더 걸릴 것으로 전문가들은 예상하고 있다. 이 시점에서 보건복지부는 치매 방지의 최선의 방법은 예방과 조기 발견뿐이라고 강조하고 있다.

그러나 나는 20여 년간의 연구 끝에 '치매는 이제 병도 아니다' 하는 새로운 치료 기술(BK 마사지법)을 개발해 놓고 있다.

이 사실을 알고 제주도의 모 요양 병원 원장은 내게로 찾아와 자기 병원에 치매 환자가 많으니 그 환자들의 치매를 고쳐 달라고 간청하였다. 나는 즉석에서 동의하고 그 병원에 가서 치매 환자 6명을 40일 만에 고쳐 주고 돌아온 일이 있다. 그 치료 과정을 눈으로 확인한 병원 관계자들은 치매가 완치된 결과를 보고 환성을 올리는 것이었다.

이때 나는 치매 환자들을 두뇌 산소 공급 촉진(BK 마사지법)이라는 내과적 치료 방법으로 고쳐 주었다.

즉, 치매를 현대 의학에서 주장하는 정신과나 신경과 요법이 아니라 내과적 치료법으로 고쳐 주었다는데 큰 의미가 있다. 치매가 정신과 질병이라는 의학계의 이론을 뒤집고 내과적 질병이라고 하니, 이는 마치 여자를 남자로 만드는 정도의 기적 같은 일이라며 찬탄을 하고 있으나, 대부분의 사람들은 이를 믿어 주려 하지 않는다. 세계가 불치병으로 간주하고 있는 치매를 고친다고 하니, 그럴 수밖에 없을 것이다.

치매, 100% 완치될 수 있다

　치매 환자가 그처럼 많아도 우리 보건복지부는 실효성 있는 대책을 내놓지 못하고 있기에, 2011년 3월에 국회가 서둘러 치매방지법을 제정하여 정부로 이송하였다. 그러나 그로부터 3년이나 넘게 경과되었음에도 법의 실효를 전혀 거두지 못하고, 그 법이 제정된 후에 치매 환자는 오히려 증가 일로에 있어 그 법이 있으나 마나 한 상태가 되어 있는 것이다. 이는 보건복지부의 무능의 소산이요, 담당 공무원들의 복지부동과 타성의 결과라고 하겠다.
　나는 이 치매 치료 원리를 청와대에도 보건복지부에도 몇 차례 건의하였으나, 모두가 마이동풍이다. UN을 비롯하여 세계가 못 고치는 치매를 한국의 무명 인사가 고친다고 하니, 믿어 줄 사람이 없는 것 같다.
　일을 앞장서서 하기보다는 안 하는 쪽이 일신상 편하리라는 공무원들의 타성이 치매의 예방과 치료 분야에서도 철저히 지켜지고 있는 것이다. 그러면서, 우리나라는 고령화 시대에 접어들고 있고 음주와 흡연과 불규칙적인 생활 습관이 만성화된 사회가 되어가고 있기 때문에 어쩔 수 없는 실정이라는 엉터리 소리만을 늘어놓고 있는 것이다.
　만일 우리 한국에서 치매를 치료하는 방법이 개발되었다고 한다면 미국, 일본, 영국 등 선진국을 비롯한 세계가 깜짝 놀라 한국으로 몰려들어올 것이고, 그렇게만 된다면 치매 치료를 통한 국익 창출의 거창한 효과를 기대해 볼 수도 있지 않겠는가.

치매 대란을 막자 (2)

　우리나라에서 치매 환자가 급증하고 있어, 조선일보는 치매 대란을 막겠다며 2013년 5월 2일부터 치매 발생 현황과 방지 대책에 관하여 사회부 기자들을 총동원해서 연일 심층 취재 보도하였다.
　보도 내용을 분석해 보면, 정확한 원인과 치료법도 속시원한 대책도 없다. 그저 떠들썩하고 요란한 소리뿐이다. 조선일보의 기사 내용이 그런 수준이니, 다른 언론이나 정부의 치매 대책에 관한 설명도 모두 엉터리일 수밖에 없다.
　치매에 관한 원인과 치료법을 완전히 연구 개발해놓고 있는 나의 입장에서 볼 때, 치매 전문가들이나 의사들이 하고 있는 설명은 한심하기 이를 데 없다. 현재로서 치매는 불치병이라는 인식이 세계적인 공통 사항이다.
　미국의 대통령이었던 레이건 씨가 치매로 타계를 했고, 영국의 전 수상이었던 대처 여사도 치매로 오랜 세월 고생하다가 쓰러져 갔다. 우리나라 여성 변호사 제1호라는 이태영 여사도 치매 때문에 생명을 빼앗기고 말았다. 기타 유명 무명 인사들이 치매로 생명을 빼앗기고 만 사례가 하늘의 별만큼이나 많은 실정이므로, 치매는 이제 국가 재앙의 하나로 인식되고 있는 것이다.
　신진국, 후진국 할 것 없이 치매는 인간의 존엄성과 생명을 무차별적으로 빼앗는 무서운 질병으로 부각되어 있으므로, 난리도 보통 난리가 아니다. 이렇게 심각한 사정에 놓여 있는 까닭에 조선일보가 나서서 연일 그 대책을 대서특필하고 있는 것이다. 그러나 결론적으로 뚜렷한 해결 대책은 없이 치매는 인류의 크나큰 재앙이라는 설명만을 남기고 있다.

미국에서는 치매를 방지하기 위하여 2012년에 6억 6천만 달러를 지원했다고 한다. 우리 복지부도 치매 치료를 위해 10조 3천억 원이라는 천문학적 비용을 쏟아 부었다고 하니, 치매야말로 국민 생명과 국가 예산을 얼마나 좀먹고 있는 무서운 질병인지를 알 수 있다. 그렇게 많은 예산이 투입된다 한들 치매가 정복만 된다면야 별 말이 필요치 않을 것이다.

이러한 현실에서 우리 보건복지부 장관은 2009년에 치매와의 전쟁을 선포하면서 치매 정복을 선언했다. 그로부터 우리나라에는 전국적으로 치매 병원이 1,087곳, 치매 요양원이 4,326곳이나 생겨났다. 그처럼 요양원과 병원이 많이 생겼으나, 치매 환자는 한 명도 고치지 못하고 막대한 예산만 축내고 있을 뿐 정부의 정책은 치매로부터 오히려 정복을 당하고 있는 느낌이다.

이런 사정을 인식하고 있던 국회에서는 2011년에 세계에서 두 번째로 치매방지법을 제정했다고 자랑하며 그 법안을 정부로 이송하면서 치매 치료에 획기적인 성과를 거두리라고 장담하였다.

그러나 그 법이 생긴 이후 3년이 지난 지금까지 치매 환자는 하나도 줄지 않고 오히려 더 증가하고 있으니, 그 법은 있으나마나 한 존재가 되고 있는 것이다. 일이 이 지경에까지 이른 까닭은, 그 법을 시행하는 보건복지부가 법의 기본 정신을 전혀 알지 못하고 헛다리짚는 집행을 하고 있기 때문이다.

모든 질병이 다 그러하지만, 병을 고치자면 먼저 그 원인을 정확하게 파악해야 한다. 그러나 보건복지부나 의료계나 치매 전문가라고 하는 사람들이 설명하는 치매의 원인론을 보면, 모두가 정신병 또는 신경과 질병으로 잘못 알고 있다. 그들은 치매에 대하여 평균 수명의 증가, 노인 인구의 급증, 뇌 신경 세포의 파괴, 뇌혈관 장애, 스트레스 증가와 운동 부족, 지나친 음주와 흡연, 취미 생활과 독서 생활의 결여, 고독을 즐기는 성격 등이 원인이라고 조장하고 있다.

그러나 이런 원인론은 엉터리 설명에 불과하다. 치매 전문가라고 하는 사람들이나 보건복지부 정책 담당자들이 이런 소리를 하고 있기 때문에 치매를 못 고치고 있는 것이다.

다시 한 번 강조하지만, 치매는 세상 사람들이 알고 있는 바와 같은 정신과나 신경과 소관이 아니라, 내과적인 질병이다. 즉, 두뇌 산소 공급 장애에 의해 뇌의 시상하부 세포가 경직되어 기억력 장애를 일으켜서 발생하는 내과적 질병이다. 이 원리를 모르고 정신과 또는 신경과 질병으로 알아 치료를 하고 있으니, 치매를 진혀 고치지 못하고 있는 것이다.

내가 이 원리를 발표하자 제주도의 모 요양 병원장이 나를 초청하여 치매 환자를 고쳐 달라기에 40일 만에 환자 6명을 완전히 치료하고 돌아온 일이 있다. 이처럼 기적 같은 일을 하였으나 그 병원장은 달가워하지 않았다. 치매 치료를 받고 완치된 환자들이 퇴원하겠다고 나서는 바람에, 퇴원을 바라지 않는 병원장과 서로 충돌하여 병원이 소란스러워졌기 때문이다. 완치된 환자는 마땅히 퇴원시켜야 할 터인데, 병원장 입장에서는 환자가 줄면 당연히 운영상 어려워지는 걱정이 있어, 나중에는 치매의 완치를 바라지 않게 되었다. 이처럼 모순된 의료현장 실상을 복지부는 알고 있는지 의심이 간다.

그 요양 병원에는 의사 2명이 배치되어 있었는데, 한 분은 은퇴한 안과 의사이고 다른 한 분은 마취과 의사였다. 요양 병원에는 환자 40명당 의사 1인을 두어야 하는 규정 때문에, 80명의 환자가 수용되어 있는 그 병원에서는 의사 2명을 고용하고 있는데, 그 두 분 의사는 치매를 전혀 알지 못하는 무자격 의사였다. 그러나 치매를 알든 모르든 의사 자격증만 있으면 되므로, 병원 측은 그런 의사라도 형식상 의무적으로 고용하고 있는 실정이다.

보건복지부는 이런 의료 행정으로 국력을 소모하지 말고 치매의 정복은 바로 국력이라는 사실을 인식하기 바란다. 연간 10조 원 수준의 국가 예산 낭비를 막고 미국의 연간 1억 달러 수준의 연구비를 우리 것으로 만드는 슬기로운 정책을 마련하여 국익창출을 위한 발상의 대전환을 발휘해 나가기를 간절히 바란다.

일본의 고민, 치매 환자 800만 시대

최근 조선일보에 '일본의 치매 환자 800만 시대'라는 특집 기사가 게재되어 관심 있게 읽어 보았다.

일본은 세계 최고의 장수국이라고 스스로 자랑을 해 오고 있는데다, 실제 통계상에 나타나 있는 수치를 보더라도 세계 최장수국임에는 틀림이 없다. 그런 일본에서 치매 환자가 800만 명이나 된다 하니 이상한 일이 아닐 수 없다.

일본이 스스로도 세계 최장수국이라고 자부하는 배경에는 자국의 의료 기술이 세계 최고이기 때문에 국민의 건강 상태가 좋아져 최장수하고 있다는 은근한 자랑이 배어 있다. 아무튼 이 분야에서 세계인의 부러움을 사고 있거니와, 일본인들은 오늘도 스스로 세계 최상의 문명국임을 대놓고 자랑하고 있다.

그러나 그와는 반대로, 자살자가 하루에 100명, 치매 환자가 800만 명이나 된다는 통계 아래서는 그들의 자랑과 자부심이 슬그머니 꼬리를 감추고 어깨가 축 늘어지는 민망한 표정이 엿보여 일면 안쓰러운 측면이 없지도 않다.

어찌 됐건 치매 환자가 800만 명이나 된다는 실상은 일본으로서는 일대 고민거리요, 사회적 재앙이 아닐 수 없다. 최장수국이라는 화려한 모습의 이면에 가려진 환부가 이제는 숨길 수 없는 사실로 드러나고 있으니, 세계 최고의 장수국이라는 체면이 무색해지고 있는 느낌이다.

얼마 전에 일본의 동경대학 노인연구소장이 한국을 방문하

내 사전에 불치병은 없다 Ⅱ

여 만날 기회가 있었는데, 일본의 80세 이상 노인 중에서 가족이나 간병인들의 부축을 받지 않고 살아가거나 자활 능력이 있는 노인들은 거의 없다는 설명을 듣고, 최장수국이라는 일본의 자랑이 얼마나 허황된 것인가 하는 충격을 받은 일이 있다. 따지고 보면, 일본이나 우리나라나 할 것 없이 80세 이상 고령이 되면 아프지 않은 사람이 거의 없다는 것은 공통적인 실상이다.

세계 최장수국인 일본의 치매 환자가 800만 명이나 된다는 사실을 고려할 때, 우리의 실상은 과연 어떠할지 자성해 봐야 할 일이다.

일본의 인구는 우리의 약 3배에 이른다. 그에 비례해서 당뇨병, 고혈압, 허리협착증 등 불치병 환자의 수도 우리의 약 3배나 된다. 이러한 비교 수치로 미루어볼 때 우리나라에서 치매 환자의 숫자는 얼마나 될까 하는 예측은 구체적인 설명 없이도 가능할 수 있으리라고 짐작된다.

실제로 우리나라의 치매 역시 보통 심각한 문제가 아니다. 그래서 문제의 심각성을 인식한 국회가 치매방지법을 제정하여 정부로 이송해 치매 방지 대책을 추진토록 촉구한 바 있으나, 법이 제정된 지 3년이 지난 현재까지도 치매 환자는 줄지 않고 오히려 급 증 일로에 있다.

이는 보건복지부를 비롯한 정부의 관련 부서와 사회의 일반 학계에서도 치매의 정확한 발병 메커니즘을 모르고 있기 때문에 일어나는 현상이다.

  의료 선진국인 일본에 치매 환자가 그토록 많다는 것은 일본 역시 우리와 마찬가지로 치매의 진정한 원인을 모르고 또한 정확한 치료법이 없다는 사실을 방증한다.

  앞에서도 언급하였듯이 일본을 세계 최장수국이라 하는데, 이렇게 장수국이 된 배경은 일본의 발전된 의술 덕분이기도 하다. 이러한 현상은 우리도 마찬가지이다. 우리도 거의 일본 수준의 장수국으로 접근하고 있는데, 이렇게 장수국이 된 원인은 의술이 발달한 덕분이라고 모두들 자랑을 한다. 그러나 과연 그럴까? 우리나라에 불치병 환자가 하늘의 별만큼 많다는 것은 이미 널리 알려져 있는 사실인데, 의술이 그토록 발달하였다면 불치병 환자가 왜 그리도 많은지 의학계는 확실하게 대답해야 할 때이다.

  이런 면에서는 일본의 사정도 마찬가지이다. 일본에서 가장 장수 지역은 일본의 남단 섬마을 오키나와이다. 이곳은 일본에서도 의술이나 기타 문명의 수혜를 가장 적게 또 늦게 받고 있는 지역이다. 그런 오키나와가 일본의 최장수 지역이 되고 있는 원인이 최첨단 의술의 혜택을 가장 많이 받고 있기 때문이라고 설명할 자신이 있을지 궁금하다.

  어쨌거나 일본이 치매 환자 800만 시대를 맞았다는 현실은 부끄러운 일이다. 그 간단한 치매 하나 고치지 못하면서 세계적 수준의 의술 소유국이라고 자랑할 수 있을까?

작년 초가을에 경남 산청군에서 '우리의 전통한방 박람회'가 열렸다. 당시 일본에서 의사와 약사 23명이 박람회를 관람하러 우리나라에 왔다. 이때 그 분들은 내게 건강 강의를 요청해 왔다. 나는 만사를 제쳐 놓고 그 요청에 동의하여 현지에 내려가 강의를 했는데, 강의의 요지는 치매와 우울증에 관한 원인과 치료법이었다. 물론 이 두 질환은 일본에서도 대표적인 불치병으로 자리 잡고 있다.

강의가 끝나고 나니, 어느 정신과 의사는 "천지가 진동할 충격을 받았다"며 나에게 다가와 더욱 자세한 설명을 요청하면서 이 기술을 일본에 전수해 달라고 요구하였다.

만일 내가 개발한 이 기술이 일본에 그대로 전수된다면, 일본의 치매 환자 800만 명의 고통이 덜어질 뿐만 아니라 일본은 일약 세계적인 치매 치료 중심 국이 될 것임은 명확한 일이다.

나는 현재 이 기술을 우리 한국의 의료계에 전수하게 해 달라고 관계 기관에 건의하고 있다. 그러나 만일 이 일이 성사되지 않는다면 이 기술은 자동으로 일본에 넘어갈 수밖에 없다. 이렇게 되면 제2의 안현수 사건이 될 것이 분명하다. 그렇게 되지 않기를 바라는 마음은 나라를 사랑하는 일반 국민의 뜻과 같다.

제5부
치료 받은 분 복용수기(홍삼 엑기스)

나는
혈당치 680mg/dℓ의 당뇨병 중환자로
이 세상에 살아남을 사람이라고
생각하는 이가 없었다.
그러나 홍삼 엑기스 복용 2개월 만에
완전히 치료가 되어 혈당치가
90mg/dℓ에서 110mg/dℓ사이를 오르내릴 뿐
다른 이상은 없다.

치료 받은 분 복용수기(홍삼 엑기스)

당뇨병, 거짓말처럼 사라졌다

류 달 영(서울大)

　나는 종가의 외아들로 어렵게 태어났다. 어렵다는 것은 어머니가 30세에 초산(初産)으로 나를 낳았는데 난산(難産)이어서 나는 태에서 나온 후 단 한 모금의 모유를 빨지 못하고 동네 부인들의 동냥젖으로 겨우 자라났다. 우유도 없던 시절이라 나의 몸은 형편없는 약질일 수밖에 없었다. 때문에 나는 어려서부터 건강에 남다른 주의와 노력을 기울였다. 그 결과 83세가 되는 오늘까지 급성맹장염 수술로 병원 신세를 진 것 외에는 입원 치료한 일이 없어 잡지사·신문사·방송국 등 매스컴에서 나의 건강이 화제가 됐다.

　그런데 갑자기 체중이 급속히 줄며 바지가 흘러내릴 정도가 되고 조갈증(燥渴症)도 생겼으며, 전에 없던 피로를 느꼈다. 체중을 달아보았더니 두 달 동안에 무려 6kg이나 줄었다. 건강에 자신을 가지고 살아온 나였지만 걱정이 되어 병원에서 종합진단을 받은 결과 당뇨병으로 판명됐다.

　당뇨병으로 고생한다는 소문이 퍼지자 나를 아끼는 여러 친구들이 특효약이라며 사방에서 약을 구해다가 먹으라고 독촉했다. 그러나 내용도 모르는 약을 이것저것 먹다가는 반드시 그 부작용으로 딴 병을 얻게 될 것이라는 생각에 아침마다 5km씩 걷는 것 외에는 약을 일체 먹지 않았다.

　그러던 차에 서울농대 제자인 이부경 군이 홍삼정을 매일 25g 이상 계속해서 복용할 것을 권고했다. 그래서 제자의 권고대로 매일 홍삼정을 25g 이상 복용하고 동물성 지방의 식사를 의식적으로 피했다. 50여 년을 계속 먹어오던 우유도 콩으로 만든 두유밀로 바꿨다. 운동과 식사와 홍삼정 복용 등 세 가지를 매일 성실하게 실천했다.

홍삼정을 하루 다섯 번 먹는 일은 쉽지 않았다. 아침부터 밤까지 공무로 뛰어다니다보면 약 먹는 일을 잊어버리기 일쑤였다. 그래서 식탁에도, 책상에도, 침대에도, 사무실에도, 승용차 안에도 놓아두고 눈에 뜨이는 대로 5g씩 복용했다.

복용한 지 두 달 후 혈당 수치를 검사했더니 270mg/dl에서 150mg/dl로 내려갔다. 이에 나는 자신을 가지고 계속 운동·식사·홍삼정을 했다. 최근에는 110mg/dl 내외로 혈당량이 떨어졌다. 의사도 이만하면 정상이라며 완치진단을 내렸다.

매일 사우나에서 만나는 친구들 중 당뇨병 환자가 예상 외로 많다. 나는 그들에게 운동·식사·홍삼정 복용을 실천하라고 권고한 결과, 경과가 좋은 분들이 늘어나고 있다.

나의 생각으로는 병원에서 주는 약들은 직접 혈당에만 관련된 것으로 믿는다. 그러나 홍삼은 신체 전체의 건강에 크게 관련되어서 치료제로서는 더없는 장점을 가지고 있다.

고치기 어려운 문명병(文明病)인 당뇨병도 이제는 홍삼정에 의해서 완치의 문이 열릴 것 같다. 우리의 인삼이 좋다는 것을 알고는 있었지만 이렇게 신비한 효능이 있는 줄은 미처 몰랐다. 당뇨병으로 고통 받고 있는 수많은 사람들의 건강 회복을 위하여 투병 수기로 한 마디 남긴다.

치료 받은 분 복용수기(홍삼 엑기스)

나의 구세주 '이 박사님!'

최 정 길(신라병원 이사장)

  나는 당뇨병 중환자였다. 혈당치가 680mg/dℓ까지 올라가 있었으므로 어느 누구도 이 세상에 살아남을 사람이라 생각하는 이가 없었다. 나의 당뇨병 치료를 담당했던 의사도 한 달밖에 더 살지 못한다는 진단을 내렸었다.
  그 동안 나는 어떻게 해서든지 살기 위해 갖은 애를 다 썼고 깊은 산 속의 절간에 들어가 맑은 공기와 물, 그리고 산채를 먹으며 가벼운 운동 등으로 치료를 한다면 회생할 수 있다는 주위 사람들의 권고도 있고 해서 당뇨병을 앓고 있는 친구와 함께 산에 들어갔다. 그러나 친구는 그 절간에서 살아남지 못하고 세상을 떠났다. 슬픔과 겁에 질린 나는 살아야겠다는 더욱 굳은 신념을 가졌지만 산에서도 호전의 기미가 없어 병원에 입원치료를 받게 되었다.
  맥과 기력이 떨어져서 도무지 걸어갈 힘도 없었고 시력은 떨어져 사람의 형체만 보일 뿐 누가 누구인지 분간조차 할 수 없는 처지가 되었다. 그러던 어느 날 내가 기거하고 있는 마포의 고려아카데미텔에 간단한 소지품을 챙기러 들렀다가 엘리베이터 안에서 이 박사님을 만났다.
  그때 엘리베이터 버튼을 눌러 달라 했더니 "젊은 당신이 누르지 늙은이보고 해 달래?" 하고 걱정하시기에 "당뇨병으로 눈이 안 보여 그렇습니다." 했더니 버튼을 눌러 주시며 "당뇨병도 병이라고 달고 다니쇼? 내 방이 1512호이니 바로 찾아오시오." 하기에 곧바로 이 박사님을 찾아갔다.

내 사전에 불치병은 없다 II

 약 한 시간가량 당뇨병의 원인과 치료방법, 현대의학에서 당뇨병을 못 고치는 이유와 재발 가능성 여부 등에 관해 자세히 말씀을 듣고 그날부터 홍삼 엑기스를 이 박사님의 처방대로 복용했다. 홍삼 엑기스를 복용한 지 3일째에 컨디션이 좋아지는 느낌이더니 1주일이 지나면서 대단히 호전되는 것을 느꼈다. 10일이 지난 후 혈당치를 체크하니 250mg/dl로 뚝 떨어졌다. 정말 기적 같은 일이 생겨난 것이다.
 그 당시 당뇨병과 함께 왼쪽 눈이 감겨져서 도무지 떠지지가 않았었다. 눈 때문에 연세병원에 입원도 했고 서울대병원에도, 또 기타 안과라고 간판 붙어 있는 병원이나 의원을 다 찾아 치료를 청했어도 현대의학으로는 해결할 수 없다는 답변뿐이었다. 한 종합병원에서는 수술로 뇌에 생긴 쌀알만한 혹을 떼어내면 눈을 뜰 수 있다고 했다. 그러나 나는 뇌수술만은 한사코 반대하며 버텨오다가 이 날 이 박사님을 만나 당뇨병 치료방법과 함께 눈의 치료를 받았다.
 몇 년간을 고심해오던 눈병이었고 또 불치라는 병원 의사들의 진단결과도 있었으나 이 날 이 박사님의 단 한 번의 시술로 감긴 눈이 완전히 떠졌다. 이 얼마나 신기한 일인가. 나는 하도 신기해서 무의식중에 엎드려 큰절을 하기도 했다. 정말로 이 박사님의 자연요법에 의한 치료 기술은 신기 그것이었다.
 당뇨병은 홍삼 엑기스 복용 후 2개월 만에 완전히 치료가

치료 받은 분 복용수기(홍삼 엑기스)

되어 혈당치는 90mg/dℓ에서 110mg/dℓ사이를 오르내릴 뿐 다른 이상은 없었다.

신라병원 이사장이기 때문에 내 밑에는 의사가 약 60여 명이나 된다. 그래도 나의 당뇨병은 고치지를 못했고 더군다나 감겨진 눈의 치료는 더욱 말할 것도 없었는데 이 무슨 꿈같은 일인지 몰랐다. 그 후 나는 내 방에 산더미같이 쌓여있는 좋다는 당뇨병 치료약들과 눈의 치료약을 모조리 쓰레기통에 버렸다.

이제 나의 중병은 완전히 사라져 완전히 건강한 사람으로 새로운 인생을 살아가게 되었다. 그 동안 나의 질병 때문에 내 곁을 영영 떠나버린 아내의 자리를 다시 이어줄 새로운 내조자를 맞이하여야겠다는 생각도 있어 그날을 기대하면서 나의 구세주 이 박사님께 지극한 감사를 드린다.

※ 이 수기는 최정길 씨가 증언하는 내용을 녹음한 것 중에서 일부를 발췌 기록한 것임.

죽을 날만 기다리다 회생

김 봉 식(서울 남가좌1동 124-554)

 저는 1968년 세브란스 병원에서 종합진찰을 한 결과 심한 당뇨임을 알았습니다.
 그 동안 병원에 입원도 했고 통원치료도 받았으나 병세는 악화일로에 있어 입이 마르고 가슴이 터질 것 같고 머릿속이 텅 빈 것 같고 귀에서는 쇠 깎는 소리와 폭포수 쏟아지는 소리가 나서 시끄러워 견딜 수가 없었고 텔레비전도 못 보고 듣지도 못하여 항상 눈을 감고 살다시피 살아왔습니다.
 잠도 하루에 2시간 정도밖에 자지 못하는 심한 불면증으로 병원에서 주는 약을 먹어도 별 효과가 없었습니다.
 두통을 호소했지만 병원에서는 못 고치고 그 후 신경과에 가서 치료와 함께 약을 조제하여 주어서 먹었지만 좀처럼 차도가 없었습니다.
 신경과에 입원도 하고 눈이 보이지를 않아 안과 치료도 받고 외과와 내과에 입원도 하는 등 몇 개월씩 입원을 했어도 상태가 점점 나빠져서 중환자실에 입원하게 되었습니다.
 저는 의식불명으로 어떻게 되었는지도 몰랐는데 나중에 들어보니 우리 주인 양반이 중환자실에 다녀와서 저의 식구들을 다 불러놓고 제가 죽는다고 울었다고 합니다.
 또, 그 전에는 말을 하려면 배가 땅기고 코로 헛바람이 나와 말을 할 수 없었습니다. 그리고 힘이 들고 말하기도 싫고 귀찮고 걸음도 걷기가 어려웠고 떨리고 밥맛도 없었고요.
 병원에서 하라는 대로 식이요법을 하다 보니까 영양실조가

치료 받은 분 복용수기(홍삼 엑기스)

되어 어지럽고 기운이 없고 떨려서 감당을 못했습니다. 처음에는 체중이 65kg이었는데 병원에 입원했다가 퇴원해 보니 52kg으로 13kg이나 줄었습니다.

 전에는 먹기 싫은 것을 억지로 먹으려니까 양도 적고 죽을 조금씩 4~5차례에 걸쳐 먹는데도 배가 고팠습니다. 저는 잘 몰랐는데 피부에 주름이 많이 생겨 쭈글쭈글했었다고 합니다. 방에 누울 때나 일어날 때는 옆에서 부축을 해줘야 일어나고 눕고 했으니까 그저 죽는 날만을 기다리며 사는 형편이었습니다.

 이런 20여 년간의 투병생활이란 죽음과의 싸움이었고 별의별 좋다는 것 다 해보고 한약도 먹어보았지만 안 받아서 그런지 가려워서 피가 나도록 긁고, 눈이 시리고, 쑤시고, 아프고 해서 한약을 중단했습니다. 한방병원도 세 군데나 다녔지만 효과가 없어 다 끊었습니다.

 그런데 홍삼 엑기스가 좋다는 기사가 신문에 나고 방송이 되었다고 해서 지난 6월 13일 탈 수도 없는 차에 억지로 타고 대전의 이부경 박사를 찾아 이러한 경위를 말씀드려 홍삼 엑기스 한 달 치를 사가지고 와서 지금까지 복용하고 있습니다. 오늘이 7월 13일이니까 꼭 한 달 된 셈이지요.

 홍삼 엑기스를 복용한 지 약 20일이 되면서 저 혼자 일어서기도 하고 방에서 마루까지 나오기도 하고 눕기도 했습니다. 전에는 곁에서 부축을 해줘야 눕고 일어섰으며 또 어지러워서 눈을 감고 한참 있다가 눈을 떠야 했지만 이후 산길을 가르쳐 주는 이의 부축을 받아 이틀을 산에 다녀왔고 그 후 혼자서 우산대를 짚고 이틀을 다녀왔습니다.

 5일 동안을 혼자서 지팡이 없이 다녀왔으며 최근 3일은 혼자서 작은 물통을 들고 세 번이나 물을 받아왔습니다. 그리고 오늘은 7~8개월 만에 처음으로 고속버스를 타고 이렇게 대전에 왔습니다.

 전에는 차를 못 탔지요. 자가용으로 조금씩 움직여도 멀미가 나고 멀미약을 먹어도 눈을 뜨지 못하여 병원에 가려면 주인양반이 붙들고 다녀야 했습니다.

 지난 일요일에는 야외에 나가 먹고 놀고 시간이 남아서 임진각에 가서 저녁식사까지 하고 집에 오니까 밤 10시가 되어 씻고 다음날 아침 5시 반까지 잤습니다.

 전에는 불면증으로 병원에서 주는 약을 먹어도 2시간밖에 못 잤습니다. 그런데 지금은 귀에서 폭포수 소리가 안 들립니다. 그래서 요즘은 텔레비전을 보다가도 잠들곤 하지요. 지난번 임진각을 다녀올 때는 차에서 기분이 좋아 노래를 하니까 우리 딸이 "아이고 우리 엄마 말도 잘 못했는데 노래를 다 한다"고 사위와 같이 좋아했습니다.

 복용 후 20일부터 산에 다녀서 그런지 다리에 근육이 생기고 딴딴해져서 하루에도 몇 번씩 관찰을 하고 운동을 하며 우리 주인보고 만져보라고 하며 혹시 부은 것 아니냐고 묻기

치료 받은 분 복용수기(홍삼 엑기스)

도 하고, 또 병원에 가서 의사선생님께 제가 담배인삼공사에서 만들어 나오는 홍삼 엑기스를 먹었는데 다리가 부은 건지 진찰을 해달라고 하였습니다. 주치의인 내과 과장님께서 보시고는 부은 게 아니고 근육이 생긴 것이라 했습니다.

그래서 저 혼자 시장에도 다니고 산에도 다니고 저의 집이 3층인데 계단을 하루에 4~5차례 오르내리며 쉬었다가 또 옥상에도 올라가 바람도 쐬곤 합니다. 어지럽고 떨리는 게 가라앉으니까 이젠 내 세상 같아요. 그리고 식욕이 당기고 해서 밥도 잘 먹고 온갖 좋다는 것 다 해 먹을 수도 있습니다.

또 우리 주인양반이 혈당검사 하는 기계를 구입하여 혈당검사도 해 주고 있는데 처음에는 혈당치가 482mg/dl까지 나왔습니다. 을지병원 김웅진 박사님한테 다녔는데 그 분의 조정으로 밤에는 인슐린을 5단위를 맞고 아침에는 40단위를 맞으라고 해서 맞아보니까 어지러워서 어떻게 할 수가 없어서 저녁에는 안 맞았습니다.

홍삼 엑기스를 복용한 후 최근에 혈당치를 재보니까 식사 수 182, 195, 143mg/dl로 떨어졌는데 식사 전에는 더 적게 나오며 음식 섭취량에 따라 조금씩 차이가 나더군요. 그리고 요즘은 케일하고 당근 등의 즙을 내어 먹고 있는데, 그러면서 지사장님을 찾아뵈었습니다.

녹즙과 홍삼 엑기스를 함께 먹은 후 배변 상태도 많이 좋아져서 1~2일이면 변을 봅니다. 식욕도 당겨서 자주 먹고 싶은데 억제합니다. 지금은 1일 3회 정상인과 같이 먹습니다.
 홍삼 엑기스를 한 달 동안 먹고 나니 피부에 주름살이 없어지고 아주 고와졌습니다. 저의 주인양반도 당뇨가 있어서 홍삼 엑기스를 1주일 먹은 후 소변의 고약한 냄새가 없어지고 피로가 덜하여 컨디션도 아주 좋아짐을 느낄 수 있고 계속 1개월을 복용하면서 다오닐을 끊었는데 아침에 피로를 느끼지 않게 되었습니다.
 이제 저는 청소도 하고 뭐든지 하고 싶은 의욕에 즐겁기만 합니다. 당뇨 있는 사람 몇몇에게 연락을 했더니 뭣이든 다 좋다고 하지 나쁘다는 게 있느냐며 반응을 보이지 않았습니다. 하지만 내가 먹고 이렇게 좋아져서 산에 다닌다니까 깜짝 놀라며 반신반의했습니다. 체중이 13kg이 줄어 뼈하고 가죽만 남아 죽지 않은 것만도 다행으로 생각하고 죽어도 먹는거나 실컷 먹고 죽겠다고 했습니다. 그러니까 그 전에는 못 먹어서 기력이 떨어져 일어서지 못했었던 것도 같습니다.
 저의 주인양반도 피곤해서 아침에 일어날 때 꼼짝하기 싫어하던 분이 이제는 좋아져서 큰 에어컨도 들어 옮겨놓았습니다. 처음 6월 13일 박사님한테 올 때는 아들이 부축을 해서 왔는데 한 달 만에 이렇게 건강하게 부축도 받지 않고 박사님을 뵙게 되니 얼마나 기쁜지 모릅니다.
 홍삼 엑기스는 내 생명의 파수꾼이 되었습니다.
 내 생명을 건져 주신 이 박사님께 진실로 감사를 드립니다.

홍삼 엑기스의 위력에 감탄

김 영 필(국제와이즈멘 아시아지역 총재)

 60세까지 YMCA 총무로 봉직하여 오면서 건강하게 지냈습니다.
 그러던 것이 어느 한 해 너무 더워 당분이 많이 들어있는 청량음료를 많이 마신 것이 원인으로 알고 있는데 목이 마르고 피곤이 오기 시작하더니 결국 당뇨병으로 고생을 하게 되었습니다.
 사실상 당뇨병은 병이라기보다는 인슐린 결핍 때문에 나타나는 신체쇠약 현상으로 그간 8년 동안 식이요법과 적당한 운동으로 조절하여 왔고 또한 헤아릴 수 없을 정도의 여러 가지 약을 써왔습니다.
 그래서인지 당뇨병세가 악화되지는 않고 오늘날까지 살아오던 중 최근 홍삼 엑기스를 아침마다 식사 전 우유에 타서 한 컵씩 마시고 난 다음부터는 기분이 상쾌하여지고 피곤도 오지 않아 놀라울 정도로 효과를 보게 되었습니다.
 최근 외국에 여행을 자주 하게 되는데 전에는 여행 때마다 피곤하였던 것이 지금은 아무 피곤도 느끼지 않고 있습니다.
 흔히들 말하기를 홍삼도 인삼의 일종으로 보약에 불과한 것으로 알고 있으나 본인의 경험으로는 물론 보약도 되지만 특히 신장의 기능을 증진시키는 것이라고 당언하고 싶습니다.
 어쨌든 홍삼 엑기스의 위력에 감탄할 뿐입니다.

성욕도 되살아나

김 덕 규(대전직할시 동구 자양동)

 저는 57세 된 공무원입니다. 8년 전 공무원 신체검사 때 당뇨가 발견되어 그 후 통원치료를 받기 시작하였습니다.
 혈당치가 식사 후 280mg/dℓ 전후이고 공복 시는 160~170mg/dℓ을 오르내리는 상태에서 해를 거듭할수록 몸의 상태가 점점 나빠지고 75kg가량 된 체중이 62kg으로 줄고 매사에 권태감과 피로감의 의욕상실로 공무를 지탱하기 힘들었습니다.
 인슐린 주사 치료를 받았으나 호전되지 않고 점점 나른해지는 가운데 식이요법까지 하여 먹고 싶은 음식도 먹지 못하게 되니까 영양실조 증상이 생겨 사는 재미가 없어졌습니다.
 또한 상사와 동료의 눈치가 보여 꾀를 부릴 수도 없는 괴로운 나날에 비참한 생각까지 들었습니다. 이쯤 되고 보니 정력까지 떨어졌는데 성욕은 몇 백 리 떨어져 나간 것 같고 아내가 옆에 와서 살을 대는 것조차 귀찮을 정도였습니다. 처음에는 갱년기 장애려니 생각하고 아내의 양해를 구하면서도 또 때로는 딴 집 살림을 차리고 있지는 않나 하는 의심을 받아가며 살자니까 억울하기도 하고 서럽기도 하였습니다.
 당뇨는 당뇨로 그치는 줄만 알았는데 그 왕성하던 성욕이 완전히 없어지고 시력도 점점 나빠졌습니다.
 그러자니 자연 공무에 소홀해지고 항상 건강문제에 신경이 쓰여 일이 손에 잡히지 않아 자칫 무능하고 안일무사한 공무원으로 낙인이 찍힐까 봐 걱정이 늘어가기만 했습니다.
 그러던 중 '89년 12월 대전 교차로란 광고지에서 '당뇨에는

치료 받은 분 복용수기(홍삼 엑기스)

홍삼엑기스가 특효'라는 내용을 보게 되었습니다.
'당뇨에 듣는 약이 있다니…'하며 반신반의하는 생각이 들었지만 충남지사 특판부에 전화로 문의를 하니까 틀림없이 당뇨가 치료될 수 있다는 얘기를 듣고 동양백화점에 가서 홍삼 엑기스 2통(6병)을 사가지고 15일 동안 먹고 나니 눈이 맑아진 것 같고 소변도 대단히 맑아져서 홍삼 엑기스가 내 몸에는 맞는구나 하고 다시 3통을 사서 복용하였습니다.
그러던 어느 날 새벽에 갑자기 멀리 떠나버린 성욕이 되살아나 발기가 되었습니다. 하도 오랜만의 일이라 깜짝 놀라 바로 아내의 손을 빌어 더듬어보게 했더니 "여보! 이게 웬일이에요?" 깜짝 놀라며 몇 년 만에 즐거운 시간을 맛보게 되었습니다. 그 후 피로도 많이 가시게 되고 혈당치는 식후 146mg/dℓ정도이고 공복 시의 혈당은 110mg/dℓ정도의 정상치로 돌아왔습니다.
이 얼마나 신기하고 놀라운 사실입니까? 홍삼 엑기스는 나의 구세주요 생명의 원천입니다. 나의 건강은 말할 것도 없고 가정의 행복을 되찾아 아내와의 신혼생활을 다시 맛볼 수 있다는 기쁨에 하늘로 올라가는 심정입니다. 나의 건강과 우리 가정의 행복을 다시 찾게 해준 데에 대해 감사할 뿐 아니라 의욕을 되살려 맡은 바 공무에 충실히 할 수 있게 도와주신 이부경 박사님께 거듭 감사를 드립니다.

※본란은 본인의 희망에 의하여 가명으로 실었습니다.

효과 큰 홍삼 엑기스

한 상 호 (청양군 교육청)

'건강은 재산보다 낫다'는 속담이 있는 것처럼 사람은 누구나 평생 동안 건강한 생활을 원하지만 때로는 뜻하지 않게 되는 것이 우리들 인간의 생활인 것 같습니다.

나의 경우도 뜻하지 않게 아내가 현대의 성인병이라 일컫는 당뇨병 진단을 받게 되었습니다.

지난 일 년 동안은 병원 신세를 지며 의사의 처방약도 복용하고 한방과 민간요법의 구전비방 등 갖가지 처방으로 치료를 거듭했지만 큰 진전 없이 임시방편뿐이었으며 환자 전신이 무력감에 빠져 있고 얼굴은 보기에도 민망할 정도로 변하여 주부의 본분을 망각한 정도로 활기 없는 생활의 연속이었습니다.

이러한 와중에 지난 5월 31일자 주요 일간지에 게재된 '홍삼 엑기스 당뇨병에 특효'란 제하에 한국담배인삼공사 충남지사 이부경 지사장님의 투고기사 내용을 읽고 6월 16일 청양지점을 찾아 한두열 지점장님의 안내 설명을 들은 후에 우선 홍삼 엑기스 1개월 복용 분을 구입하여 1일 5회 원액을 그대로 복용시켰습니다.

처음에는 원액이 약간은 쓴맛이 있어 먹기에 다소 힘이 들었으나 양약은 입에 쓰다는 말대로 꾸준히 복용시킨 바, 1개월 경과 후 지금은 당이 나오지 않으며(glucos test stick 간이검사), 본인은 더욱 자신감을 갖고 외출 시에도 홍삼 엑기스를 지참하여 1일 복용 횟수를 엄수하고 있습니다.

1개월 복용 후 다시 1개월 분을 추가로 복용 중인데 복용 전에 비하여 식사도 조절하여 잘하고 있으며 하루하루의 생활도 생기 있게 하고 있습니다.

앞으로 상태를 보아 계속하여 3개월 동안 착실하게 복용시켜 의학적인 진단을 받아 다시 그 효능을 널리 알리고자 합니다.

이러한 계획을 갖게 된 것은 지난 7월 20일자 중도일보 14면에 제1회 고려인삼 국제학술대회에서 발표한 내용 중에 홍삼의 항암효능, 7월 24일자 중도일보 14면에 일본 오사카시립 모자보건센터의 오기타 박사의 학술발표 내용에도 인삼은 갱년기의 여성 환자에게 획기적인 효과가 있는 것을 감안하여 일석이조의 효과를 얻고자 함이며 우선 복용 중간효과를 발표해 드리고 다음 기회에 지면이 허락된다면 투고의 영광을 갖고자 합니다.

피로는 없어지고 온몸에 생기가 돌아

배 금 용(충남 조치원읍 서창리 198-1)

저는 조치원에 살며 슬하에 2남 3녀를 둔 57세의 평범한 가정주부입니다.

8년 전 의사로부터 당뇨병이라는 진단을 받고는 인생의 허무함을 느끼고 자식들의 앞날을 걱정하였으나 남편과 저는 우리의 생계수단인 진주상회를 운영하면서 하루하루를 빈틈없이 바쁘게 생활하다 보니 '90년 3월 병세가 더욱 악화되어 병원에 입원하는 상태에 이르고 말았습니다.

검사 결과 혈당치가 250~300mg/dℓ에 이르렀습니다.

그러나 병원 입원치료 이후 자각증상의 호전 없이 퇴원하여 하루하루를 피로와 인생무상을 느끼며 지내던 중 일간지에 게재된 이부경 박사님의 당뇨병에 대한 효능을 읽게 된 29살 난 큰 자식이 저를 위해 홍삼 엑기스를 구입해주어 자식 키우는 보람을 느끼며 피로와 고통에서 벗어나고자 복용 방법에 따라 6병을 복용하였습니다. 그런데 짧은 복용기간임에도 피로한 증상이 회복되고 온몸에 생기가 도는 것을 느낄 수 있었습니다.

지금은 진천중학교의 당뇨병을 앓고 있는 분에게 권하고 있습니다. 아직 혈당치 검사를 해보지 않았으나 앞으로 계속 복용하면서 혈당치 검사도 해볼 계획이며 홍삼 엑기스가 있음으로써 다행히도 저의 건강을 되찾을 수 있게 될 것 같아 꾸준히 복용하고 있습니다.

치료 받은 분 복용수기(홍삼 엑기스)

복용 1개월 후에 탁월한 혈당강하 효과

김 연 배(충남 대전시 궁촌동)

저는 금년 나이 46세로 체중이 72kg으로 누가 보아도 건강하게 보였던 체격이었습니다.

그런데 작년 봄부터 체중이 10kg 이상 줄고 갈증이 심하게 와서 시간만 있으면 물을 마셔야 했습니다. '89년 6월 종합진단을 받은 결과 혈당치가 485mg/dl의 심한 당뇨병으로 나타났습니다.

그 후부터 매일 병원에 다니면서 치료를 받았습니다.

병원 치료를 1개월쯤 하여 갈증 해소는 되었지만 혈당치는 크게 차이가 없어 계속 병원치료를 받던 중 담배인삼공사에서 홍보하는 홍삼 엑기스를 2일에 1병(30g)씩 복용하였더니 1개월 후에 혈당을 조사하니까 현저히 떨어지고 갈증도 완전히 해소되었음을 알 수 있었습니다.

병원에서 1개월분씩 주는 약을 계속 복용하면서 홍삼 엑기스를 거르지 않고 먹어 8개월 후인 금년 2월부터는 혈당치가 120mg/dl로 정상화되었고 체중이 다시 70kg으로 회복되었습니다. 현재도 병원 약은 먹지 않지만 홍삼 엑기스는 3일에 1병(30g)을 계속 복용하고 있습니다. 홍삼 엑기스는 당뇨병뿐만 아니라 위장에도 좋은 효과를 보았다고 느꼈습니다.

저와 같이 당뇨병으로 고생하시는 여러분들께 홍보하고자 사례 말씀을 드립니다.

내 사전에 불치병은 없다 II

나와 같이 고생하는 분들에게

김 동 흔(공주시 중동)

저는 공주시 중동(4거리)에 위치한 가전제품 전파사(성전사)를 경영하는 한 상인입니다. 20여 년을 건강한 몸으로 오직 일하는 것을 낙으로 삼으며 행복하고 단란한 가정을 꾸려온 한 가장입니다.

그런데 금년 5월 중순경, 이게 웬일일까? 어깨가 축 늘어지고 한걸음도 걸을 용기가 나지 않고 갈증이 나는 것이었습니다. 나날이 피로감은 더해가고 시력은 흐려져 무슨 일을 하려면 눈이 침침하였습니다.

건강하던 내가 갑자기 맥이 확 풀릴 정도로 피로함을 느꼈을 때 하늘이 무너지는 듯한 느낌이었습니다. 나는 별의별 생각이 다 들었습니다. 갈증이 심하여 하루에 물을 20ℓ 들이 두 주전자를 먹어도 갈증은 해소되지 않았습니다.

겁이 난 나는 6월 17일 시내 이경석 의원 및 이명근 내과에서 검진을 하였습니다. 그 결과 혈당치 $370mg/d\ell$의 당뇨병으로 판명되었습니다.

$100 \sim 120mg/d\ell$가 정상이라는데 $370mg/d\ell$의 대단히 높은 혈당치였습니다. 어쩔 수 없이 의사의 처방대로 치료를 받았습니다. 아마 인슐린 주사를 맞았을 겁니다.

그 이튿날 볼 일이 있어 시내버스를 타고 가던 중 우연히 차 안에서 한 손님이 자기 친구가 홍삼 엑기스를 먹고 당뇨병이 완치되었다는 말을 전해들은 나는 집에 돌아온 즉시 담배인삼공사에 근무하는 친구 박영일 씨한테 문의한 바, 실

치료 받은 분 복용수기 (홍삼 엑기스)

제로 효과가 있다는 말을 듣고 3통을 갖다 주도록 요청, 그날부터 먹기 시작했습니다.

불과 4~5회 정도 복용 후였습니다. 이게 웬일인가? 신기할 정도였습니다. 하루에 20ℓ들이 두 주전자의 물을 마셔도 해소되지 않던 갈증이 없어졌으니 나는 참으로 이것만으로도 새 세상을 만난 것 같았습니다. 나는 완치될 때까지 계속 먹기로 마음속으로 다짐했습니다.

그 뒤 10여 일 후 검진을 해보니 혈당이 122mg/dℓ로 완전 정상을 되찾아 일에 충실하고 있습니다만 1개월 정도 더 복용한 후 병원에 가 진찰을 받을 계획입니다.

당뇨병으로 고생하는 분이 계시다면 자신 있게 권하고 싶습니다.

우리나라에서 홍삼 엑기스와 같은 좋은 제품이 생산된다는 것이 아주 다행스러운 일이며, 꾸준히 복용하면 반드시 완치되어 건강하게 지낼 수 있음을 확신하는 바입니다.

이 제품을 만들어 내기까지 수고하신 분들, 그리고 소개해 주신 모든 분들께 감사드립니다.

이 기쁜 소식을 당뇨병 환자에게

홍 님 희 (충남 부여읍 구아리 225번지)

안녕하십니까?

저는 부여읍 구아리 225번지에 사는 금년 나이 75세의 홍님희라는 할머니입니다.

'89년 가을에 대전 한방병원에서 평상시 앓아오던 고혈압을 진찰받던 중 혈액 및 소변검사 결과 당뇨병 증상이 있다는 사실을 알게 되었습니다.

초기 당뇨병 증상은 시력장애와 혈당량이 350mg/dl를 초과하였습니다. 그래서 대전 을지병원에서 치료를 받았고 식이요법과 한방 가정요법 및 좋다는 약은 다 먹고 달구지 뿌리까지 먹어보았으나 전혀 효과가 없었습니다.

또 주위 사람들의 소개로 인슐린 주사를 맞아보려고 하였는데 인슐린 주사는 한 번 맞으면 평생 맞아야 한다는 주위 사람들의 충고와 친척들의 충고 때문에 망설이고 있었습니다.

그러던 중 금년 4월 초에 신문 사이에 끼어져 있는 한국담배인삼공사 부여지점의 '당뇨병에는 홍삼 엑기스가 특효'라는 팸플릿을 보고 속는 셈 치고 그 동안 복용하던 약들을 모두 중단하고 이때부터 3개월 동안 홍삼 엑기스를 복용하였습니다.

홍삼 엑기스를 복용한 결과 혈당치가 350mg/dl에서 280mg/dl로 떨어졌고 시력도 상당히 좋아졌음은 물론 갈증도 해결되어 음식도 잘 먹게 되었습니다.

홍삼 엑기스 한 통을 약 7~8일에 걸쳐 복용하였습니다. 계속 홍삼 엑기스를 복용하고 있으며 홍삼 엑기스야말로 당뇨병에 특효라는 것을 당뇨병 환자들에게 권유하고 싶습니다.
 그리고 담배인삼공사에 하고 싶은 말은 우리나라에는 당뇨병 환자가 많으니 널리 선전하여 많은 사람들이 병을 치유할 수 있도록 하여 주시기 바랍니다.

이보다 반가운 일이…

유 달 준(온양시 권곡동 537-5)

본인은 온양에서 주류도매업(주식회사 온양상사)을 하고 있는 72세의 노년에 접어든 사람입니다.

그 동안 비교적 건강한 편이어서 공직생활을 거쳐 이 사업을 하는 동안에 술도 잘 마시고 아무 탈 없이 지내오던 중 지난 '86년 봄부터 피로가 자주 오고 체중이 점점 감소되므로 이제 늙은 몸이라 그러려니 하고 영양제 및 피로회복제를 가끔 먹어가면서 그냥 생활하여 오다가 아무래도 이상하여 병원에 가서 진찰을 하여 보니 혈당치 350mg/dℓ의 당뇨병이라는 진단을 받고 깜짝 놀랐습니다.

그 후 병원 처방에 의하여 약을 복용한 결과 당뇨에 좋다는 산약(민간요법)도 많이 복용하였으나 혈당치가 증가하지는 않았지만 몸의 피로한 상태라든지 체력의 회복 등에는 특별한 효과를 보지 못하여 사업경영에 체력의 한계를 느끼고 괴로워하였습니다.

그러던 중 '90년 5월경 한국담배인삼공사 온양 지점장님께서 주류판매업소의 홍삼액 판매에 따른 협의차 저의 업소에 심방하셔서 홍삼에 대한 복용효과 및 홍삼 엑기스의 소주 칵테일 판매에 따른 상담과 정담을 나누던 중 본인이 당뇨로 고생하고 있다는 말을 듣고 홍삼 엑기스를 복용해 보라고 권유하면서 복용방법을 상세히 설명하여 주었습니다.

그리하여 삼이란 원래 영약으로 이름난 것이니까 복용하여도 해는 없겠지 하고 당일로 우선 2통(6갑)을 부탁, 구입하여

치료 받은 분 복용수기(홍삼 엑기스)

하루에 5회 정도 계속 복용하였습니다.

 구입한 2통을 거의 다 먹을 무렵이 되니까 평상시보다 밥맛이 좋고 피로를 덜 느끼는 등 몸이 상쾌해진 느낌이었습니다.

 그리하여 2개월을 꾸준히 복용하고 병원에 가서 측정하여 보니 이게 웬일입니까? 350mg/dℓ이라던 혈당치가 150mg/dℓ로 떨어졌다는 것입니다. 그 순간 이보다 더 반가운 일이 어디에 또 있겠습니까?

 이 지점장님께 마음속으로나마 감사함을 느끼면서 지금까지 계속 복용하고 있는 바, 탁월한 효과를 보아 지금은 술도 잘 마시고 유쾌한 생활을 하고 있으며 술좌석 및 각종 모임 등 친지들을 대할 때마다 홍삼 엑기스를 복용하라고 자랑삼아 권유하고 있습니다.

혈당치가 몰라볼 정도로 떨어져

이 강 우(예산군 예산읍 주교리 오성 APT 202)

본인은 10여 년 전부터 당뇨병으로 몸이 쇠약해지고 갈증이 생겨 양약을 계속해서 복용하였으며 별 효과를 보지 못하고 고생하던 중 담배인삼공사에 근무하는 친구의 권유로 홍삼 엑기스를 복용하게 되었습니다.

그런데 복용하기 전에는 혈당치가 300mg/dℓ 이상이었으나 홍삼 엑기스 복용 후 현재는 150mg/dℓ 이하로 떨어져 몰라볼 정도로 몸도 좋아지고 갈증도 없어 계속 복용 중에 있습니다.

앞으로 홍삼 엑기스가 널리 홍보되어 당뇨병으로 고생하는 사람들이 많이 복용하여 효과를 보았으면 좋겠습니다.

치료 받은 분 복용수기 (홍삼 엑기스)

되찾은 웃음

최 병 성 (당진군 송산면 매곡리)

 당뇨병이란 우리 몸 안에서 혈당을 조절하는 기관인 췌장에서 분비되는 인슐린이란 호르몬이 그 기능을 제대로 발휘하지 못해 당분의 혈중 농도가 지나치게 높아져서 소변으로 나오는 질환이라고 알고 있다. 어느 병을 막론하고 병을 좋아하는 사람은 없다. 그런 중에도 당뇨병은 병중에서 최고급병이라고 말들을 하고 있다.
 그런데 어느 날 갑자기 나에게 그 병이 찾아온 것이다. 반갑지도 또 기다리지도 않던 것이 말이다.
 어느 날 몹시 갈증이 나고 무릎에 힘이 없어 허둥지둥 걸어지는 등 피로가 오며 이상한 통증이 있어 하루는 외과병원에서 혈당검사를 받았다.
 결과는 당일에 나오지 않고 2일 후에 알게 되었는데 결과는 혈당량 380mg/dℓ이란 수치가 나왔다. 갈증과 피로는 날이 갈수록 더욱 심해졌다.
 목욕탕에 가서 목욕을 마친 후 체중을 달아보았더니 평소 75kg 나가던 것이 71kg으로 4kg나 줄었다.
 이제 당뇨병이란 느낌이 들면서도 한편 의심이 가기에 또 다른 병원으로 옮겨 검사를 받기로 하고 의사의 지시대로 물한 모금 마시지 않고 공복에 검사한 결과 혈당량 230mg/dℓ의 수치가 나왔으며 식후 2시간 후에 결과는 380mg/dℓ라는 수치가 나왔다.
 병원에서는 환자에게 위로는 못 할망정 겁을 주며 인슐린 주사를 맞아야 한다면서 준비를 하고 있었다. 겁에 질린 나는 인슐린이 무엇인지도 모르고 맞아도 내일 맞겠다고 미룬 다음 병원을 빠져 나왔다.

 나는 그때부터 당뇨병 환자를 찾기 시작했다. 그들의 얘기도 들어가면서 병원치료를 계속했으나 결과는 전과 다름없이 이렇다 할 효과가 없었다.

 병원 치료를 받아가면서도 당뇨에 좋다는 것은 다 해봤다. 심지어는 달개비풀도 삶아서 먹어보았다. 그러나 날이 가면 갈수록 병은 더욱 악화되는 것 같았다.

 소변검사 시험지에 검사를 해봐도 새까맣게 당이 섞여 나오는 것이었다.

 그러던 어느 날인가 신문에 당뇨병에는 홍삼 엑기스가 최고라는 한국담배인삼공사 당진지점의 광고물을 보고 그곳으로 찾아갔다. 찾아가서 당뇨병에 대한 얘기를 했더니 지점장님 그리고 담당 사원께서 친절하고 자세하게 복용방법 및 효능에 대하여 말씀해 주셨다.

 홍삼 엑기스 속에는 비누성분을 가진 사포닌이 들어있어 췌장을 말끔히 씻어내는 역할을 하므로 완치가 될 수 있다는 것이었다.

 그리고 1일 5회 정도 복용하면서 3통 정도 9병을 복용한 후 혈당을 재보면 깜짝 놀랄 정도로 혈당이 떨어진다는 것이었다.

치료 받은 분 복용수기(홍삼 엑기스)

 그날 나는 엑기스 3통을 사가지고 집에 돌아와 하루 5회를 시간 맞추어 복용했다. 그 동안에도 소변검사를 계속했는데 1통을 복용한 후부터는 소변검사 시험지에 새까맣게 묻어 나오던 것이 가끔은 안 묻어나올 때도 있고 먼저보다 색깔이 흐려지게 나타나기도 했다.
 치료가 되는 것을 느낀 나는 희망을 가지고 열심히 3통을 다 먹은 후에 병원에 가서 검사를 받았다. 공복 시 137mg/dℓ, 식후 160mg/dℓ의 수치가 나왔다.
 의사의 얘기로는 혈당수치는 정상이나 당뇨병이란 완치가 있을 수 없다며 방심하지 말고 치료를 계속하라는 것이었다.
 그 동안 병원에서 주는 약도 1개월 정도는 먹었다. 지금은 체중도 75kg 정상을 되찾았으며 당뇨는 이제 내게서 멀어져 간 것 같다.
 주변에 당뇨환자가 많이 있어 나의 체험을 그대로 얘기했더니 그들도 홍삼 엑기스를 먹기 시작했는데 그 중 한 사람은 많이 좋아졌다면서 병이 다 나으면 나에게 한턱을 낸다는 것이다.
 난 생각했다. 당뇨병이란 결코 두려워할 만한 질환이 아니며 의사들의 말대로 완치가 불가능한 병도 아니라는 것을. 당뇨병의 고통에서 벗어나는 길은 오직 홍삼 엑기스뿐이다.

홍삼 엑기스 복용 효과

전 정 예(논산군 강경읍 황산3동 171-1)

　당뇨병으로 10년 이상을 고생한 주부로 당뇨병을 고치기 위하여 병원에도 수없이 찾아다니고 한약·양약·민간약 등 식이요법도 별로 효과가 없었습니다.
　홍삼 엑기스가 당뇨에 좋다는 말을 들었으나 당뇨에 좋다는 것은 안 먹어본 것이 없는지라 대수롭지 않게 생각했습니다.
　당뇨가 너무 심해 50이 채 안 된 여자가 부엌일은커녕 방 한 번 닦지 못하고 누워 살다시피 하루해를 넘기곤 했습니다.
　그런데 지난달 6월 초순경 저의 남편이 신문(서울신문 5월 31일자) 한 장을 가지고 와서 보라고 하기에 저는 눈도 침침하고 해서 남편보고 읽으라고 하였더니 당뇨병에 홍삼 엑기스를 1개월 내지 2개월 복용하면 완치할 수 있다는 이부경 박사님의 확고하고 자신에 찬 기사내용과 남편의 권고로, 지난달 6월 5일부터 홍삼 엑기스를 복용하게 되었습니다.
　하루에 5회 이상 복용하고 7월 초순경 본인이 자주 다니는 이리 원광대학병원에 가서 혈당량을 재봤더니 190mg/dℓ가 약간 넘을 정도였습니다. 홍삼엑기스를 먹기 전에는 혈당량이 360~370mg/dℓ가 넘었습니다.
　지금은 당뇨증세가 현저히 감소되어 마을출입에 시장에도 다니고 집안일도 돌봐 가정의 생기와 웃음을 되찾았습니다.
　정말 홍삼 엑기스가 너무 너무 고맙고 감사합니다.
　저는 홍삼 엑기스로 당뇨가 완치되더라도 계속 복용할 예정이며 당뇨에 시달리는 여러 사람들에게 권합니다.

치료 받은 분 복용수기(홍삼 엑기스)

어어! 정말 살 맛 나네

정 규 호(충남 금산군 군북면 호티리)

당뇨병….

이 병은 참으로 고질적이며 무서운 병인가 봅니다.

지금으로부터 3년 전, 당이 나온다는 의사의 진단을 받고 참으로 놀라지 않을 수 없었습니다. 별다른 어려움 없이 평온하게 지내온 우리 가정에 근심이 생긴 것입니다.

좋다는 약은 빼놓지 않고 거의 복용하였으나 별로 차도를 느끼지 못하였고 보람 없는 생활을 하여야만 했습니다.

직장에 출근하면 아침부터 온몸이 나른하며 극도의 피로감에 젖었고 일할 의욕이 떨어지고 만사가 귀찮았습니다. 75kg 나가던 체중이 65kg도 안 되고 나의 몸이 야위어가는 것을 피부로 느낄 수 있어 참으로 심각한 상태였습니다. 어떻게 하여야만 이 병을 고칠 수 있을까?

어른들의 말을 듣고 달개비풀, 달맞이꽃 등 사약을 구하러 시골을 헤매던 일이 참으로 주마등과 같이 떠오릅니다. 열심히 달여 먹었으나 별로 차도를 느끼지 못하였습니다.

하는 수 없이 대전 충대부속병원에서 진찰 후 입원을 하였습니다. 혈당치가 600mg/dℓ를 넘어서 의사의 강력한 권고에 따른 것이었습니다. 약 10여 일을 입원 치료하고 퇴원할 당시 혈당치는 208mg/dℓ이었습니다.

퇴원 후 식이요법에 주력하는 동시에 한약을 계속 복용하였습니다. 그러나 퇴원시보다 혈당치가 약간씩 또 올라가므로 참으로 염려가 되었습니다. 이렇게 어려운 나날을 보내던 중

드디어 나에게 구세주가 나타났습니다.

우연히도 금산 담배인삼공사에서 홍보하는 홍보지를 본 것입니다. 당뇨병에는 홍삼 엑기스가 좋다는 홍보물이었습니다. 나는 반신반의하였습니다.

'과연 홍삼 엑기스가 당뇨에 좋은가?' 이웃 친지들 또는 직장 동료들과도 상의하여 보았습니다.

"밑져야 본전이라는 옛 속담처럼 한번 복용하여 보지 그래?"

직장 동료들의 권고였습니다.

복용을 할까 말까 망설이던 중에 서울신문 (1990. 5. 31. 목요일)에 '홍삼 엑기스 당뇨병 치료에 특효, 담배인삼공사 이부경 박사 민간요법 개발' 이라는 기사를 보았습니다. 의심이 나서 또 한 번 읽어보았습니다.

정말로 반가운 기사였습니다. 치료는 되는 모양이구나, 혼잣말처럼 중얼거리고 직장에 출근하여 금산 담배인삼공사에 전화로 문의한 바, 공사 직원이 친절하게 상담하여 주었습니다. 신문기사 내용이 사실이며 이제까지 여러 사람이 홍삼 엑기스를 복용하고 혈당치가 감소되고 변화가 오고 있으며 완쾌되어 가는 사람도 있다는 이야기를 듣고 담배인삼공사 금산지점에 방문, 다시금 자세한 설명을 들은 후 3병들이 2통을 사가지고 와서 그날부터 하루에 5~6회 정도 꾸준히 복용하였으나 별로 효과가 있는지 느낄 수가 없었습니다.

치료 받은 분 복용수기(홍삼 엑기스)

 다시 2통을 사가지고 계속 복용하니 밥맛이 좋아지고 기분이 좋은 것을 느끼며 내가 평소에 체크하던 리트머스 시험지로 측정해 본 바 경과가 좋은 것을 보고 그날 바로 병원에 가서 체크해보니 114㎎/㎗로 떨어져 있어 완전 정상임을 알 수 있었습니다.
 '어이! 정말로 살 맛 나네!' 확실히 홍삼 엑기스의 위력을 알 수 있었습니다. 지금도 약간 양을 줄여서 계속 복용하고 있습니다.
 이제는 정말로 근무할 의욕이 생기고 세상 사는 것이 재미가 나며 우리 가정도 이제 평화로운 가정으로 되돌아온 것을 감사드리며 여러 가지 연구를 하셔서 도움을 주신 담배인삼공사 이부경 박사님께 진심으로 감사를 드립니다.

그는 의사도 아닌데……

강 완 규(서울 성북구 삼선동 1가)

 이부경 박사는 나의 대학 동창생이고 고향도 같거니와 한때 농림부의 한 사무실에서 같이 근무한 일도 있어 누구보다도 절친했고 그를 잘 알고 있는 처지입니다. 그는 항상 일벌레라는 별명을 가지고 사무실에서 하루 10시간도 더 일을 해온 억척스러운 공무원이었습니다.
 그런 그가 언젠가 내가 당뇨병이 생겼다니까 고기를 많이 먹지 말라는 충고를 해주었습니다. 그러나 일명 식도락가라는 애칭을 받아오면서 기회가 있는 대로 맛있는 음식, 소문난 음식점을 찾아다니며 친구들과 함께 좋은 음식 먹는 것을 취미 중의 취미로 생활을 하여 왔습니다. 그런 멋으로 세상을 살고 있는데 고기를 먹지 말라 하니 그는 나의 취미생활을 짓밟는다는 느낌으로 거부반응이 생겨났습니다.
 그런 생활 속에서 컨디션이 좋지 않아 병원을 찾아가 검진을 해보니 당뇨병이 생겼다는 것입니다.
 때마침 이 박사는 어느 날 당뇨병의 예방과 치료법에 관한 연구 결과를 발표했는데, 당시 신문마다 대서특필되어 나왔습니다. 나는 그가 의사도 아닌데 당뇨병을 연구했는가 하고 그 발표를 반신반의한 상태였으나 어느 날 전화를 할 기회가 있어 나의 실정을 얘기하니까 고기 먹지 말고 홍삼 엑기스를 꾸준히 먹어보라 하기에 그가 시키는 대로 하였더니 꼭 2개월 만에 혈당치가 정상으로 돌아왔습니다. 그래서 기쁘고 감격스러워 자네 의사도 아닌데 당뇨병을 고치나 했더

치료 받은 분 복용수기(홍삼 엑기스)

니 "나도 의사가 되었으면 당뇨병을 고칠 수 없었지. 의학을 하지 않고 농학을 공부한 덕분이야"하는 대답이었습니다.
 이렇게 해서 건강이 좋아져 병원 신세도 지지 않고 살게 되었는데 그 후 3개월쯤 되니까 다시 컨디션이 좋지 않아 진찰을 받아보니 다시 혈당치가 올라갔다고 합니다. 그래서 이 박사에게 전화를 걸어 자네 치료법은 재발되는 치료법이군 하는 푸념을 했더니 자네 고기를 또 먹었구먼 하며 호통을 치기에 고기는 입에 대지 않고 있다 하니까 고기 안 먹고 재발될 까닭이 없다고 야단이기에 고기 대신 생선을 많이 먹었다고 했습니다. 그랬더니 생선도 물고기 즉 고기와 똑같은 결과가 된다는 설명이었습니다.
 나는 이 친구의 말을 믿고 다시 생선도 절제하면서 홍삼 엑기스를 열심히 복용하여 그 3개월 만에 정상으로 회복이 되었습니다.
 그래서 "자네는 당뇨 귀신이네" 하며 나의 당뇨병을 고쳐 준 일에 대하여 극진한 찬사를 보내며 "자네가 나의 진정한 친구일세" 하며 감사하며 살아가고 있습니다.

유전병이라는 당뇨병인데……

김 원 갑(서울 마포구 도화동)

나는 무역회사에 다니고 있는 42세 된 청년입니다. 나는 35세 때 당뇨병이 있다는 진단을 받고 이 병을 고치기 위하여 조깅, 수영, 등산 등 운동도 열심히 하여오고 있으나 나의 당뇨병은 그대로여서 많은 걱정을 하여오고 있고 그 좋아해 오던 일도 손에 잡히질 않고 있었습니다.

우리 아버지도 당뇨병이고 어머니도 고혈압에 당뇨병이 겹쳐있어 나도 당연히 유전되는 당뇨병으로 알고 결국 이 병으로 일생 그대로 지내다가 끝나는 줄 믿고 태산 같은 걱정을 하여 왔습니다.

그러던 중 이부경 박사님이 쓰신 《건강 혁명》이란 책을 읽고 당뇨병은 유전도 아니고 후천적인 병이어서 치료가 가능하다는 것을 알고 깜짝 놀랐습니다. 모든 의사 선생님과 주위의 당뇨병 환자들 얘기로는 당뇨병은 유전이라 평생 가지고 사는 질병이라고 듣고 있어 그리 굳게 믿고 있었는데 유전병이 아니라 하니 한편으로는 거짓말 같기도 하고 한편으로는 유전병이 아니기를 바라고 사실이기를 간절히 바라면서 이번에도 속는 셈 치고 이 박사님의 치료법을 믿어보기로 했던 것입니다.

평소에 나는 술과 고기를 좋아하고 하루도 빠짐없이 고기를 즐겨 먹고 있는데 이것은 우리 부모님 식성과 똑같은 것이었습니다. 그런데 이 박사님의 당뇨병의 원인 즉, 고기를 많이 먹고 생기는 병이라는 데 수긍이 가기도 하였습니다.

치료 받은 분 복용수기(홍삼 엑기스)

시중에는 당뇨병에 관한 책도 많고 치료약도 많이 있으나 그런 것에 의지해 온 나는 이번에도 속는 것이 아닌가 하고 생각되었으나 그 분의 살아오신 경력과 글 내용으로 보아 남을 속이거나 거짓말을 하실 분이 아니라고 믿고 이번에는 꼭 그대로 하여 보기로 하였습니다.

세상이 모두 당뇨병은 고치지 못 하는 고질병이라 하는데 홍삼 엑기스로 고친다 하니 거짓말같이 느껴졌지만 어쨌든 나의 당뇨병을 고치는 마지막 기회로 알고 책에 나와 있는 대로 홍삼 엑기스를 한 번에 5g, 하루에 다섯 번을 꼭 지키고 또 고기 생선을 일절 먹지 않고 치료를 해보았습니다. 꼭 열흘이 지나니까 피로도 없어지고 소변도 맑아지고 의욕이 생겨나는 듯했습니다. 이때 그 힘을 얻어 그 기준대로 2개월을 복용하고 나니 240까지 올라가 있던 혈당치가 140으로 떨어졌고 그 힘을 빌려 3개월을 먹고 나니 120으로 뚝 떨어졌습니다.

얼마나 기쁘고 다행한 일인지 감격에 감격뿐이었습니다.

이제는 당뇨병에서 완전히 탈출하여 정상적인 건강생활을 유지하고 있습니다.

이 박사님! 정말 감사합니다. 오래오래 건강하십시오.

부부 동반의 당뇨병이 깨끗이

박 세 영(서울 구로구 구로3동)

나는 80세가 넘은 노인입니다.

옛날 약 30여 년간 버스기사를 해 온 사람인데 우리 부부는 똑같이 당뇨병에 걸려 고생을 하여 왔습니다. 노년기의 건강을 위하여 꾸준히 등산도 하여 오고 있습니다. 어느 해 종합검진을 하여보니 우리 부부는 똑같이 고혈압에 당뇨병이 있다는 진단을 받았습니다.

처음에는 병이 있는지 없는지를 잘 몰랐으나 당뇨병이 있다는 진단을 받고는 소변 냄새도 진하게 나는 것도, 또 거품이 나는 것도 느끼게 되었고 기운도 없어진 것같이 느껴졌습니다. 그러더니 눈까지 침침해지고 귀에 소리도 잘 들리지 않게 되었고 할머니는 귀에서 소리까지 난다고 하였습니다. 당뇨병의 합병증이 생긴 것 같았습니다.

기운도 어지럽기도 하여 영양 부족인 것 같아 삼겹살 불고기도 또 개고기도 자주 먹기도 하였으나 병세는 점점 깊어지는 것 같은 느낌이었습니다. 가끔 보건소에 가서 혈당치도 재보고 하였으나 혈당치가 점점 높아진다는 말을 들었습니다. 보건소에서는 인슐린 주사를 맞아보라 하였으나 한번 맞기 시작하면 죽는 날까지 맞게 된다 하여 말리는 사람도 있어 주춤거리고 있다 보니 우리 친척 중에 당뇨병으로 고생을 하다가 이부경 박사님을 찾아가 그 원인과 치료법을 배우고 홍삼 엑기스로 자기의 당뇨병을 완전히 고쳤다며 이 박사님을 찾아가보라고 하기에 이 박사님을 찾아가 본 것입

치료 받은 분 복용수기(홍삼 엑기스)

니다.
 만나자 마자 "영감님은 내외분 다 같이 고기를 너무 많이 잡수셨군만요" 하기에 고기를 똑같이 좋아한다고 하니 이제부터는 고기를 절대로 잡수지 말고 채식원칙으로 생활하면서 홍삼 엑기스를 복용하라고 하기에 그렇게 해 보겠다고 약속을 하고 그날부터 이 박사님이 처방해주는 대로 홍삼을 복용하여 왔습니다.
 당뇨병 치료에 홍삼 엑기스를 3~4개월만 복용하면 될 것이나 병세가 심하면 5~6개월도 걸릴 수 있다고 하였는데 나의 경우는 6개월을 먹어도 혈당치가 완전히 내려가지 않아 이 박사님을 원망도 하였으나 기왕에 시작했으니 한두 달만 더 해보라고 하기에 1년이 더 걸리더라도 고치고 말겠다는 굳은 신념으로 계속하였던 것입니다.
 1년이 다가오면서 혈당치가 내려가는 것을 확인하고 끈질기게 하였더니 드디어 원상으로 돌아왔습니다. 나는 하도 감사한 마음에서 1년이 걸렸어도 고쳐졌으니 이것은 이 박사님의 덕으로 생각하며 감사하였고 1년 만에 이 박사님을 찾아가 큰절을 하면서 감사의 뜻을 표했습니다.
 진실로 이 박사님의 은혜로 여생을 건강하게 살게 된 점 감사하게 생각합니다.

20년 묵은 당뇨병이······

김 영 숙(대구직할시 달서구 상인동)

나는 대구에 사는 가정주부입니다. 약 20년 가까이 당뇨병으로 고생하여 왔는데 어느 일요일 아침 대구 문화방송에서 이부경 박사님의 당뇨병의 원인과 치료법이 방송되어 나왔습니다.

그 동안 방송에서 당뇨병에 관한 말을 많이 들어왔으나 이부경 박사님의 치료법은 하도 이상하여 이제까지 들어왔던 것과는 전혀 다르게 설명되어 나왔고 그 설명이 하도 빨라 잘 듣지를 못하여 곧바로 우리 딸아이와 함께 서울의 이 박사님을 찾아갔습니다.

당뇨병 때문에 찾아왔다고 말씀드렸더니 대뜸 "아줌마 고기 많이 잡수셨군만요?" 하며 퉁명스럽게 말씀하시는 거예요. 그래서 나는 고기는 입에 대지도 않고 채식만 하고 있어요 하였고 우리 딸아이도 우리 엄마는 고기 냄새만 맡아도 구역질을 해서 고기는 일절 먹지 않고 있어요 하며 대답을 하였습니다. 그랬더니 이 박사님께서는 고기 안 먹고 당뇨병이 생기는 일이 절대로 없어요 하며 다시 호통을 치시는 것이었습니다. 사실 고기는 입에 대지도 않고 사는 사람을 보고 고기 많이 먹어 당뇨병이 생겼다 하니 이건 이 박사님의 공연한 생트집으로만 들려 서운했습니다.

"아줌마! 지금은 고기를 안 먹고 있지만 5년 전, 10년 전에도 고기를 안 먹었어요?" 이실직고를 하라고 다그치시기에 지금은 안 먹어도 20년 전에는 먹었어요. 그러니까 20년 전

치료 받은 분 복용수기(홍삼 엑기스)

에 아이를 6남매를 낳았는데 그때는 하도 살기가 어려워 산후조리를 하지 못 했어요. 그러니 몸은 빼빼 말라 들어가 기운도 차릴 수 없게 되었어요. 이러자 주위 사람으로부터 산후조리 후유증에는 흑염소가 좋다는 말을 듣고 흑염소 7마리를 삶아 먹었어요. 그랬더니 체중이 늘고 살이 오르더니 건강이 완전히 회복되더군요. 그로부터 2년 후에 몸이 시들시들 기운이 없어지기에 병원에 가서 진찰을 받아보니 당뇨병으로 판명이 났어요.

 이 박사님은 이 말을 들으시고 "아, 흑염소는 고기가 아닌가요?" 하며 야단을 치시더군요. 나는 이때 "흑염소도 고기예요?"하니 흑염소도 고기임에는 틀림없어요, 하시기에 그렇다면 나도 과거에 고기를 많이 먹은 결과가 되었군요 하며 이 박사님의 말씀에 동의했어요.

 고기가 일단 우리 몸에 들어가면 그 기름기가 몸에 남아 일생 빠져나가지 않는 법이라는 사실도 알게 되었습니다.

 나는 이 박사님이 가르쳐 주신 대로 고기 안 먹고 홍삼 엑기스를 1일 5회씩 먹기로 하였어요. 그 결과 10일이 지나니 기운이 좀 나기 시작했고 소변에서 냄새도 안 나고 몸 컨디션이 좋아짐을 느꼈어요. 그로부터 3개월 만에 그 지긋지긋했던 당뇨병이 완전히 고쳐진 것입니다.

 얼마나 감사한 일인지 모릅니다. 세상에는 이렇게 훌륭한 분도 계시다는 것을 알고 지금까지 감사를 하고 있습니다.

성 기능도 회복 되고

김 인 택(울산시 동구 전하동)

　나는 울산 소재 모 회사의 중견사원으로서 일을 열심히 해 온 탓으로 회사에서 많은 대우를 받아오고 있어 가정적으로도 안정된 생활을 하고 있었습니다. 그러던 중 해외출장도 자주 하였고 회사 직원들과는 잦은 회식과 등산도 하여 매우 건강한 생활을 하여오고 있었습니다.
　그러던 어느 날부터 갑자기 기운이 없고 자주 피로하고 물을 자주 마시게 되고 생활 의욕이 떨어져 병원에 가서 진찰을 받아보니 심한 당뇨병에 걸렸다고 합니다. 나는 깜짝 놀라 그날부터 치료를 받기로 하였습니다만, 나는 건강을 위해 등산, 수영, 골프 등 운동도 열심히 하여 왔고 스트레스도 별로 받지 않고 즐거운 생활을 하여 왔는데 왜 이런 당뇨병에 걸렸을까 하며 의사님께 물어보았더니 체질적으로 또는 가족적 내력으로도 그렇게 될 수도 있다는 것이었습니다.
　그 후 의사의 지시대로 열심히 운동도 하고 인슐린 주사도 맞고 있었습니다만 좀처럼 호전 기미가 없어 고민 중에 있었습니다. 특히 더 심난한 것은 정력이 완전히 없어져 부부생활은 전혀 되지도 않아 한때는 집사람으로부터 의심을 받기도 하였습니다만 당뇨병 진단을 받고는 이해를 해 주는 편이었으나 그래도 불평은 가시지 않고 있었습니다.
　그렇게 왕성했던 일 욕심도 없어져 동료들로부터 사람이 달라졌다며 이상한 눈초리로 쳐다보는 듯하여 직장생활도 재미가 없어졌습니다. 그러던 중에 이부경 박사님께서 쓰신

치료 받은 분 복용수기 (홍삼 엑기스)

《건강박사》와 《당뇨대란을 막아라》라는 책을 읽고 당뇨병의 원인과 치료법을 이해하게 되었습니다. 처음에는 의사들의 얘기와 전혀 다르기 때문에 믿기지 않았으나 그 분은 과거 고위직 공무원이었고 대학교수까지 하신 분이라는 것을 알고 그분의 이론대로 치료를 해보았습니다.

그 분의 치료 기준대로 홍삼 엑기스를 복용하였더니 1개월 만에 피로도 완전히 없어졌고 물 마시는 횟수도 정상으로 회복되고 한때는 계단을 오르내리는 힘도 없었던 것이 이제는 하나도 어려움 없이 되었고 생활의욕도 회복되었을 뿐만 아니라 그렇게 실망했던 정력도 되살아나 가정의 행복에 다시 꽃이 피게 되었습니다. 그렇게 되고 나니 아내는 멀리 살고 계신 장모님께 "엄마 그의 고추가 서게 되었어요"하는 전화를 걸어 함께 기뻐하는 것을 보게 되기도 하였습니다.

이렇게 해서 홍삼엑기스를 3개월 복용을 하고 나니 처음 370이었던 혈당치가 210으로 떨어졌고 침침하던 눈도 맑게 보이게 되었습니다. 이렇게 해서 앞으로 2개월만 더 홍삼엑기스를 복용하면 완치가 될 것으로 확신하고 완치가 되는 날을 고대하고 있습니다.

이부경 박사님의 그 놀라운 당뇨병의 원인과 치료법을 이제 완전히 믿고 이를 널리 홍보도 해 나갈 작정으로 있습니다. 나의 당뇨병을 고치게 해주신 이 박사님께 큰 절을 하며 감사드립니다. 오래 오래 건강하게 사시기를 기원합니다.

| 인지 |
| 생략 |

보충판
내 사전에
'불치병은 없다' II
고혈압 · 당뇨 · 치매완치법

2016년 11월 30일 1쇄 인쇄
2016년 12월 10일 1쇄 발행
2022년 1월 5일 5쇄 발행

지 은 이 / 이 부 경
펴 낸 이 / 박 종 수 외 1
펴 낸 곳 / 태평양저널 / 한국영상문화사
출판등록 / 제03-00468 (1991년 5월 3일)

주   소 / 서울 영등포구 신길로23길
전   화 / 02-834-1806-7
팩   스 / 02-834-1802
ISBN / 978-89-90642-17-2
값 16,000원

상담전화: 031-383-0477
※ 지은이와 협의하여 인지는 생략합니다.
※ 파본은 바꾸어 드립니다.